UltraMetabolismo

✳

Despierte el ADN que quema la grasa
y está escondido en su cuerpo

UltraMetabolismo

El plan sencillo para bajar de peso automáticamente

*

Mark Hyman. M.D.

Traducción
María Candelaria Posada

GRUPO
EDITORIAL

norma

Bogotá, Barcelona, Buenos Aires, Caracas, Guatemala,
Lima, México, Panamá, Quito, San José,
San Juan, Santiago de Chile, Santo Domingo

Hyman, Mark, 1959-
    Ultrametabolismo : el plan sencillo para bajar de peso
automáticamente / Mark Hyman. -- Bogotá : Grupo
Editorial Norma, 2006.
    400 p. : il. ; 23 cm.
    ISBN 978-958-04-9753-0
    1. Pérdida de peso 2. Dietas de reducción 3. Metabolismo
4. Alimentos - Aspectos nutricionales 5. Nutrición I. Tít.
613.2 cd 20 ed.
A1095784

    CEP-Banco de la República-Biblioteca Luis Ángel Arango

Título original en inglés:
UltraMetabolism
The Simple Plan for Automatic Weight Loss
de Mark Hyman, M.D.
Una publicación de SCRIBNER
1230 Avenue of the Americas New York, Ny 10020
Copyright © 2006 de Mark Hyman, M.D.
Copyright © 2006 para América Latina
por Editorial Norma S.A.
Apartado Aéreo 53550, Bogotá, Colombia
http://www.norma.com
Impreso por Imprelibros S.A.
Impreso en Colombia - Printed in Colombia

Edición, Natalia García Calvo
Diseño de cubierta, María Clara Salazar Posada
Diagramación, Nohora E. Betancourt V.

Este libro se compuso en caracteres AGaramond

ISBN 978-958-04-9753-0

Para todos aquellos que nacieron
sin manual de instrucciones para el cuerpo

Para mis pacientes que me enseñaron a preguntar
lo que me permitió descubrir estas instrucciones únicas

Para mi esposa, Pier, mis hijos, mis padres y mi familia
sin los cuales mi vida hubiera estado muy vacía

Contenido

A muchas personas obesas les gustaría reducir de peso o se beneficiarían considerablemente si fueran capaces de hacerlo. Pero un incesante regaño moralista y las soluciones rápidas que reflejan una teoría sobre la glotonería que no está sostenida por ninguna evidencia, no les van a ayudar.

WILLIAM IRA BENNETT, M.D. [1]

Con la obesidad, no estamos lidiando generalmente con problemas de glotonería, falta de fuerza de voluntad ni pereza, el cual es, desafortunadamente, el punto de vista que prevalece aun entre médicos altamente especializados y muy bien educados. En lugar de esto, el responsable es un desequilibrio positivo de energía lento, limitado y continuo. Desafortunadamente, la construcción del organismo humano antiguo es tal que favorece este desarrollo con potentes mecanismos normales, desarrollados a lo largo de la evolución.

PER BJORNTORP, M.D., PH.D. [2]

Nota personal del autor

Estoy furioso y frustrado.

Estamos en medio de una revolución médica que al fin ha desenterrado las claves para bajar de peso permanentemente.

Este importantísimo descubrimiento puede ayudar a arreglar el problema rampante de la obesidad que afecta a millones de norteamericanos hoy.

Pero estoy furioso porque casi nadie conoce o actúa según la potente información que esta revolución ha descubierto.

Estoy frustrado porque la profesión médica, nuestro gobierno y la industria de alimentos no hacen caso de esta información, sea a propósito o por negligencia.

Lo sé porque durante diez años he usado este revolucionario aunque oculto conocimiento en uno de los centros de salud más importantes del mundo, Canyon Ranch, y en mi consulta privada he ayudado a miles de personas a bajar de peso y a mantenerse delgados.

Esta posición me ha permitido realizar pruebas innovadoras para asomarme al funcionamiento interno del cuerpo y descubrir las claves hacia la salud y la pérdida de peso. He gastado años analizando la riqueza de información que obtengo de esas potentes pruebas. He tenido la oportunidad única de ensayar con diferentes métodos con mis pacientes para descubrir lo que sirve y lo que no sirve para una reducción de peso permanente.

Y he sido lo suficientemente afortunado para unir los puntos de la pérdida de peso de una manera en que, hasta donde yo sé, no se había hecho antes. UltraMetabolismo permite poner ese conocimiento a disposición de todos por primera vez.

Esta revolución médica se basa en la *nutrigenómica* (la ciencia sobre cómo los alimentos le hablan a los genes) que promete activar el metabolismo, ayudarle a bajar de peso, mantenerse delgado, y ser saludable de por vida.

La razón por la que muchas personas continúan luchando con la pérdida de peso es que no les han personalizado sus recomendaciones. No hay ninguna dieta, ni suplemento, ni pastilla ni programa de ejercicios perfecto para todos. Esa es la emocionante promesa de la última investigación científica sobre los genes, la nutrigenómica.

En este libro destruyo los mitos que desvían y engañan y lo hacen subir de peso y mantenerse así. Se sorprenderá al descubrir que muchas de las cosas que sabe sobre las dietas y la pérdida de peso no son verdad y, de hecho, lo hacen subir de peso.

Le doy las claves para usar esta información y conocimiento desde el centro de la revolución médica en la forma de un plan sencillo que le ayudará a bajar entre cuatro y ocho kilos en las primeras ocho semanas del programa.

Muchos de mis pacientes han experimentado una asombrosa pérdida de peso mayor, y otros menor, pero en promedio eso es lo que se puede esperar.

En la Parte I exploro los mitos que nos confunden y desvían en nuestra lucha por bajar de peso y ser saludables.

En la Parte II doy las claves para activar el metabolismo, activar los genes que queman la grasa, desactivar los genes de subir de peso, y programar su cuerpo para bajar de peso automáticamente.

En la Parte III detallo un sencillo plan de ocho semanas para ayudarle a bajar de peso basado sobre sus propias necesidades genéticas. Ya que cada cuerpo es diferente de los otros y puede requerir más o menos de ciertos nutrientes para despertar el ADN que quema la grasa, también muestro exactamente cómo ajustar el programa a sus necesidades particulares.

El programa incluye menús, recetas y listas de compras, y también, recomendaciones de suplementos, ejercicio y tratamientos de estilo de vida diseñados para crear un metabolismo saludable y una salud duradera.

La revolución médica secreta explica por qué estamos experimentando una epidemia sin precedentes de obesidad y problemas crónicos de salud. Nos ofrece un mapa de ruta para hacer nuestro viaje de vuelta a la salud, el buen estado físico y una baja de peso permanente sin morirnos de hambre ni contar calorías, gramos de grasa, ni carbohidratos. Sencillamente tenemos que comer en armonía con nuestros genes.

Introducción

El cuerpo humano está diseñado para subir de peso y mantenerlo a toda costa. Dependemos de esto para sobrevivir. A menos que enfrentemos ese dato científico, nunca lograremos alcanzar y mantener un peso saludable. Los doctores y los consumidores creen por igual que comer demasiado y ser glotón son las causas de nuestra obesidad epidémica. La ciencia nos cuenta una historia diferente: no es su culpa si tiene sobrepeso.

Potentes fuerzas genéticas controlan nuestro comportamiento de sobrevivencia. Es la raíz de nuestros problemas de peso. Nuestros cuerpos están diseñados para producir docenas de moléculas que nos hacen comer más y subir de peso siempre que tenemos la oportunidad.

Más aún, las recomendaciones de la industria de alimentos y del gobierno están exacerbando la locura alimenticia. No podemos esperar que cambie nuestra respuesta instintiva hacia la comida así como no podemos eliminar un sentimiento de terror cuando enfrentamos un peligro.

Evolucionamos durante cientos de miles de generaciones bajo condiciones de escasez de alimentos. Los genes y las moléculas que controlan nuestro comportamiento al comer se formaron en esos tiempos. Nuestro ADN fue diseñado para acumular grasa en los días en que teníamos que hurgar las selvas en busca de alimento.

Los sistemas del cuerpo para controlar el peso se diseñaron para hacernos subir de peso, no para bajar. Nuestros cuerpos y nuestro ADN evolucionaron en un ambiente de escasez de alimentos, no de sobreabundancia. Si no tomamos esto en cuenta es peligroso tanto para la salud como para la cintura.

Genes y obesidad: El poder de la nutrigenómica

Este libro le ayudará a entender lo que la ciencia dice sobre las fuerzas que guían nuestro comportamiento al comer y nuestro control del peso. Le dará las herramientas para que esa sabiduría trabaje con sus genes, no en contra de ellos. Es la nueva ciencia de la pérdida de peso, basada sobre el nuevo campo de la nutrigenómica. Esta es la ciencia sobre cómo interactúan los alimentos y nutrientes con nuestros genes para enviar mensajes de salud o enfermedad, de subir o de bajar de peso. No se trata de encontrar la dieta correcta.

No hay una solución para todos, una estrategia de "talla única" que funcione bien todo el tiempo para todo el mundo[1]. Se trata de encontrar la dieta correcta para usted, basado sobre el entendimiento de las maneras únicas en las que sus genes y metabolismo interactúan. Las 7 Claves para el UltraMetabolismo pone a su disposición por primera vez el campo revolucionario de la nutrigenómica, de la medicina personalizada y la curación nutritiva[2].

A pesar de los 50 billones de dólares gastados anualmente en Norteamérica para tratar de bajar de peso, no existe una dieta mágica, píldora, ni rutina de ejercicios que le garantice que bajará de peso. La mayoría de las dietas fallan y los norteamericanos engordan cada vez más y están más frustrados. Las tasas de obesidad* se han triplicado desde 1960. Más de dos tercios de la población adulta y un tercio de nuestros niños están pasados de peso.

La obesidad le está ganado a fumar como causa número uno de las muertes que se pueden prevenir en Estados Unidos y es la culpable de incrementos en las tasas de enfermedades cardíacas, derrames, cáncer, demencia y diabetes[3]. Si usted tiene sobrepeso a los 20 años, su expectativa de vida es de 13 años menos que la de sus contemporáneos de peso normal.

---

*   El sobrepeso se define como un índice de masa corporal o IMC, mayor a 25 (IMC = peso en kilos dividido por la altura en centímetros). La obesidad se define como un IMC mayor a 30. Entre a www.ultrametabolism.com para determinar su IMC (en inglés, nota de la traductora).

Sólo dos por ciento de todos los intentos por bajar de peso tienen éxito[5]. Y una persona promedio gana, en última instancia, dos kilos por encima del peso con que empezó cada vez que hace una dieta. Hacer dieta no sirve.

Una comparación reciente entre las diferentes dietas (Atkins, Ornish, Weight Watchers, y la Zone) publicada en *Journal of the American Medical Association*[6], no encontró diferencias significativas entre ellas y un promedio de sólo dos a tres kilos de pérdida de peso después de un año. En la nota editorial, el Dr. Eckel concluye: "Parece plausible que para mantener una reducción de masa corporal, la dieta correcta necesita encontrarse con el paciente correcto. En última instancia un enfoque nutrigenómico será de mucha ayuda".[7] Nuestro ADN tiene el secreto para sacarnos de la rueda sin fin de dietas y fracasos inevitables.

¿Cuántos de ustedes han bajado y subido de peso una y otra vez en un ciclo frustrante y desalentador? Sólo podemos triunfar si trabajamos con nuestros genes en vez de ir en contra de ellos para crear un peso deseable y permanecer ahí. Debemos dejar de creer los mitos que nos mantienen gordos y perpetúan un ciclo sin fin de subir y bajar de peso. Usando las siete claves para el UltraMetabolismo, usted aprenderá a activar el ADN que quema grasa.

¿Qué es el metabolismo?

¿Qué es su metabolismo y qué tiene que ver con el peso? La mayoría de la gente piensa que el metabolismo es la parte de la biología que controla la rapidez con las que se queman las calorías. Decimos: "Tiene un metabolismo lento" o "Tiene un metabolismo rápido" cuando hablamos de alguien que tiene sobrepeso o está por debajo del peso normal.

En general, esto es verdad: sin embargo, el metabolismo es el total de todas las reacciones químicas del cuerpo, la danza de las moléculas que determina con fina coreografía la salud o la enfermedad. El metabolismo, como me refiero a él en este libro, describe todas las moléculas, las hormonas, y los químicos mensajeros del cerebro, el intestino, y las células grasas que regulan, entre otras cosas, nuestro peso y la tasa a la que quemamos calorías.

Nuestro comportamiento al comer, la calidad de nuestra comida, y los cambios en el ambiente, los niveles de *estrés*, y la actividad física influyen sobre la manera en que el metabolismo procesa los alimentos, quema calorías, y regula el peso. Las Siete Claves para el UltraMetabolismo describe las partes varias de nuestro metabolismo a las que afectan el ambiente, los genes y los hábitos.

Los avances científicos de las últimas décadas nos han permitido, por primera vez, entender cómo funcionan nuestros cuerpos, entender la verdad sobre cómo la dieta influye sobre nuestros genes. El conocimiento es la clave para crear un metabolismo saludable.

El manual de instrucciones del cuerpo

Este no es un libro de dietas. Este es el manual de instrucciones de su cuerpo. Contiene las instrucciones sobre cómo regular las funciones básicas del apetito y el metabolismo. Entender qué controla nuestro apetito y metabolismo (la manera como el cuerpo quema calorías) es la clave de éxito. Una vez que aprendamos y nos sintamos bien con nuestros genes, estaremos trnquilos con nuestro peso.

Mi propia historia

Mi peso nunca ha fluctuado en más de cinco libras, pero he luchado con los alimentos y he sufrido sus efectos; el *estrés* y las luchas de la carrera médica, el trabajo en Urgencias y una enfermedad crónica me llevaron al límite. Mi energía y mi estado de ánimo variaban de una manera loca mientras yo consumía un triple *espresso*, una galleta gigante de chocolate (o dos), media pinta de helado, sólo para poder continuar antes de cada turno en Urgencias.

Por haber luchado con problemas de mi propia salud, la comida, el estado de ánimo y la energía, y por haber sufrido y haberme recuperado del síndrome de fatiga crónica, siento más compasión por aquellos que luchan con la enfermedad crónica de la obesidad o con su peso.

Para ayudar a mis pacientes y a mí mismo, he leído miles de artículos científicos para entender cómo funciona en verdad el cuerpo. Durante los años de co-director médico en Canyon Ranch y ahora en mi consulta privada, he tratado a miles de pacientes y les he ayudado a perder miles de kilos.

A menudo soy la última parada para mis pacientes después de que han tratado todas las dietas para bajar de peso, las píldoras y la cirugía, y han experimentado fracasos repetidos. Para ayudarlos, tengo que determinan por qué han fallado. A menudo también llegan a mí con una larga lista de problemas médicos además de tener sobrepeso. Es por eso que yo digo ser un doctor "holístico".

Mi recuperación de una enfermedad crónica (el síndrome de fatiga crónica, una historia que narré en *Ultraprevention*) me ha dado más capacidad de profundizar en el tratamiento de las enfermedades crónicas. Después de quedar molido por el trabajo en Urgencias, enfrentar un divorcio traumático, absorber niveles tóxicos de mercurio durante un año en Beijing, China, y finalmente sufrir una intoxicación de alimentos, me puse gravemente enfermo.

Durante la lucha y la recuperación de un problema crónico que a menudo se considera incurable (como la obesidad), aprendí cómo trabajar con cada sistema del cuerpo, de mi propio cuerpo. Y por último, he experimentado muchas maneras diferentes de comer: mucha azúcar y café, comida chatarra y vegetarianismo, vegetarianismo y alimentos integrales, alta proteína, bajos carbohidratos, mucha grasa, y todo lo que esté en el medio, y en un grado menor que aquellos con fuerte predisposición genética he sentido el poder de los alimentos en cuanto a peso, energía y estado de ánimo.

La comida es una droga. La comida es un medicamento. Hipócrates nos enseñó eso hace siglos. Si es un medicamento bueno o malo depende de cómo lo usemos.

UltraMetabolismo es el resultado de todas mis experiencias y conocimiento, con mis propias luchas con los alimentos, la energía y la enfermedad, con mis pacientes y mi aprendizaje académico. No es una cura mágica o una dieta rápida par perder peso, o una moda, es un modo de vida. Es una manera de vivir en armonía con los genes. Es el paso siguiente en la evolución de nuestro conocimiento sobre cómo cuidarnos, y el primer enfoque que traduce los avances científicos recientes a un programa práctico.

La revolución médica secreta del siglo veintiuno

Una nueva verdad científica no triunfa por convencer a sus opositores y hacerlos ver la luz, triunfa porque sus opositores se mueren algún día, y crece una nueva generación a la que la verdad le es familiar.

MAX PLANCK (1858-1947)
GANADOR DEL PREMIO NOBEL, FÍSICO CUÁNTICO

La revolución que está atravesando la medicina está enraizada en nuestro ADN, nuestra particular estructura genética individual. La mayoría de pacientes y muchos doctores no conocen la revolución genómica ni cómo ésta se aplica al peso. La revolución genómica abre una ventana nueva hacia el por qué nuestros cuerpos hacen lo que hacen y cómo podemos trabajar con nuestros genes y no en contra de ellos.

El mapa del ADN nos permite entender las enormes variaciones de individuo a individuo. El Proyecto Genoma Humano (*The Human Genome Project*) ha identificado los ocho billones de letras que componen nuestros 30.000 genes. Pero todavía se está descifrando el significado de estas letras, como si fuera un pergamino antiguo o un jeroglífico.

La especie humana tiene aproximadamente tres millones de variaciones de esas letras, lo que nos hace verdaderamente únicos. Cada día hay mayor comprensión científica sobre cómo esos genes y sus diferencias de persona a persona influyen sobre el metabolismo. El futuro de la medicina está en descifrar ese código: el modo en el que los genes (genómica) crea proteínas (proteonómica) y la proteína controla nuestro metabolismo (metabolómica). La promesa del UltraMetabolismo es traducir esa ciencia en estrategias prácticas de salud, longevidad y reducción de peso.

La interacción entre nuestros genes, nuestra dieta y nuestro ambiente ofrece pistas para resolver el misterio oculto de por qué nuestros cuerpos disfuncionan y cómo podemos alcanzar un funcionamiento óptimo. Los avances científicos recientes ofrecen una mirada más profunda hacia el funcionamiento interior de nuestros cuerpos. Por primera vez en la historia, podemos entender el manual de instrucciones para todos y cada uno de nosotros.

Traducir la investigación científica a la práctica médica

A pesar de los avances significativos en biología durante las últimas dos décadas, la mayoría de este conocimiento tiene que traducirse en la práctica médica.

SATYANARAYAN Y SHOSKES [9]

Los investigadores y los clínicos todavía no han aplicado este conocimiento para ayudar a la gente a conseguir y mantener un peso saludable. Los pedazos de este rompecabezas se están descubriendo progresivamente pero no se han sintetizado ni enunciado de manera práctica todavía.

Regados por numerosos laboratorios y artículos de investigación están latentes las respuestas al mayor problema de salud de este siglo. El Dr. Hill Frist, el líder mayoritario del senado de Estados Unidos, se lamentó hace poco: "Les toma a nuestros médicos un promedio de 17 años para adoptar ampliamente los hallazgos de la investigación básica"[10]. La información que hay en este libro no está ni en los consultorios médicos, ni en los programas de política pública para reducir de peso, ni en otros libros de dietas. La práctica va detrás de la ciencia. La información no se ha convertido en información práctica. No se ha convertido en una receta para reducción de peso o salud. Por eso escribí este libro, para poner esta revolución a su disposición.

La receta del UltraMetabolismo: activar los genes que queman grasa

---

La **receta del UltraMetabolismo** le ayuda a crear salud y a bajar de peso al unir estos fragmentos de información y enunciar una explicación comprensible y una estrategia práctica. Estos principios, desarrollados durante mis 20 años de consulta, representan la fusión de técnicas médicas tradicionales con enfoques prácticos aprendidos al trabajar con mis pacientes.

En los primeros diez años, me apoyé más estrictamente sobre las técnicas que aprendí en la facultad de medicina para ayudar a mis pacientes a bajar de peso, mantener una presión sanguínea normal, controlar el nivel de azúcar y sentirse mejor. En los últimos diez años, he aprendido directamente de mis pacientes qué es lo que funciona y qué no.

He tenido el privilegio de escuchar miles de historias, conectarlas con miles de exámenes que exploran cada aspecto de su metabolismo, y hacer nuevas conexiones y descubrimientos que han unido la ciencia, los pacientes, y sus resultados. Durante este tiempo, he ayudado a miles de pacientes a bajar miles de kilos con mi trabajo en Canyon Ranch, uno de los mejores centros del mundo para la salud y el bienestar, y en mi consulta privada.

Muchas de las respuestas a nuestros problemas de peso y salud están enterradas en miles de artículos investigativos pero yo los he leído, los he digerido, he observado el panorama completo de cómo nuestros genes interactúan con las dietas y he puesto estos hallazgos en práctica. Con la ayuda de un número de brillantes pensadores y científicos, yo he sintetizado e investigado los mayores avances de la ciencia médica durante los últimos 20 años, avances que, por lo general, la práctica médica toma décadas para incorporar. Desafortunadamente, estos descubrimientos no están al alcance de la persona promedio. Estos conceptos revolucionarios y la comprensión de las leyes básicas de la biología, las leyes de la naturaleza y cómo afectan nuestro peso y metabolismo son las bases del UltraMetabolismo.

A través de nuevas y revolucionarias clases de exámenes y trabajando en conjunto con los mejores nutricionistas, especialistas en ejercicios, y expertos del comportamientos y manejo del estrés, he sido testigo en repetidas ocasiones de cómo los conceptos expuestos en este libro pueden cambiar para siempre la vida de las personas. Es como darles la llave de la casa de sus sueños: un cuerpo delgado que funciona bien, se mantiene en buen estado físico y se siente de maravilla.

En mi último libro, *Ultraprevention*, del que fui co-autor, expuse el modelo de una nueva forma de pensar sobre la salud, basada sobre las causas subyacentes a la enfermedad. Como bien sabemos, la medicina convencional se enfoca hacia los síntomas, no hacia las causas. En el caso de la obesidad, el medicamento más efectivo que tenemos es Xenical, que bloquea la absorción de grasa y produce terribles dolores de estómago y diarrea incontrolable si se come grasa. También causa desequilibrios nutritivos y hormonales que producen un envejecimiento más rápido. Un medicamento nuevo, Rimonobant, bloquea los receptores canabinoides (receptores especiales del cerebro que cuando se activan causan que usted quiera comer como si hubiera fumado marihuana), pero sus efectos secundarios pueden incluir depresión, ansiedad, náusea y deseos incontrolables de comer cuando se deja de tomar la droga.

No hay una píldora mágica. Para que una droga de bajar de peso sea efectiva hay que tomarla para siempre. Esto no va a corregir necesariamente todos los problemas de metabolismo ni a mejorar su salud. Se trata simplemente de un enfoque tristemente desviado para bajar de peso.

El enfoque correcto es encontrar las causas subyacentes de la obesidad y el aumento de peso. Mi secreto es que nunca les digo a mis pacientes que bajen de peso. Los ayudo a comprender sus cuerpos y cómo trabajar con ellos en lugar de en contra de ellos. Los ayudo a descubrir factores que afectan su salud y a eliminarlos y después, les ayudo a descubrir lo que necesitan para prosperar. La pérdida de peso sucede automáticamente y sin esfuerzo. Esta es la promesa del UltraMetabolismo.

Parte I

Los siete mitos que hacen que usted suba de peso

Hay siete mitos que muchos creemos y que confunden, obstruyen y frustran nuestros esfuerzos por bajar de peso. Estas creencias son impedimentos para el éxito. Voy a destruir estos mitos uno por uno pues lo hacen subir de peso y lo hacen mantenerse así.

1. El mito del hambre: comer menos + hacer ejercicio = pérdida de peso.
2. El mito de las calorías: todas las calorías son iguales.
3. El mito de la grasa: comer grasa engorda.
4. El mito de los carbohidratos: comer pocos o ningún carbohidrato adelgaza.
5. El mito del luchador de sumo: saltarse comidas ayuda a bajar de peso.
6. El mito de la paradoja francesa: los franceses son delgados porque toman vino y comen mantequilla.
7. El mito protector: las políticas del gobierno y las reglamentaciones de la industria de alimentos protegen nuestra salud.

Creer en estos mitos nos causa problemas. Entender cómo contribuyen a que ganemos de peso nos liberará de una serie interminable de hábitos y creencias que no nos permite alcanzar con éxito la meta de tener un peso ideal y una salud óptima. Las lecciones aprendidas al explorar estos mitos nos darán herramientas prácticas para cambiar los hábitos y comportamientos que socavan nuestras metas de pérdida de peso y salud.

Capítulo 1

El mito del hambre:

Comer menos + Hacer ejercicio = Pérdida de peso

"No como mucho pero no puedo bajar de peso".

*J*oanna, una secretaria ejecutiva de 53 años y madre de tres hijos, estaba frustrada y resignada. Me contó una historia que he oído de cientos de pacientes. Había ensayado todas las dietas: dietas líquidas, dietas bajas en carbohidratos, dietas bajas en grasa, dietas de moda, batidos, comidas preparadas y alimentos crudos. Y cada vez la misma cosa había ocurrido: había bajado de peso inicialmente, pero después lo había recuperado y había subido más. Ahora, dijo, ni siquiera comía mucho y sin embargo, no lograba bajar de peso.

Mi entrenamiento inicial me hubiera llevado a creer que ella se engañaba a sí misma o que me ocultaba sus hábitos de alimentación, pero después de muchos años de culpar al paciente por falta de fuerza de voluntad, por comer demasiado y no hacer suficiente ejercicio, me di cuenta de que había algo más.

Cuando Joanna vino a verme, yo ya sabía qué pasaba y le pedí que me escribiera un registro detallado de su dieta por tres días: todo lo que se llevara a la boca. De hecho, ella hacía dieta con alimentos de mala calidad y se mantenía en un estado de hambre constante.

Entonces le medí su tasa metabólica en reposo, TMR, la cantidad de calorías que quema el cuerpo en reposo. No me sorprendió hallar que tenía un metabolismo lento; quemaba menos calorías de las esperadas para su edad, sexo, altura y peso. Más exámenes de su composición corporal (qué porcentaje del cuerpo era grasa) mostraron que tenía poco músculo para su peso, una condición que se presenta con el sobrepeso, pero no siempre.

¿Por qué? Sus dietas de inanición parcial y restricción de calorías habían llevado a una pérdida tanto de grasa como de músculo. Cuando volvía a subir de peso, y eso pasaba siempre, ella recuperaba toda la grasa y como consecuencia tenía un metabolismo más lento. La grasa quema 70 veces menos calorías que el músculo. Así que ella necesitaba muchas menos calorías para mantener el sobrepeso. Por seguir el modelo de comer menos = bajar de peso, había empeorado.

Cuando ella empezó a comer los alimentos adecuados, integrales y sin procesar, y en cantidades que excedieran su tasa metabólica en reposo, comenzó a bajar de peso de manera sostenida, y se salió del yo-yo, del carrusel, del balancín de las dietas. Como hago con muchos de mis pacientes le aconsejé, paradójicamente, que comiera más, no menos, para bajar de peso.

No es su culpa si tiene sobrepeso

Todos hemos oído las "verdades" perversamente simples y completamente mentirosas que abundan en nuestra cultura y que "enseñan" a la gente lo que deben hacer para bajar de peso: "coma menos y haga más ejercicio", "deje de comer tanto", "hay que tener fuerza de voluntad", "todo el mundo sabe que los que están pasados de peso son perezosos, indisciplinados e indulgentes". La mayoría de los que tratan de bajar de peso han internalizado el mensaje cultural de que están gordos por su culpa.

Cuando empecé mi práctica médica, creía que la fórmula para bajar de peso era simple: Comer menos + Hacer ejercicio= Pérdida de peso. Pensaba que las únicas razones por las que la gente no puede bajar de peso eran:

1. Comían demasiado.
2. Eran perezosas y no hacían ejercicio.
3. Comían mucho y no hacían suficiente ejercicio.

Ahora ya sé que no es así. Para muchos individuos pasados de peso y obesos estas explicaciones son simplistas. Después de dos décadas de práctica, sé que confiar en este mito es terriblemente inadecuado. No está respaldado por la literatura científica y crea una mentalidad de culpabilidad que les dice a los que luchan con su peso de un manera no muy sutil que si se esforzaran más bajarían más de peso.

El síndrome de la inanición:
el problema real del viejo enfoque sobre la pérdida de peso

La Organización Mundial de la Salud (OMS) clasifica una dieta con menos de 2.100 calorías por día para el hombre promedio y 1.800 calorías para la mujer promedio, como una dieta de inanición.

La mujer promedio en Estados Unidos que hace dieta trata de comer menos de 1.500 calorías diarias. Esto significa que está siempre con hambre. En nuestra cultura se alaba la inanición y la pérdida excesiva de peso. Vivimos a diario con el síndrome de inanición.

Las modelos de moda son hoy 25 por ciento más delgadas que hace 40 años. Para lograr esto muchas se exceden, se purgan, usan laxantes, fuman, beben gaseosa de dieta y hacen ejercicio en exceso. Estas actividades disparan una cascada de moléculas en la sangre diseñadas para reaccionar en contra de las dietas severas y hacer que coman más de la cuenta. Entonces ellas se exceden, se purgan y hacen dieta con más rigor. Esto se convierte en un círculo peligroso que funciona en oposición a la construcción química del cuerpo.

Esta cascada molecular es la forma que tiene el cuerpo de salvarse de la inanición. Estas modelos reciben de sus cuerpos, por su propio bien, la demanda de comer más y volver a subir el peso que han perdido. Los cuerpos piensan que están en peligro y les mandan señales de que deben comer para salvarse. No atender estas señales hace que sus cuerpos envejezcan antes de tiempo. Este no es un buen camino.

Usted puede haber caído en esa trampa. Si usted ha tratado de hacer dieta y ha restringido su alimentación por debajo del número de calorías que necesita para que su cuerpo funcione bien, usted ha disparado la misma cascada molecular dentro del cuerpo. En consecuencia, recibe señales de hambre que son demasiado fuertes para dejar de lado. Se llena y sube otra vez el peso que había perdido. En la mayoría de los casos, usted sube más de lo que había bajado inicialmente. Termina en el clásico yoyo del peso. Bienvenido al síndrome de inanición.

Su cerebro reptil:
La razón por la que usted está diseñado para engordar

Todo esto parece al revés, ¿no es así? Si es verdad que estamos diseñados genéticamente para subir de peso, parecería que estamos diseñados de manera incorrecta. ¿Por qué estaríamos diseñados para comer más de la cuenta y engordarnos?

Todo se reduce a la parte más vieja y primitiva de nuestro cerebro, nuestro cerebro límbico, o cerebro "reptil". Esta es la parte del cerebro que evolucionó primero y es como el cerebro de un reptil. Gobierna los comportamientos de sobrevivencia y crea ciertas respuestas químicas sobre las que no se tiene control consciente.

Los siguientes son los tres comportamientos básicos que están controlados por nuestros cerebros primitivos. Son: (1) la reacción de huir o luchar, (2) nuestro comportamiento alimenticio, y (3) nuestro comportamiento de reproducción.

El primero es la reacción de huir o luchar. Es un conjunto de reacciones químicas, físicas y psicológicas que nos permite lidiar con circunstancias peligrosas o amenazas de muerte.

Lo mismo nos pasa con los alimentos. La misma parte del cerebro que controla la reacción de huir o luchar controla nuestro comportamiento alimenticio. Usted puede pensar que tiene control total de su mente, pero la verdad es que usted tiene muy poco control sobre las elecciones inconscientes que hace cuando está rodeado de alimentos.

La clave para un metabolismo sano es aprender qué son esas reacciones, qué las dispara y cómo se pueden detener. Usted no quiere estar en una situación en que tenga que resistirse a la tentación de un pan. El impulso de comerlo sobrepasará cualquier fuerza de voluntad que tenga respecto de bajar de peso. Es una experiencia de vida o muerte, y el pan siempre va a ganar.

Así que uno de los principios más importantes de la pérdida de peso es nunca estar demasiado hambriento. La pregunta es si usted está comiendo suficientes calorías, no si está comiendo demasiadas.

La razón por la que la mayoría de las dietas fallan

La razón por la que las dietas no funcionan casi nunca es porque las personas se restringen demasiado. Es decir, permiten que el número de calorías que consumen caiga por debajo de su tasa metabólica en reposo. Lo que se necesita es un límite para lo que usted tiene que comer durante el día.

Para la persona promedio es diez veces su peso en libras (yo peso 180 libras, así que mi tasa metabólica en reposo es de 1.800 calorías). Este es el límite para su cuerpo cada día si usted no se levanta ni gasta energía. (Vea www.ultrametabolism.com para una guía rápida de cómo calcular su tasa metabólica en reposo.)*

Si usted come menos de esa cantidad, su cuerpo percibirá peligro y encenderá el sistema de alarma que lo protege de inanición y hace que su metabolismo se vuelva lento.

Piense solamente en lo que pasa cuando no se desayuna, trabaja mientras almuerza y finalmente regresa a casa en la noche: se come todo lo que ve. Después se siente lleno, enfermo y culpable y se lamenta de haber entrado a la cocina.

¿Por qué haría usted eso de comer en exceso y enfermarse? La mayoría de nosotros somos razonables y sabemos que no debemos comer en exceso. Lo hemos hecho, hemos deseado que no lo hubiéramos hecho, prometemos no volverlo a hacer jamás. Sin embargo, una y otra vez, repetimos los mismos errores. ¿Tenemos poca fuerza de voluntad? ¿O somos moralmente corruptos y auto- destructivos? ¿Necesitamos años de terapia? La respuesta es "ninguna de las anteriores".

La respuesta está en nuestra programación genética. Para empeorar las cosas, cuando usted baja de peso, solamente la mitad de lo que se pierde, aproximadamente, es grasa; el resto es músculo valioso, metabólicamente activo. Recuerde, el músculo quema 70 veces más calorías que las células de grasa. Por lo tanto, las dietas yoyo nos hacen perder parte de nuestro poder metabólico. Si usted sigue todos los pasos de la receta del Ultra-

---

*   Este sitio está en inglés. (Nota de la traductora)

Metabolismo, se minimizará la pérdida de músculo y mantendrá su fuego metabólico en una combustión pareja mientras baja de peso.

Todos conocemos personas con sobrepeso que dicen: "de verdad, no como mucho". No están mintiendo.

Cuando la mayoría de las personas hacen dieta, se están volviendo más gordas. Cada vez que hacen dieta pierden músculo. La dieta generalmente fracasa, y cuando lo hace, el peso que se vuelve a subir es grasa. Si usted ha pasado por unas dietas que fallan, su cuerpo ha pasado por este proceso. Brevemente, hacer dieta engorda.

Afortunadamente, el UltraMetabolismo no es una dieta sino una forma de comer. Esto significa que usted no está en peligro de caer en esta trampa si sigue el programa que hay en este libro.

Resumen

✱ Bajar de peso implica más que comer menos y hacer más ejercicio.

✱ Usted no es culpable por estar luchando con su peso porque su comportamiento alimenticio está dictado por su cerebro "reptil", un antiguo mecanismo de sobrevivencia diseñado para evitar que usted muera de inanición.

✱ Tiene que comer más que su tasa de metabolismo en reposo o si no el cuerpo pensará que usted se está muriendo de hambre. Cuando se come menos que la TMR, se tiende a subir más que a bajar de peso.

✱ No haga dieta: si usted come muy pocas calorías, al final sólo subirá de peso.

Capítulo 2

El mito de las calorías:

Todas las calorías son iguales

Los peligros de contar calorías

Sandra era muy insistente sobre la pérdida de peso. Con 46 años y abogada de una compañía, quería verse delgada y en buen estado físico, sin mencionar el problema y el costo cuando tenía que comprar ropa nueva porque subía o bajaba de peso.

Las dietas de moda, pensaba ella, eran para aquellos que no eran serios acerca de la pérdida de peso, y ella seguía las guías alimenticias del gobierno que están en la pirámide alimenticia del USDA (Departamento de Agricultura de Estados Unidos), que aconsejaba comer diariamente de seis a once porciones (1 porción= ½ taza) de pan, cereal, arroz y pasta. Ella contaba y medía todo convencida por la evidencia científica y el eterno consejo de los expertos en dietas de que si comía menos calorías, sin pensar en su origen, bajaría de peso.

No comía en exceso, ni comía dulces ni comida chatarra. Pero usaba alimentos preparados porque su carrera la mantenía muy ocupada. Aunque fueran altos en ingredientes como grasas trans o jarabe de maíz con alta fructosa, ella sentía que todo estaba perfecto si se mantenía dentro de su límite de calorías.

Pero la estrategia no le funcionó. Le era sumamente difícil perder peso, siempre estaba cansada y con hambre, y se estaba aburriendo de contar y medir todo. Cuando miramos su dieta con cuidado, se hizo patente que comía muchas "calorías vacías": carbohidratos refinados y grasas tóxicas de poco valor nutritivo; ésto estaba enviando mensajes equivocados a los genes y encendía los mensajes que promovían aumento de peso, cambios hormonales, aumento de las moléculas que ocasionan más hambre, inflamación y más: todas las cosas que le daban al cuerpo información errada cuando éste trataba de regular el peso.

Le dije que dejara de contar calorías y la guié para que consumiera alimentos integrales que no tuvieran grasas hidrogenadas ni jarabe de maíz con alta fructosa y la alejé de los alimentos preparados mientras le ayudaba a planear un poco y hacer las compras para que siempre tuviera opciones saludables. Incluso hice que tuviera un pequeño enfriador en el automóvil para que no tuviera que recurrir a comidas rápidas o a calorías poco saludables. Muy rápidamente sus antojos desaparecieron y se sintió liberada de contar y medir. Comenzó a bajar de peso sostenidamente sin más esfuerzo que algo de planeación en las compras.

> *El concepto de que "una caloría es una caloría" subyace a las estrategias más convencionales para bajar de peso. De acuerdo con este principio, la obesidad es el resultado de un desequilibrio entre el consumo y el gasto de energía. Sin embargo, las dietas que restringen las calorías y las grasas tienen poca efectividad en los pacientes externos. En un sentido, estas dietas constituyen un tratamiento sintomático que no tiene en cuenta el motor fisiológico de la sobrealimentación. Desde el punto de vista hormonal, todas las calorías no son iguales.*
>
> —DAVID LUDWIG, M.D. [1]

Por qué todas las calorías no son iguales

En el último capítulo usted aprendió que la restricción de calorías no funciona. Esa es la razón por la que casi todas las dietas fracasan. Bajar los kilos de más no implica simplemente dejar de comer.

Sin embargo, nuestra cultura trata de convencernos de que si consumimos menos calorías bajaremos de peso. Pero eso no es todo. Las calorías son importantes. Pero lo que marca una diferencia en términos del peso y de la salud no es la cantidad de calorías sino la clase de calorías que usted consume. Antes de explorar eso echemos una mirada más cercana a lo que son las calorías y a lo que hacen.

¿Qué son las calorías y de dónde vienen?

¿Qué es una caloría, al fin de cuentas? Una caloría es simplemente una unidad de energía. Se define como la cantidad de energía requerida para elevar en un centígrado la temperatura de un gramo de agua a la presión atmosférica del nivel del mar.

Los alimentos nos dan calorías. Consumimos los alimentos y los procesos químicos que constituyen nuestro metabolismo separan esos alimentos y los convierten en energía. Lo que nos permite hacer todo, desde respirar hasta correr maratones, es la combustión de energía creada por nuestra máquina metabólica.

Es como echarle gasolina a un automóvil: hay que echarle gasolina para que el automóvil funcione. Los alimentos son nuestra gasolina. Consumimos calorías para que haya algo que quemar. Estas calorías del combustible son las que nos hacen funcionar.

Necesitamos cierta cantidad de insumo calórico solamente para que las funciones básicas del cuerpo estén funcionando. Y necesitamos calorías adicionales par hacer cosas como levantarnos o salir a correr.

Hace algunos cientos de años, Isaac Newton probó que toda la energía en el universo se conserva; esta es la primera ley de termodinámica. Si se aplica al peso y a lo que usted sabe de insumo calórico, esta ley sugiere que si usted come el mismo número de calorías que quema, mantendrá el mismo peso. Si usted come más calorías de las que quema, subirá de peso; si come menos que lo que quema, bajará de peso. Esto suena perfectamente lógico. ¿El problema? No es verdad.

Una lección de física

Ciertamente, no se trata de despreciar las leyes de Isaac Newton. ¿Pero cómo se aplican a las calorías que comemos?

Examinemos un ejemplo similar de física que probablemente usted recuerde. Tome un kilo de plumas y un kilo de plomo y láncelos al vacío. ¿Cuál cae más rápido? Los que contesten "el plomo" necesitan un refuerzo en física.

En un vacío los dos caen a la misma velocidad. Pesan lo mismo, un kilo, y tienen la misma masa, así que caen a la misma velocidad. Ahora, si tomamos el mismo kilo de plumas y el de plomo y los dejamos caer desde un puente, ¿cuál caerá más rápido? Si esta vez contestó "el plomo", lo felicito.

¿Por qué? La resistencia al aire. No se puede ver, no se puede saborear y no se puede oler. Pero la resistencia al aire es real y afecta la manera en que las plumas y el plomo se mueven a través de ella. Aunque las plumas y el plomo de este ejemplo tengan el mismo peso/masa, tienen diferentes propiedades que los hacen mover por el aire de forma distinta.

Las calorías se comportan de igual manera. Cuando se queman en un laboratorio, todas son iguales y liberan la misma cantidad de energía. No hay diferencia entre mil calorías de fríjoles y mil calorías de un panecillo bajo en grasa o una gaseosa, hasta que se metabolizan.

El metabolismo del cuerpo es como la resistencia al aire en el ejemplo anterior.

Las calorías que usted come se absorben a distintas velocidades y tienen diferentes clases de fibra, carbohidratos, proteína, grasa y nutrientes, todos los cuales se traducen en señales metabólicas complejas que controlan el peso. El metabolismo no se puede ver, ni probar, ni oler, igual que la resistencia al aire, pero de todas formas tiene un impacto sobre cómo se consumen las calorías en el cuerpo.

Por ejemplo, el azúcar de una gaseosa entra en la sangre rápidamente, mientras que la misma cantidad de azúcar en fríjoles entra en la sangre despacio. Si usted bebe una gaseosa toda el azúcar que contiene se va a su torrente sanguíneo de una vez, y las calorías que usted no esté usando en ese momento se almacenarán como grasa. Por otra parte, si usted come los fríjoles y el azúcar que contienen se absorbe lentamente, el cuerpo contará con más oportunidades de usar esas calorías. Esto significa que se quemarán más y se almacenarán menos calorías. También, por el alto contenido de fibra de los fríjoles, no todas se almacenarán.

Las investigaciones recientes han puesto de cabeza la idea de que todas las calorías son iguales. Los estudios muestran que las dietas altas en carbohidratos consistentes en azúcares absorbidas rápidamente pueden aumentar los niveles de azúcar e insulina, y causan aumento de peso, así como aumentan el colesterol y los triglicéridos, lo que conduce a un hígado graso y a mayor aumento de peso.

En un estudio reciente, importantes investigadores nutricionistas, incluyendo a Walter Willett, M.D., y su grupo de la Escuela de Salud Pública de Harvard diseñaron un estudio para determinar si las dietas bajas en grasa o bajas en carbohidratos eran mejores para bajar de peso.

Los resultados fueron impresionantes. Durante 12 semanas, los investigadores alimentaron al grupo de pacientes con sobrepeso con tres dietas diferentes, todas cuidadosamente controladas y preparadas diariamente en un restaurante de Boston. El primer grupo comió una dieta baja en grasa de 1.500 calorías (55 por ciento carbohidratos, 30 por ciento grasa, 15 por ciento proteínas) para las mujeres y 1.800 para los hombres. El segundo grupo comió exactamente el mismo número de calorías pero en una dieta baja en carbohidratos (5 por ciento carbohidratos, 30 por ciento proteínas, 65 por ciento grasa). El tercer grupo también consumió una dieta baja en carbohidratos pero con 300 calorías diarias más que los otros grupos: 1.800 las mujeres y 2.100 los hombres.

> Los alimentos que entran rápidamente al torrente sanguíneo promueven la subida de peso; los alimentos que entran despacio promueven la pérdida de peso.

Los investigadores encontraron que el grupo de los que hicieron dieta baja en carbohidratos y habían comido el mismo número de calorías que los de la dieta baja en grasa, habían bajado más de peso. El grupo bajo en carbohidratos bajó un promedio de 10 kilos, comparado con los siete kilos del grupo bajo en grasa, a pesar de haber comido exactamente el mismo número de calorías. Esto es tres kilos más en 12 semanas. Los resultados son notables, a pesar de que el estudio solo duró 12 semanas.

La pregunta verdadera es qué clase de carbohidratos y de grasa fueron utilizadas. La dieta baja en carbohidratos era una dieta de alimentos integrales, sin procesar: proteína animal magra, verduras, granos integrales y fríjoles, en otras palabras una dieta básica de estilo mediterráneo. Los del grupo bajo en grasa comieron alimentos que tenían más carbohidratos refinados. Pero como aprenderemos aquí, el movimiento bajo en carbohidratos también irá con el tiempo hacia el lado de mayor peso.

Lo que fue más sorprendente es que el grupo que comió 300 calorías más por día con dieta baja en carbohidratos bajó más de peso que aquellos que comieron la dieta baja en grasa, aunque las 25.000 calorías de más hubieran debido contar como 3 kilos de más peso. Perdieron un promedio de 10 kilos, o kilo y medio por persona, más que el grupo bajo en grasa, que comió 25.000 calorías menos durante las 12 semanas.

Un estudio final va al punto preciso. Un profesor de Harvard, el Dr. David Ludwig, estudió tres grupos de niños con sobrepeso[3]. Alimentó a cada grupo con un desayuno que tenía exactamente el mismo número de calorías. Un grupo comió avena instantánea; otro grupo comió avena cruda (de la que se demora como 45 minutos en cocinarse); y el tercer grupo comió tortilla de verduras y fruta.

Se les habían hecho exámenes de sangre antes de comer y cada 30 minutos después durante las cinco horas siguientes. Después les dieron un almuerzo idéntico a lo que habían comido al desayuno. Después les dijeron que podían comer cuando tuvieran hambre por el resto de la tarde. Lo que pasó es asombroso.

Muchos pensarían que el desayuno más saludable sería la avena. Pero de hecho fue la tortilla. El grupo que comió la avena instantánea (el desayuno que entró al torrente sanguíneo y se convirtió en azúcar más rápidamente) comió un 81 por ciento más durante la tarde que el grupo que había comido tortilla. No sólo tenían más hambre sino que los resultados de los exámenes de sangre eran completamente diferentes. El grupo de la avena instantánea tenía niveles más altos de insulina, azúcar en la sangre, grasas en la sangre y adrenalina aunque habían consumido el mismo número de calorías que el grupo de la tortilla. Aunque los de la avena cruda estaban mejor que los de la avena instantánea, los del grupo de avena cruda comieron 51 por ciento más que los niños que comieron tortilla (si se le agregan nueces, leche de soya y semillas de linaza a la avena cruda, se absorberá más lentamente.)

La conclusión es que la clase de calorías que usted consuma tienen un alto impacto sobre su peso, porque los diferentes tipos de alimentos se metabolizan de modo diferente.

Lo que es más interesante es el hecho de que el tipo de calorías tiene un efecto sobre cómo funciona el metabolismo. El tipo de alimentos que usted come tiene un gran impacto sobre lo que sus genes le dicen al metabolismo que haga. Esto significa que los tipos de calorías que consuma tienen un impacto dual sobre la manera en que usted metaboliza los alimentos. Actúan como fuente de energía y también como fuente de información o de instrucciones a sus genes que controlan el metabolismo. Echemos una mirada más cercana a la manera como los alimentos le hablan a su cuerpo.

Los alimentos les 'hablan' a los genes, y los genes le 'hablan' al cuerpo.

Solíamos pensar que el código genético humano –ADN– era simplemente un conjunto de datos que dictaba cosas como el color de los ojos, la estatura y la apariencia. El punto de vista antiguo era que este código simplemente estaba allí almacenado en alguna parte de las células hasta que se pasaba a los hijos. La revolución genómica abre un mundo nuevo de comprensión sobre lo que en verdad hacen los genes.

Los genes controlan, hasta cierto punto, las características físicas. Pero esto es sólo una parte de su trabajo. De hecho, controlan el flujo diario de instrucciones que regula todos los aspectos de la bioquímica y la fisiología. Controlan la producción de hormonas, los mensajes químicos del cerebro, la presión arterial, y el colesterol, así como el ánimo y los procesos de envejecimiento, e incluso juegan un papel en el riesgo de adquirir enfermedades como el cáncer o los problemas cardiacos. Esencialmente, controlan cada función del cuerpo momento a momento. Los genes juegan un papel especialmente importante en el control del metabolismo y del peso.

Lo que es más, la nutrigénomica ha revolucionado nuestra comprensión de los alimentos y las calorías. Hemos descubierto recientemente que los alimentos son más que simple energía o calorías.

Los alimentos contienen información oculta. Esta información se comunica a los genes y le da instrucciones específicas al metabolismo sobre lo que debe o no debe hacer. Algunas de las instrucciones que dan los alimentos son: bajar de peso o subir de peso; apresurar o hacer lento el proceso de envejecimiento; aumentar o disminuir el nivel de colesterol; producir moléculas que aumentan o disminuyen el apetito. Lo que usted come suministra a los genes información diferente que les ayuda a tomar decisiones sobre qué le dirá al cuerpo que debe hacer en estas y varias otras áreas. *Los alimentos les hablan a los genes*[4].

La nueva ciencia de la nutrigenómica nos enseña lo que los alimentos específicos les dicen a los genes. Lo que usted come determina los mensajes genéticos que su cuerpo recibe. Estos mensajes, a su vez, controlan todas las moléculas que constituyen su metabolismo: las moléculas que le dicen al cuerpo si debe quemar calorías o almacenarlas.

Si usted logra aprender el lenguaje de sus genes y controlar los mensajes e instrucciones que le dan a su cuerpo y a su metabolismo, puede alterar radicalmente el modo como los alimentos interactúan con su cuerpo, bajar de peso y optimizar su salud. Usted puede aprender a hablar este lenguaje o sufrir las consecuencias de una falla grande en la comunicación: aumento de peso, fatiga y enfermedad. El enfoque del UltraMetabolismo quiere enseñarle a hablar el lenguaje de sus genes.

Vivir en armonía con nuestros genes: comer una dieta de alimentos integrales

---

Necesitamos comer en armonía con nuestros genes. Debido a que cada uno de nosotros empieza con un conjunto diferente de ADN, vivir armoniosamente con los genes va a significar cosas distintas para cada uno.

Algunos de nosotros necesitamos más grasa, proteína o carbohidratos que otros. Usted necesita encontrar lo que le sirve. Pero el metabolismo tiene unos principios operativos básicos que todos compartimos y hay tests específicos y pistas para descubrir qué los afecta.

La Parte II de este libro le ayudará a mirar cada uno de estos principios. Sin embargo, hay un principio que me gustaría introducir aquí, puesto que es una parte fundamental del programa del UltrMetabolismo. Se trata de la importancia de comer alimentos integrales sin procesar.

Un alimento verdaderamente integral, entero, es uno que está tan cerca de su estado natural como es posible cuando se compra en el supermercado: un aguacate entero, una manzana entera, un grano integral, una almendra entera, o un tomate entero. Casi todo lo que está hecho o empacado en una fábrica (o sea, todo lo que tenga una etiqueta), no es un alimento integral.

Los alimentos integrales evolucionaron junto a la humanidad durante miles de generaciones. Nuestros cuerpos se adaptaron a ellos y ellos se adaptaron a nuestros cuerpos. Las calorías que usted consume que vienen de alimentos integrales les hablan a los genes en su lengua nativa. El ADN sabe exactamente qué decirle a su metabolismo para que este use estos alimentos de la manera más saludable y eficiente posible.

Los alimentos integrales no están contaminados con grasas insalubres y carbohidratos refinados (aprenderá más sobre esto en los Capítulos 3 y 4) o elementos manufacturados que el cuerpo no tiene idea de cómo procesar adecuadamente. La naturaleza diseñó los alimentos integrales para que usted pudiera tener un peso saludable y le dio el UltraMetabolismo.

Esto no significa que usted deba salir ya a aprovisionarse exclusivamente de alimentos orgánicos, aunque más tarde discutiremos el valor de comprar comida orgánica. Tampoco significa que usted deba eliminar todos los alimentos empacados de sus alacenas, aunque en la Parte III de este libro verá que un poco de preparación en la despensa le va a ayudar en su dieta. Lo que sí significa es que debe concentrarse en hacer de los alimentos integrales una parte sustancial de su dieta. Esta es una cosa que le recomiendo que empiece a hacer ya mismo.

Durante el resto de este libro seguiremos discutiendo los alimentos integrales y al final, usted tendrá una muy buena idea de qué son. Por ahora, vea el cuadro pata obtener información adicional que puede empezar a usar inmediatamente.

Note que los alimentos enteros contienen a menudo una mezcla de proteína, grasa, carbohidratos y fibra, así que encontrará alimentos integrales en múltiples categorías.

¿Qué es un alimento integral?

Alimentos integrales son aquellos que están en la forma en que se encuentran en la naturaleza: frescos, sin procesar y simples. Estos incluyen:

Alimentos altos en fibra

* Fríjoles
* Granos integrales
* Verduras
* Frutas
* Nueces
* Semillas

Proteínas de calidad

* Fríjoles
* Nueces y semillas
* Huevos
* Pescado
* Pollo, cordero, cerdo, o carne de res, todos magros (preferiblemente orgánicos, alimentados con hierba o pasto)

Grasas saludables

* Aceite de pescado
* Aceite de oliva extra virgen
* Aceites de plantas exprimidos en frío como semillas de uva, nueces y sésamo

* Aguacate
* Aceitunas
* Coco
* Nueces
* Semillas

Carbohidratos saludables

* Verduras
* Granos integrales
* Fríjoles
* Fruta
* Nueces
* Semillas

Resumen

* No todas las calorías son iguales.
* Los alimentos contienen información para los genes que controlan su metabolismo, no solamente energía en forma de calorías.
* Una dieta de alimentos integrales es la mejor manera de ayudar a los alimentos a comunicarse con los genes en un lenguaje que ellos entienden.

Capítulo 3

El mito de la grasa

Comer grasa engorda

Cuando la grasa adelgaza

*P*ablo estaba desesperado cuando vino por primera vez a verme. A los 42 años ya le habían hecho un bypass cardiaco. Seguía a la perfección todos los consejos de su médico, aterrado de que fuera a morirse antes de los 50 años. Comía una dieta perfecta baja en grasa, hacía ejercicio diariamente, tomaba aspirina, un medicamento para bajar el colesterol y un bloqueador beta para proteger el corazón.

Después de ocho años volvió a sentir dolor en el pecho y fue a ver al doctor. Otro angiograma mostró que sus nuevas arterias bypass se habían bloqueado. El doctor le practicó un procedimiento llamado angioplastia, en el cual una bomba se infla dentro de la arteria para corregir el bloqueo. De nuevo, el doctor le recomendó que comiera aún menos grasa. Preocupado por su vida, redujo aún más su insumo de grasa.

Durante el año siguiente le hicieron otras seis angioplastias y después de cada una el doctor le recomendaba consumir menos grasa. Subió de peso después de cada angioplastia. No se preocupe, le dijo su médico; mientras el consumo de grasa fuera bajo todo estaría bien. Se quejó de subir de peso cada vez y cada vez el médico le dijo lo mismo. Finalmente necesitaba otro bypass.

Cuando vino a verme, estaba cansado, con 12 kilos de sobrepeso, con sudores nocturnos y se sentía terrible. Le eché una mirada y le dije que su dieta baja en grasa de pasta, arroz, pan y papas lo estaba matando. Sin haber visto sus exámenes de sangre sino mirando solamente su gran estómago y escuchando su historia, le dije que tenía un nivel bajo de colesterol pero altos triglicéridos y un nivel bajo de colesterol HDL, o colesterol "bueno" como resultado de prediabetes o resistencia a la insulina. Hice que dejara los carbohidratos con alta glicemia *(carbohidratos refinados que se absorben rápidamente), que comiera alimentos integrales con más nutrientes, incluidas las verduras, las frutas y los fríjoles, y que añadiera alimentos con grasa saludable, como el aceite de oliva, las nueces, las semillas, el aguacate, el aceite de coco y el aceite de pescado.*

En pocos meses había perdido los 12 kilos, habían desparecido los sudores nocturnos, tenía energía como nunca y todos los índices sanguíneos estaban normales. A pesar de su creciente estómago, él y su médico creían tan firmemente que la grasa engorda que no vieron lo obvio.

> *La ciencia nutricional convencional ha demonizado la grasa, y aún así después de 50 años y millones de dólares en investigación no han podido probar que comer una dieta baja en grasa ayudará a vivir más.*
>
> —GARY TAUBES [1]

> *Las dietas altas en grasa no parecen ser la primera causa de la prevalencia del exceso de grasa corporal en nuestra sociedad y la reducción de grasa no será una solución.*
>
> —WALTER WILLETT, M.D., PH.D [2]
> *Profesor, Harvard School of Public Health*

Nos han lavado el cerebro para que creamos que si comemos grasa, engordaremos. Oímos estos mensajes por todas partes: "coma grasa y subirá de peso; evite la grasa y bajará de peso".

El gobierno de Estados Unidos (Departamento de salud y servicios humanos, 1988), la Asociación norteamericana para el corazón, 1996, y la Asociación norteamericana de diabetes, 1977, han recomendado una dieta baja en grasa para prevenir y tratar la obesidad. Parece perfectamente lógico: si usted no come grasa, no almacenará grasa. Hay un problema: la ciencia no apoya esta recomendación.

Hemos estado cegados por ciencia frágil y cabildeo político para que creamos que si comemos grasa nos engordaremos porque la grasa tiene más calorías por gramo que los carbohidratos (nueve versus cuatro). Pero hay más en esta historia que calorías o gramos de grasa.

La paradoja norteamericana:
comemos menos grasa, subimos de peso

Recientemente, el Dr. Walter Willett de Harvard y otros, han demostrado que los niveles altos de grasa no promueven el aumento de peso y que cualquier pérdida de peso por una dieta baja en grasa por lo general es poca y temporal. Dos estudios publicados en *The New England Journal of Medicine*[3], encontraron que una dieta baja en carbohidratos conduce a mayor pérdida de peso que una dieta baja en grasa.

Durante los últimos 30 años, los norteamericanos han tratado de volverse saludables eliminando la grasa de su dieta. Pero la tasa de obesidad se ha triplicado desde 1960 y dos tercios de la población tienen sobrepeso. Ahora tenemos una epidemia de obesidad y diabetes en los niños. **Debido a la epidemia de obesidad, por primera vez en la historia de la especie humana la expectativa de vida está decreciendo, no aumentando, porque los niños de esta generación serán más enfermos y morirán más jóvenes que sus padres**[4].

En los últimos 40 años, el consumo nacional de grasa ha bajado de 42 a 34 por ciento de las calorías totales. Estamos comiendo menos grasa que nunca (como porcentaje del total de calorías), pero estamos volviéndonos más gordos.

Una de las principales razones para esto es que las dietas bajas en grasa con frecuencia son altas en carbohidratos con almidón o con azúcar. En nuestro intento de evitar la grasa, reemplazamos las "comidas grasosas" con carbohidratos fáciles de conseguir (harina blanca, arroz blanco, pasta, papas y azúcares). Estos carbohidratos ayudan temporalmente a evitar la sensación de hambre que deja la falta de grasa en la dieta. Además, son increíblemente fáciles de producir y distribuir, y así la industria de alimentos ha invertido una gran cantidad de dinero y energía para lograrlo. Ahora están por todas partes en nuestra cultura. Ese tipo de carbohidratos elevan el nivel de insulina lo que, a su vez, promueve el aumento de peso. También es más fácil comer gran cantidad de estos porque mientras la grasa llena, el azúcar da más hambre. Usted aprenderá más de esto y otros mitos sobre los carbohidratos en el Capítulo cuatro.

No hay evidencia de que la grasa sea perjudicial

La gran ironía es que no hay absolutamente ninguna evidencia científica que apoye la idea de que una dieta baja en grasa contribuye a la pérdida de peso o a la buena salud. Puede que usted encuentre difícil creer esto, porque la idea es tan predominante en nuestra cultura. Sin embargo, es verdad. Miremos los estudios siguientes.

Considere la información sobre la relación entre las dietas altas en grasa y la enfermedad cardiaca. Todos "sabemos" que una dieta alta en grasa causa enfermedad cardiaca. Nos han enseñado que comer grasa aumenta el colesterol y que el colesterol alto causa ataques c-ardiacos. Por esta información, concluimos que disminuir la grasa en nuestra dieta llevaría a menos ataques cardiacos. Pero, aunque la muerte por ataques cardiacos parece disminuir, el número de gente que se enferma del corazón no. Las estadísticas de la Asociación norteamericana para el corazón muestran que entre 1979 y 1996, los procedimientos médicos para la enfermedad coronaria aumentaron de 1.2 a 5.4 millones por año. La enfermedad cardiaca no ha disminuido con la dieta baja en grasa que los norteamericanos han adoptado; solamente hemos mejorado los tratamientos para la enfermedad cardiaca una vez que se manifiesta.

Otro proyecto famoso, el Estudio de corazón de león [5], tuvo que detenerse prematuramente porque la gente que estaba comiendo la dieta de la Asociación norteamericana para el corazón estaba muriendo, mientras que aquellos que comían la saludable dieta mediterránea, más alta en grasa, estaban bien.

Un estudio más reciente [6] encontró que la práctica de un estilo de vida saludable por más de diez años, en una población más vieja (de 70 a 90 años), que incluía una dieta mediterránea con más grasa, actividad física moderada, no fumar y consumo moderado de alcohol, estaba asociada a una reducción de 70 por ciento en muertes por cualquier causa.

Un ejemplo que es casi muy absurdo para ser verdad es el Estudio de salud de las enfermeras de Harvard, que estudió a más de 300.000 mujeres durante un período de diez años, para saber si había una correlación entre la grasa en la dieta y la enfermedad coronaria. El gobierno de Estados Unidos gastó cerca de 100 millones de dólares, esperando probar que la grasa era una asesina.

En últimas el estudio encontró que no hay conexión entre las dos, pero el gobierno se negó a cambiar la política pública que se había construido años antes de que el estudio concluyera con la idea de que una dieta baja en grasa era más saludable. El Dr. Willett, el jefe de la investigación y portavoz del proyecto, describió públicamente la reacción del gobierno como "escandalosa", pero no tuvo ningún efecto. La política pública de una dieta baja en grasa está todavía en los libros hasta hoy, aunque fue adoptada sin nada de evidencia científica.

La parte realmente desafortunada sobre esta escandalosa decisión es el hecho de que la política de Estados Unidos sobre dietas bajas en grasa ha contribuido a una epidemia de obesidad, diabetes, enfermedad cardiaca, e incluso desórdenes relacionados con el cáncer. ¿Cómo? Alentando a los norteamericanos a adoptar dietas bajas en grasa y recomendando en la pirámide de alimentos del USDA de 1992 que se deben comer de seis a once porciones de cereal, arroz, pan y pasta en lugar de grasa. Se ha probado que este patrón de alimentación contribuye a todas estas condiciones fatales de salud.

Cómo conspiran las compañías farmacéuticas y la industria de alimentos para que usted engorde

Para empeorar las cosas, las creencias del público en la mitología que rodea la grasa de los alimentos han sido apoyadas durante años por algunas de las entidades corporativas más poderosas del país: las industrias farmacéutica y de alimentos. El apoyo que dan a la dieta baja en grasa no se fundamenta sobre información científica al igual que la industria médica. Y la desafortunada verdad es que hay mucha evidencia que sugiere que han promovido estas creencias sin fundamento y poco saludables únicamente por obtener ganancias financieras.

Las compañías de medicamentos le hacen creer a usted que el colesterol "malo" o LDL (*low-density-lipoprotein*, lipoproteína de baja densidad) es el único factor en el desarrollo de la enfermedad cardiaca. Pero la verdad es que el factor determinante es la proporción de su colesterol total con respecto a su colesterol "bueno" o HDL (*high-density-lipoprotein*, lipoproteína de alta densidad). (Una manera fácil de recordar cuál colesterol es bueno y cuál es malo es: La "L" de LDL es por "Letal", y la "H" de HDL es por "Hermoso".)

La industria farmacéutica promueve esta creencia infundamentada no porque haya evidencia científica que la respalde sino porque la clase principal de medicamentos disponibles para tratar el colesterol alto son las estatinas, que principalmente bajan el LDL, y estas drogas están entre las más vendidas de la historia.

La verdad es que la proporción entre su colesterol total y su HDL está casi completamente determinada por el tipo y cantidad de carbohidratos que usted come, no por la cantidad de grasa que consume[7].

El gráfico de la siguiente página ilustra este punto. Todos los elementos por debajo de la línea de valor medio mejoran la proporción entre su colesterol total y su HDL. Todo lo que está por encima de la línea lo desequilibra. Si usted mira el gráfico, encontrará que los carbohidratos son los peores culpables de empeorar la proporción entre su nivel de colesterol total y su nivel de HDL (véase gráfico 1).

Los carbohidratos "malos" son inevitables en la industria de alimentos y en las dietas de baja grasa. Cambiar de carbohidratos refinados como el pan, la pasta, el arroz y el azúcar en todas sus formas a carbohidratos "buenos" (saludables) como verduras, fríjoles, granos integrales y fruta llevaría a una reducción dramática de todas las enfermedades de envejecimiento y obesidad. Pero la industria de alimentos gasta 30 billones de dólares por año en publicidad para convencernos de comer alimentos que incluyen carbohidratos malos, como la comida rápida, las gaseosas, los alimentos en paquetes y los dulces. ¿Se puede imaginar la pérdida de ganancias que estas compañías experimentarían si cambiaran

Gráfico 1. Proporción de colesterol total con HDL

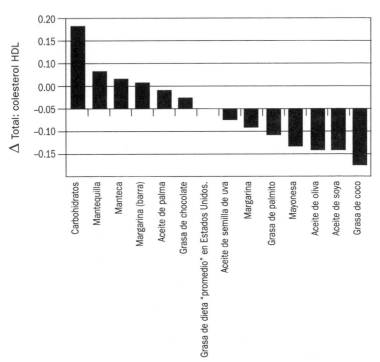

sus menús de gigantescas papas a la francesa a fruta? La industria de alimentos es el 12 por ciento del producto interno bruto (PIB) de los Estados Unidos, así que es un asunto de salud y también de economía.

Sólo hay un modo de sobreponerse al escándalo que rodea la grasa en Estados Unidos: usted necesita entender mejor lo que las grasas pueden hacer y lo que le dicen al metabolismo, y tenga en cuenta que no todas las grasas son iguales.

No todas las grasas son iguales

¿Así que todas las grasas son iguales? ¡Claro que no! Algunas grasas son buenas y le ayudan a bajar de peso; otras hacen que engorde. Como ya sabe por el Capítulo 2, las diferentes clases de alimentos interactúan con el cuerpo de maneras diferentes. Esto es verdad en cuanto a la grasa. Hay ciertos tipos de grasa que son saludables y hay ciertos tipos que son letales. El problema es que la mayoría de las grasas saludables se han eliminado de nuestra dieta y la mayoría de las grasas que son letales son tan predominantes en los alimentos de hoy que son difíciles de evitar.

Que un grasa particular sea saludable o no depende en gran medida de la clase de información que la grasa comunica a los genes. Las grasas "buenas" comunican mensajes de salud y pérdida de peso; las grasas "malas" comunican mensajes insalubres que contribuyen al aumento de peso.

Para comunicar estos varios mensajes, las moléculas de las células grasas se unen a unos receptores especiales en el núcleo de las células llamados PPAR (*peroxisome proliferator activated receptor*, receptor activo proliferador de peroxisome)*[8]

Los diferentes tipos de grasa interactúan con los receptores PPAR de manera diferente. Las grasas malas (ver más abajo para más información sobre las diferentes grasas), desactivan los genes que queman grasa y hacen que bajar de peso sea muy difícil. Por otra parte, cuando se consumen grasas buenas, se unen a los mismos receptores PPAR pero activan los genes que aumentan el metabolismo, ayudan a quemar grasa y a ser más sensible a la insulina[9]. (La resistencia a la insulina es una condición donde se desarrolla una tolerancia a la insulina y se produce cantidad excesiva de la misma. Generalmente es porque se consume mucha azúcar o malos carbohidratos. Hacerlo es contribuir a toda condición degenerativa conocida de la salud. Hay que ser sensible a la insulina, no resistente a ella. Habrá más información sobre la resistencia a la insulina en el capítulo siguiente.)

Por ejemplo, los estudios han mostrado que la grasa del aceite de pescado, EPA (una grasa buena), se une al receptor PPAR, y hace que se queme la grasa y se mejore la sensibilidad a la insulina[10], mientras que las grasas trans (grasas realmente malas) tienen el efecto exactamente contrario, bloquean el metabolismo y hacen que la grasa se queme más lentamente[11].

Así que el mensaje que usted debe recordar es este: si come las grasas buenas, se activará su capacidad de quemar grasa; si

---

*   PPAR es una clase nueva de receptores nucleares que son críticos para controlar la sensibilidad a la insulina, la oxidación de los ácidos grasos o para quemar grasa y para la inflamación.

come las grasas malas se activarán los genes que lo hacen subir de peso y hacen que su metabolismo sea más lento.

Lo que hay que saber es cuáles son las grasas "buenas" y cuáles las "malas". En la sección que sigue le daré un breve esquema de las diferentes clases de grasa y cuáles son saludables o no. El tipo de grasa que coma es más importante que la cantidad de grasa que coma.

Entender las grasas: las buenas, las malas y las feas

Esencialmente hay tres clases de grasas: las buenas, las malas y las feas. Las grasas "buenas" son las que activan los genes en el ADN que aumentan el metabolismo, le ayudan a quemar la grasa más rápidamente y volverse más saludable. Las grasas "malas" son las que afectan el metabolismo de manera adversa y hacen que sea más difícil quemar el peso que usted quisiera.

Las grasas "feas" son otra cosa. Son grasas hechas por el hombre que sencillamente el cuerpo no puede digerir. Estas grasas interrumpen la función natural de las células y tienen la capacidad de afectar su salud de manera radicalmente negativa.

En cada una de estas categorías le diré el nombre de la grasa, una descripción breve de cómo interactúa con el cuerpo y algunos ejemplos de dónde se puede encontrar esa grasa.

Grasas buenas

Grasas Omega-3

Las mejores grasas son las Omega-3. Estas grasas vienen en los alimentos silvestres. Evolucionamos comiendo estas grasas "esenciales" porque inclusive hace 10.000 años, antes de la revolución agrícola (un segundo en el tiempo de la evolución), todos comíamos alimentos silvestres.

El problema es que el 99% de nosotros tenemos un déficit de estas grasas esenciales y saludables. A pesar de la importancia crítica que tienen en nuestra dieta, la mayoría de nosotros no comemos suficientes alimentos sin procesar, silvestres, enteros, con la excepción del pescado. Desafortunadamente, la mayoría del pescado que consumimos se cría o viene de océanos polucionados con mercurio y por lo tanto llenos de PCB, o metales pesados, ambos altamente tóxicos para el cuerpo.

Hoy se pueden encontrar estas grasas en unos pocos alimentos integrales sin procesar. Los siguientes son algunos ejemplos:

* Pescado silvestre, incluido el salmón silvestre, los arenques, las sardinas, y las anchoas frescas (evite el pescado que no ha sido criado orgánicamente y el pescado depredador grande como el atún o el pez espada, que acumulan más mercurio).
* Semillas o aceite de linaza.
* Algunos tipos de nueces y semillas, incluidas las nueces de Castilla (*walnuts*), las semillas de calabaza y las semillas de cáñamo.

Grasas monosaturadas

Las dietas mediterráneas tienen hasta 40% de calorías de grasa, mayormente grasa monosaturada derivada del aceite de oliva. Este tipo de dieta reduce el riesgo de enfermedades crónicas como la enfermedad coronaria, la diabetes o el cáncer. El consumo de aceite de oliva reduce la inflamación, incrementa la inmunidad y contiene poderosos antioxidantes de las plantas llamados fenoles. Reduce la presión arterial y el azúcar en la sangre, baja el colesterol y adelgaza la sangre. La grasa monosaturada es uno de los tipos de grasa más saludables. No tiene ninguno de los efectos adversos que se asocian con las grasas saturadas, las grasas trans, o los aceites vegetales poliinsaturados omega-6.

Las mejores fuentes de la grasa monosaturada son:

* Aceite de oliva extra virgen (73 por ciento)
* Avellanas (50 por ciento)
* Almendras (35 por ciento)
* Nueces del Brasil (26 por ciento)
* Castañas (28 por ciento)
* Aguacate (12 por ciento)

❋   Semillas de sésamo (20 por ciento)
❋   Semillas de calabaza (16 por ciento)

Algunas grasas saturadas

Aunque muchas de las grasas saturadas son grasas malas (tales como la grasa de los lácteos o el ácido mirístico), hay unas que son buenas. El enfoque negativo sobre las grasas saturadas viene, en gran medida, de la investigación sobre sus efectos en el colesterol LDL y la grasa de los lácteos, en particular, tiene el peor efecto.

Sin embargo, las glándulas mamarias humanas producen muchas grasas saturadas que son necesarias para el crecimiento y el desarrollo de un infante. El cerebro humano está compuesto de grasa en el 60 por ciento, incluidas una grasa saturada especial llamada ácido laurico y grasas omega-3. Estas grasas también se hallan en las membranas de las células y se usan como fuente principal de energía para las células del corazón.

Desafortunadamente, se ha hecho poca investigación sobre las diferentes clases de grasas saturadas. Es mejor incluir algunas grasas saturadas en la dieta, idealmente de fuentes altas en ácido laurico como los productos del coco, incluida la leche de coco y el aceite de coco. Pero debe ser un mínimo en la dieta (menos de 5 por ciento del total de calorías) y reducir las fuentes comunes como la carne de res, el cerdo, el cordero y el pollo criados comercialmente.

Los animales criados con hierba o pasto orgánico tienen mucha menos grasa saturada en sus tejidos. Un novillo de criadero tiene 500 por ciento más de grasa saturada en los tejidos que un novillo alimentado con pasto.

Algunas de las "mejores" grasas saturadas incluyen la de la leche de coco, que contiene ácido laurico, una grasa saturada que se encuentra en la leche materna e incrementa la función inmune y ayuda al cuerpo a matar virus y hongos. Las formas recomendadas del coco y otras fuentes de grasa saturada son:

❋   Coco crudo
❋   Leche de coco

* Aceite de coco
* Aceite de palmito
* Aceite de nuez de macadamia

Grasas poliinsaturadas sin refinar omega-6 (en pequeñas dosis)

En pequeñas dosis, se necesitan ciertos tipos de grasas poliinsaturadas sin refinar omega-6. Estas son aceites naturales vegetales que no se han procesado químicamente. El problema en el mundo actual es que la proporción entre las grasas omega-3 y las omega-6 ha cambiado mucho en nuestra dieta. Nos han inundado con aceites vegetales poliinsaturados de mala calidad. Estos aceites "refinados" incluyen los aceites de cocina que se consiguen más fácilmente: aceite de maíz, "aceite vegetal", aceite de cártamo y otros. Mire en su despensa y vea si tiene un frasco de esas sustancias. Están por todas partes y la cantidad en que se usan es muy poco saludable.

Sin embargo, es necesario el uso de versiones exprimidas en frío de estos aceites en pequeñas cantidades porque nuestros cuerpos evolucionaron con un equilibrio entre los aceites beta omega 6 y omega 3. Algunos ejemplos de estas grasas que se pueden usar en dosis pequeñas y mantener un peso óptimo son:

* Aceite de semilla de uva
* Aceite de girasol
* Aceite de cártamo (alazor)
* Aceite de nuez de Castilla
* Aceite de sésamo o ajonjolí

Grasas malas

Aceite vegetal refinado poliinsaturado

Estas incluyen los aceites vegetales más conocidos comercialmente: maíz, soya, cártamo, y "aceite vegetal". Lea arriba la descripción de las grasas sin refinar poliinsaturadas omega-6.

La mayoría de las grasas saturadas

La res, el cerdo, el cordero, las aves y los lácteos son la fuente principal de grasa saturadas en nuestra dieta. Un error de percepción común es que los huevos contienen mucha grasa saturada. El huevo promedio sólo tiene dos gramos y los nuevos huevos omega-3 tienen menos. Los huevos contienen colesterol, sin embargo, la cantidad de colesterol en los alimentos es tan mínima que no tiene efectos significativos en su colesterol sanguíneo. Los huevos son una buena fuente de proteína si usted no es alérgico a ellos. Lo mejor es si usted puede comprar huevos omega-3 que son una fuente segura de las grasas esenciales. Los mariscos también tienen colesterol pero mínima grasa saturada.

Recuerde, comer colesterol no le incrementa el colesterol. Casi todo el colesterol en la sangre se crea a partir de grasas saturadas y azúcares o carbohidratos refinados. Es importante que se dé cuenta de lo que come, incluso si usted es una vaca o un cerdo. Como ya lo mencioné, el ganado criado comercialmente tiene 500 por ciento más de grasa saturada que el ganado alimentado con pasto. Hay muchas razones de salud y de peso para elegir formas de proteína más "limpias", como un insumo menor de pesticidas, hormonas y antibióticos, y también un menor riesgo de adquirir enfermedades como la de las vacas locas. Le recomiendo que haga un esfuerzo por encontrar comida de mejor calidad siempre que sea posible, aunque estos alimentos sean a veces más caros y difíciles de encontrar.

Las grasas feas

Aceites hidrogenados o grasas trans

Las más peligrosas son las falsas "grasas trans", o grasa parcialmente hidrogenadas.* estas nuevas grasas hechas por el hombre

---

* La grasa trans está en los alimentos cuando los productores utilizan la hidrogenación, un proceso en el cual se añade hidrógeno al aceite vegetal para volverlo una grasa más sólida. La grasa trans se encuentra en la manteca vegetal, algunas margarinas, las galletas de soda, los dulces, las galletas de dulce, los alimentos en paquetes, los alimentos fritos, los alimentos horneados, los aderezos de ensalada y otros alimentos procesados.

(la margarina y la manteca son los principales ejemplos) se desarrollaron al principio para manufacturar mantequilla falsa de aceite vegetal durante una escasez de mantequilla. Esto parece bien, pero hay un problema: son tóxicos. Bloquean el metabolismo, hacen aumentar de peso y también aumentan el riesgo de diabetes, enfermedad coronaria y cáncer.

Estas grasas falsas no deben estar en la dieta de ninguna especie del planeta. Y aún así las consumimos en grandes cantidades sin darnos cuenta. Se encuentran en casi todos los alimentos procesados u horneados comercialmente porque nunca se dañan. Son como el plástico: se quedan en los basureros por generaciones. ¿Nunca se ha preguntado cómo un paquete de galletas Ritz puede tener una fecha de expiración que vence en pocos años? ¡Deje abierto un paquete de margarina en la cocina y verá que ningún bicho se la come!

A pesar de la oposición del poderoso cabildeo de alimentos, la FDA (Food and Drug Administration, Administración de alimentos y medicamentos de Estados Unidos) ordenó que se les pusieran etiquetas a los alimentos con grasas trans a partir del primero de enero de 2006. Tres años después de que creó la regulación en julio del 2003 y más de una década después de que los peligros de estas grasas se conocieran. La FDA estima que solamente con que la gente sepa del peligro de las grasa trans con las nuevas etiquetas, se ahorrarán entre 900 millones y 1.8 billones de dólares en costos médicos, pérdida de productividad y sufrimiento.

¿Por qué son tan malas las grasas trans? Hay muchas razones, y sólo entendemos algunas. Con claridad, parece que alteran el metabolismo. Si usted come panecillos empacados, está consumiendo grandes cantidades de grasa trans. Estas grasas le hablan directamente al ADN, activando un gen que hace lento el metabolismo y causa aumento de peso.

En estos días se encuentran estas grasas feas, horribles, en tantas partes que es difícil hacer una lista completa. Están en casi todos los alimentos procesados. Pero a veces vienen con nombres tramposos: los aceites "hidrogenados" o "parcialmente hidrogenados" son los grandes culpables. Lea las etiquetas de los alimentos y busque esas palabras que significan que allí hay grasas trans enterradas.

Y si todavía no cree lo que le digo...

Si todavía subestima la importancia de la grasa en la dieta, considere el ejemplo siguiente.

La población inuit de Groenlandia, que ha sido muy estudiada, solía consumir una dieta de 70% de grasa, una cantidad extraordinaria de grasa, según los estándares modernos. Sin embargo, eran delgados y no tenían enfermedad coronaria, obesidad, ni diabetes. ¿Por qué? Comían oso polar, foca, ballena, morsa y otros alimentos fáciles de encontrar (¡si uno vive en el Polo Norte!). La grasa de estos animales era predominantemente omega-3 y grasa monosaturada.

Los inuit eran un pueblo de buen estado físico, bien adaptado a su ambiente, hasta hace unos años. En tiempos modernos los inuit cambiaron una dieta alta en buena grasa a una dieta baja en grasa y alta en carbohidratos procesados. Por razones que usted aprenderá en el siguiente capítulo, esto hizo que la población se volviera increíblemente obesa en muy poco tiempo.

El mensaje para tener en cuenta: una dieta alta en grasa no es mala. Lo importante es el tipo de grasa.

La grasa y la receta del UltraMetablismo

Aprender que la grasa no es mala es un paso importante para curar su metabolismo. Es importante incorporar a su dieta grasas buenas. Una dieta baja en grasa no lo hará perder peso. Una dieta alta en grasas "malas" es aún peor.

La receta del UltraMetabolismo le mostrará un modo de tener grasas buenas en su dieta para que pueda activar sus genes que lo harán bajar de peso.

Resumen

* Las dietas bajas en grasa son un mito que esta cultura ha promovido demasiado tiempo. No funcionan y no hay evidencia científica que las apoye.

* No es cuestión de comer una dieta baja en grasa versus una alta en grasa; se trata del tipo de grasa que come. Como puede ver, su dieta es un mensajero poderoso que se comunica con su metabolismo a través de los mensajes que las grasas envían a los genes.

* Las grasas esenciales omega-3 son grasas buenas. Están en el pescado, las semillas de linaza y las nueces, y mejoran y amplían su metabolismo y promueven la pérdida de peso. Coma más de ellas.

* Las grasas trans son grasas feas que causan aumento de peso, metabolismo alterado, inflamación y diabetes. Nunca las coma.

Capítulo 4

EL mito de los carbohidratos:

Comer pocos o ningún carbohidrato adelgaza

Aclarar la confusión sobre los carbohidratos

Jonathan, un vendedor de seguros de 36 años, pensó que había llegado al paraíso cuando oyó hablar de una dieta de ensueño. Aunque tenía que dejar los carbohidratos y el pan, podía excederse con huevos y salchicha, costillas y un gran pedazo de carne de res, con crema para el café y no sentirse culpable. Podía comer todo lo que quisiera y bajar de peso; y en efecto, bajó 10 kilos inicialmente.

Aunque sufría de constipación severa, hemorroides y mal aliento, siguió. Pero después de un tiempo se sintió intoxicado, cansado y de hecho, aburrido con su dieta de tocineta y crema, y dejó de bajar de peso. Las verduras y las frutas empezaron a parecerle interesantes.

Cuando lo vi, estaba buscando una solución a largo plazo para el sobrepeso y después del enamoramiento inicial con el "coma todo lo que quiera del buffet de parrillada", se dio cuenta de que comer tocineta, crema y carne de res todos los días no podía ser saludable. Tenía razón. Además de aumentar el riesgo de adquirir cáncer, enfermedad coronaria, insuficiencia renal y osteoporosis, ya no se sentía bien nunca. Hicimos que comiera una dieta de alimentos integrales, incluidas algunas de sus carnes favoritas (aunque le aconsejé que se cambiara a variedades orgánicas, o alimentadas con pasto), mucha fibra, vitaminas y minerales (que pueden volverse deficientes rápidamente en una persona que está en una dieta de proteína y grasa animal), y carbohidratos de lenta absorción o de baja carga glicémica.

Su energía repuntó y las hemorroides y la constipación desaparecieron como su mal aliento y los kilos de más. Había hallado una estrategia alimenticia para toda la vida que no excluía ni la grasa ni los carbohidratos y que lo hacía comer los adecuados.

Los carbohidratos son los alimentos más importantes de su dieta

Si todas las calorías y todas las grasas no son iguales, hay una pregunta que se impone: ¿son todos los carbohidratos iguales? Usted sabrá que la respuesta es no. Como con las grasas, hay diferentes tipos de carbohidratos y estos interactúan con los genes de manera diferente cada uno y producen efectos notablemente diferentes en el metabolismo.

A pesar de lo que la cultura norteamericana diga, *los carbohidratos son el alimento más importante en su dieta para tener buena salud a largo plazo.* Sí, eso es correcto. Sin carbohidratos no duraríamos mucho. Los carbohidratos que se encuentran en su estado natural, contienen la mayoría de los nutrientes esenciales y químicos especializados que nos mantienen saludables y que activan el metabolismo. Desafortunadamente, la evolución de los seres humanos no les permite metabolizar los carbohidratos altamente procesados tan predominantes en nuestra dieta actual. Estos carbohidratos procesados y refinados hacen lento el metabolismo y contribuyen a cada una de las grandes enfermedades asociadas con el envejecimiento. Incluida la diabetes, la enfermedad coronaria, la demencia y el cáncer.

Cuando los norteamericanos piensan en carbohidratos, piensan seguramente en el pan, la pasta o el azúcar. Estos sí son carbohidratos. Pero el mundo de los carbohidratos es mucho más amplio.

¿Qué son los carbohidratos?

Los carbohidratos son una de las tres sustancias más importantes que producen energía al consumirlas. Las otras dos son la grasa y la proteína. Usted ya sabe lo que son la grasa y la proteína. La grasa es… grasa. La proteína se encuentra tanto en animales como en plantas. Los componentes básicos de la vida, los aminoácidos, vienen de la proteína. Las mayores fuentes en nuestra dieta actual son: la carne de res, las aves, los huevos, los lácteos, el pescado, los fríjoles, las semillas y las nueces.

Los carbohidratos son esencialmente todo lo demás y constituyen el más grande grupo de alimentos que consumimos. Sin ellos, moriríamos de inanición. El 90% del mundo viviente está compuesto de ellos y se estima que del 70% al 80% de todas las calorías que consumen los seres humanos son carbohidratos (es interesante anotar que actualmente los norteamericanos obtienen solamente cerca del 50% de su insumo calórico en forma de carbohidratos)[1].

En estos días, cuando alguien dice la palabra "carbohidratos" la mayoría de la gente piensa en lo que yo llamo "la amenaza blanca", esto es, harina blanca, azúcar blanca o sus variantes. La mayoría de los panes, pasta y cereal que se encuentran en el supermercado contienen la amenaza blanca y definitivamente son carbohidratos malos por razones que describiremos más tarde en este capítulo.

¿Pero sabía usted que las verduras son carbohidratos? También las frutas. Los granos integrales, los fríjoles, las nueces y las semillas también son carbohidratos. Cada uno de estos es un elemento crítico en la dieta humana y lo ha sido por milenios. Si quiere ser saludable y delgado por el resto de su vida, debe comer estos carbohidratos buenos por una razón muy importante: contienen fitonutrientes.

Carbohidratos = Fitonutrientes

Los fitonutrientes son químicos curativos de las plantas y se encuentran sólo en ciertos tipos de carbohidratos. El prefijo *fito* simplemente significa "planta", así que los fitonutrientes se encuentran en alimentos vegetales. El único modo en que usted puede adquirir estas importantes sustancias es comer alimentos vegetales de verdad, enteros, sin procesar. ¡Todos los alimentos vegetales contienen carbohidratos!

Los fitonutrientes son esenciales para una salud óptima. Ayudan a activar los genes que hacen quemar grasa y envejecer más lentamente. Son la fuente de los antioxidantes más poderosos de la naturaleza y reducen el estrés oxidante (un concepto que discutiremos en el Capítulo 12); esto a su vez, reduce la inflamación y el cambio de las mitocondrias (conceptos que discutiremos en los Capítulos 11 y 13, respectivamente) y cada uno de estos factores afecta el metabolismo. Por ahora, es suficiente decir que los fitonutrientes son críticos para la salud y para un metabolismo saludable.

Si usted ha pasado algún tiempo en el mundo de las dietas bajas en carbohidratos, habrá oído hablar del índice de glicemia (IG). Este índice es un concepto desactualizado por las razones que describo en seguida.

El índice de glicemia debe ser sustituido por un índice que juzgue cuántos fitonutrientes hay en los carbohidratos que usted come. Este nuevo índice se llama el índice de fitonutrientes (IF), y nos da información mucho más valiosa que el índice de glicemia, porque nos da una manera de juzgar cuánta riqueza vegetal curativa hay en los alimentos vegetales. Esta manera de pensar sobre los alimentos no ha sido ampliamente adoptada, pero es la manera más simple de elegir alimentos de alta calidad. Cuando usted quiera comer cierto alimento, pregúntese si es un alimento que sus ancestros habrían comido. ¡Si es así, adelante; si no, no lo toque!

Todavía no hay buenas tablas ni gráficos para documentar el índice de fitonutrientes de un alimento, pero el concepto general es muy importante. Otro modo de pensar sobre este concepto es considerar la cantidad total, o carga fitonutritiva, de su dieta. Solamente piense en los vegetales en su estado no adulterado: frescos, enteros, sin procesar; verduras, frutas, nueces, fríjoles, semillas, granos enteros y piense en el color y la variedad. Casi ninguno de los aceites refinados, los azúcares refinados, los granos refinados, los productos hechos de papa, el licor fuerte y los productos animales, lamentablemente la fuente principal de calorías en las dietas occidentales típicas, tienen fitonutrientes.

Desde una perspectiva de la evolución, estos fitonutrientes son parte crítica de de nuestra dieta. De hecho, nuestros cuerpos son muy perezosos; si podemos evitar producir algo, dejamos de producirlo (somos uno de los pocos mamíferos que han perdido la habilidad de sintetizar la vitamina C por sí mismos). Los fitonutrientes en la dieta son críticos para controlar los mensajes de los genes que afectan tanto la salud como el peso. Esta es una de las principales razones para comer una dieta vegetal de alimentos enteros. Estos fitonutrientes activan y desactivan los genes que controlan el peso y el metabolismo y ayudan a prevenir todas las enfermedades conocidas de la civilización moderna.

Cada día se descubren en los alimentos más fitonutrientes que defienden de las enfermedades. He aquí algunos ejemplos: isoflavones en alimentos de soya, lignanos en las semillas de linaza; catequinas en el té verde; polifenoles en la cocoa; glucosinolatos en el brócoli, carnosol en el romero; resveratrol en el vino rojo. Todos estos nos defienden de la enfermedad y la obesidad a través de una variedad de mecanismos. Son parte del secreto del Ultra-Metabolismo y la mejor manera de hablarles a nuestros genes.

Nuestros ancestros buscaban los alimentos silvestres: bayas silvestres, pastos, raíces y hongos. Recientemente me encontré en un mar de fitonutrientes en las islas salvajes del sureste de Alaska, buscando con los osos grises arándanos, bayas de Alaska, moras, frambuesas y fresas, todas más pequeñas, pero más ricas en color y sabor y con menos azúcar que sus primas domésticas. Estas frutas estaban llenas de fitonutrientes. Entre mayor variedad y color más profundo de los alimentos vegetales que usted coma, mayor será la concentración de fitonutrientes en su dieta y mayor su poder para prevenir la enfermedad y promover la pérdida de peso.

Por ejemplo, las verduras frescas sacan muy buena nota en el índice de fitonutrientes, mientras la pasta y los panes típicos ni siquiera están en la lista. Esto nos dice que las verduras frescas tienen mayor número de fitonutrientes curativos que los carbohidratos procesados o refinados.

Cuando los carbohidratos son procesados, muchas de sus propiedades fitonutritivas se eliminan. Esta es una de las razones por las que los carbohidratos procesados son malos: básicamente son calorías vacías. ¿Se ha preguntado de qué están vacías? De vitaminas, minerales y fitonutrientes. Aunque aumentan el insumo de azúcar y de energía, no ofrecen ninguna de los beneficios de salud que ofrecen los alimentos vegetales enteros ricos en fitonutrientes.

Pero los carbohidratos procesados son malos por otras razones también. Efectivamente, los carbohidratos buenos no son buenos solamente porque contengan altos niveles de fitonutrientes. Tan importantes como son los fitonutrientes, son sólo parte de la historia de los carbohidratos.

Los tipos de carbohidratos que usted come tienen un enorme impacto en la rapidez con que metaboliza los alimentos y en lo saludable que usted sea, y sólo parte de esto se muestra al mirar el índice de fitonutrientes. Para completar el cuadro, discutiremos brevemente cómo se metaboliza el azúcar.

El metabolismo armonioso del azúcar y cómo se convierte en un caos: la resistencia a la insulina (también conocida como síndrome metabólico)

Los carbohidratos son la fuente de azúcares de nuestra dieta: nuestra mayor fuente de energía. El efecto de esos azúcares en nuestro metabolismo depende de lo que las acompañe. Si están solas, como en las gaseosas, son muy dañinas para el metabolismo. Si están en buena compañía como con fríjoles y con la fibra, las vitaminas y los minerales que se encuentran siempre en los alimentos integrales sin procesar, tiene efectos beneficiosos y nos ayudan a bajar de peso y mantenernos así. Los azúcares que se encuentran solas en la dieta son perjudiciales porque entran muy rápido al torrente sanguíneo e inician una peligrosa cascada de moléculas que promueven el hambre y el aumento de peso, mientras que aquellas que están bien acompañadas, entran más despacio al torrente sanguíneo y estabilizan su metabolismo.

Examinemos lo que pasa cuando usted come cualquier tipo de azúcar de carbohidratos, sea de harina blanca o de moras silvestres ricas en fitonutrientes. Cuando usted come azúcar de cualquier clase, el páncreas produce una hormona del metabolismo llamada insulina. La función de la insulina es ayudarle al azúcar a introducirse en las células. Una vez el azúcar está en las células, se convierte en energía gracias a las mitocondrias (las fábricas de quemar energía en las células). Así que la insulina está diseñada para ayudarle a usar el azúcar que come o, si come más de la que necesita, la almacena para uso posterior.

Cuando funciona bien, la interacción entre el nivel de insulina y el azúcar en la sangre es una máquina muy bien ajustada. Usted come azúcar y su cuerpo produce apenas la insulina necesaria para metabolizarla. Más tarde usted come otro poco de azúcar y la misma cosa ocurre de nuevo. Es un ciclo suave, armonioso que el cuerpo sano hace todos los días sin que usted se dé cuenta.

Sin embargo, los problemas pueden ocurrir cuando hay demasiada azúcar en la dieta. Cuando usted come demasiado azúcar, especialmente los azúcares que se absorben rápidamente, los niveles de insulina en la sangre se elevan. Con el tiempo, usted puede volverse resistente a los efectos de la insulina y por ende necesita más y más para hacer la misma función. La *resistencia a la insulina* tiene algunas implicaciones muy serias y también un impacto directo sobre el apetito.

La resistencia a la insulina es como una adicción a las drogas. Cuando usted es adicto a una droga, desarrolla una tolerancia y por tanto necesita más y más para lograr el mismo efecto. Cuando consistentemente usted tiene un nivel alto de insulina en la sangre, desarrolla tolerancia a aquella. En consecuencia los tejidos del cuerpo no responden normalmente a la hormona. Entonces el páncreas produce más y eleva el nivel de insulina en un intento por sobrepasar la resistencia.

Esto se convierte rápidamente en un círculo vicioso. Cuando hay más insulina que azúcar en la sangre, el cuerpo pide más azúcar para lograr el equilibrio. Pero cada vez que usted come azúcar, hace que sus niveles de insulina suban y usted desea más azúcar. Mientras tanto, se está almacenando como grasa todo el exceso de azúcar, haciendo lento su metabolismo y promoviendo la enfermedad coronaria, la demencia y el cáncer.

Esta condición se conoce como prediabetes. También se llama síndrome metabólico, resistencia a la insulina y síndrome X. Todos son la misma cosa. En el Capítulo 9 usted aprenderá más sobre esta condición y cómo está directamente relacionada con la capacidad de bajar de peso.

Por ahora usted debe saber que los tipos de carbohidratos que usted come tienen un impacto directo en la rapidez y el grado en que usted desarrolla la resistencia a la insulina.

Los diferentes tipos de carbohidratos se convierten en azúcar en el cuerpo a diferentes velocidades. Cuando el cuerpo está inundado de azúcar, los niveles de insulina suben mucho. Esto es malo. Lo lleva más rápidamente a la resistencia a la insulina.

Pero ciertos tipos de carbohidratos se queman más despacio. Les toma más tiempo convertirse en azúcar en el cuerpo; entonces sus niveles de insulina se conservan consistentes más tiempo. Esta es una manera más saludable de comer y conserva el metabolismo en funcionamiento óptimo.

Entonces, la pregunta para la cual quiere usted una respuesta ahora es: ¿Cuáles carbohidratos debo comer, y cuáles debo evitar? El problema es que la respuesta no es tan simple. Después de todo, no es como si la elección fuera entre comer una porción de pan o una porción de brócoli en la cena. Hay carbohidratos que usted debe evitar y otros que debe incorporar a su dieta; conceptos a los que llegaremos más adelante en este capítulo. Pero la clave para equilibrar sus comidas y no desarrollar problemas de insulina se centra en un nuevo concepto: la carga glicémica de una comida.

Una clave nueva para entender los carbohidratos: la carga glicémica

Con los años, muchos términos diferentes se han usado para describir los carbohidratos. Los términos han cambiado tanto que la mayoría de consumidores e inclusive de doctores están confundidos. Sin duda, usted habrá escuchado muchos: carbohidratos simples, carbohidratos complejos, almidones, azúcares, el índice de glicemia… la lista sigue y sigue. Sin embargo, sólo hay una definición significativa que ha surgido en toda la investigación: *la carga glicémica.*

Mirar la carga glicémica (CG) de los alimentos que usted come es una forma nueva de pensar sobre alimentos, composición de las comidas, y carbohidratos. Es práctica y ayuda a bajar de peso y lo mejor, es que es un concepto simple y único (la mejor noticia es que los alimentos más bajos en CG son altos en fitonutrientes). La carga glicémica mide la reacción verdadera del azúcar en la sangre (y por tanto el nivel de insulina) a una comida completa.

La carga glicémica es el efecto que una comida total tiene sobre el azúcar en la sangre y no está relacionada solamente con la forma original del carbohidrato. De hecho, si añade tres cucharadas de psyllium (Metamucil) a una gaseosa, la puede convertir de una bebida con alta CG a una bebida con baja CG. La razón es que hay muchos factores que determinan la velocidad con que los carbohidratos se convierten en azúcar en el cuerpo. No solamente los carbohidratos que usted elija para una comida sino también todo lo que usted coma al tiempo (proteína, grasa, y fibra) tiene efecto sobre la rapidez con la que se absorben los azúcares de los alimentos.

La carga glicémica es la mejor medida de esto. Toma en cuenta todos los factores, incluido el efecto que tiene sobre el metabolismo la mezcla de carbohidratos, grasas, proteínas y fibra.

Consumir comidas con una carga glicémica alta significa que la combinación de alimentos va a causar que la absorción de los carbohidratos sea muy rápida y que el nivel del azúcar en la sangre suba igual de rápido. Por otra parte, una comida de baja carga glicémica contiene una combinación de alimentos que o no tienen carbohidratos o que tienen carbohidratos que se absorben despacio y no llevan al aumento rápido de altos niveles de azúcar que promueven la obesidad y el envejecimiento.

El sentido común debe funcionar bien cuando se considere la carga glicémica de una comida. Sin embargo, miremos unos pocos ejemplos para ayudar a clarificar cómo puede usted juzgar si esta consumiendo una comida de alta carga glicémica o no.

Piense en la típica comida de pasta: spaghetti con salsa de tomate, pan de ajo y una ensalada fría de lechuga. Tan deliciosa como pueda sonar, no es realmente muy buena si usted quiere bajar de peso o estar saludable. Esta comida es alta en carbohidratos que se convierten inmediatamente en azúcar.

Ahora, pensemos en otra comida que tiene igualmente muchos carbohidratos pero tiene una carga glicémica baja: fríjoles con chile con una ensalada de verduras frescas al vapor, aderezadas con aceite de olivas y vinagre balsámico. Los fríjoles de cualquier clase contienen muchos carbohidratos pero tienen una carga glicémica baja porque tienen mucha fibra. Añada la ensalada de verduras al vapor y tiene usted una comida que contiene más carbohidratos de lo que usted esperaría.

Sin embargo, esta comida tiene una baja carga glicémica. ¿La razón? Los fríjoles contienen muchísima fibra, que hace más lenta la absorción de los carbohidratos. Esto tiene enormes implicaciones de salud. Si usted come esta comida, está consumiendo una carga alta de carbohidratos. Pero estos carbohidratos se queman despacio y por largo tiempo dentro del cuerpo, y permiten la generación armoniosa de insulina y la digestión de esos azúcares a una velocidad más lenta y saludable sin disparar las señales metabólicas que promueven el hambre y el aumento de peso.

Si usted tuviera que elegir entre esas dos comidas, puede que sepa instintivamente que debe elegir los fríjoles con verduras y no la pasta con pan. Por eso es que yo digo que juzgar la carga glicémica es en gran medida una cuestión de sentido común. Desafortunadamente no siempre hacemos las mejores elecciones. Una vez que entramos al ciclo de comer comidas con alta CG, nuestro apetito sale de control y nos lleva por el camino de la obesidad, la enfermedad coronaria, la demencia, la diabetes, el cáncer y la muerte temprana.

Pero no siempre se eligen los alimentos que sabemos que nos van a ayudar. ¿Por qué? Quizás usted esté atrapado en la misma trampa metabólica de grasa que los indios pima, los cuales, una vez probaron la harina blanca y el azúcar, no pudieron dejar de comerlos.

Los secretos nutricionales del UltraMetabolismo: Baja CG y alto IF

Los fundamentos de los principios nutricionales y de los alimentos recomendados en la receta del UltraMetabolismo son dos ideas sencillas que pueden guiarlo en todas sus elecciones alimenticias. Son la carga glicémica (CG) y el índice de fitonutrientes (IF). Consuma alimentos de baja CG y alto IF y tendrá un metabolismo saludable y una salud óptima.

Alimentos de baja CG y alto IF	Alimentos de alta CG y bajo IF
Verduras	Harina o productos de harina
Frutas	
Fríjoles	Granos refinados (arroz blanco)
Nueces	
Semillas	Azúcar en cualquier forma
Aceite de oliva	
Granos integrales	Alimentos procesados
Tés	
Hierbas y condimentos	Comida chatarra
	Papas grandes con almidón.

Nota: Los productos animales, incluida la proteína animal (carne de res, aves, pescado, cerdo, cordero) y las grasas (mantequilla, manteca, etcétera) caen dentro de una sola categoría. No tienen fitonutritentes porque por definición no vienen de las plantas. Así que tienen un bajo IF, pero se absorben despacio y no suben el nivel de azúcar muy alto o muy rápido. Pero si usted come únicamente grasa animal y proteína animal, se perderá de los compuestos más importantes y poderosos para la curación y el metabolismo saludable, conocidos como fitonutrientes.

Los indios pima: historia de dos carbohidratos

Los indios pima, que viven en Arizona, tenían un metabolismo exquisitamente adaptado a su entorno. Habían evolucionado para prosperar por medio del consumo de alimentos particulares que existen sólo en un entorno desértico. Hace 100 años eran delgados y tenían buen estado físico y no sufrían ninguna de las enfermedades de la civilización occidental como obesidad, enfermedad coronaria o diabetes. Sin embargo, en una sola generación se convirtieron en una de las poblaciones más obesas del mundo, sobrepasados sólo por los samoanos. Ochenta por ciento de ellos sufren de diabetes tipo 2 cuando cumplen 30 años y su expectativa de vida es sólo de 46 años. ¿Qué pasó? ¿De repente mutaron y agarraron el gen de la obesidad?

No, la respuesta es mucho más complicada que esto. Tradicionalmente la dieta pima consistía de granos integrales, calabaza, melón, legumbres, fríjoles y chiles complementados por alimentos que recogían como mesquite, bellotas, cactus, chía, hierbas y pescado. Era una dieta de alimentos integrales, sin refinar y sin procesar. Esta dieta es muy alta en carbohidratos. Pero los pima eran un pueblo en buen estado físico y saludable hasta que cambiaron la dieta.

En el curso de una generación, pasaron de comer esta dieta tradicional a comer "la amenaza blanca". Las dos dietas eran iguales en carbohidratos, ¿qué fue lo que cambió a esta gente que una vez estuvo en buen estado físico y maravillosamente acoplada a su entorno para que se convirtiera en uno de los pueblos más obesos de la Tierra? ¿Fue un cambio de una dieta alta en grasa, alta en proteínas, como la dieta Atkins o como la dieta South Beach, a una dieta alta en carbohidratos lo que los llevó a subir tanto de peso? Absolutamente no. La dieta tradicional pima, la dieta que los mantenía delgados y saludables, era muy alta en carbohidratos.

Los científicos estiman que la dieta tradicional pima, aunque variaba según la estación, consistía de 70 a 80 por ciento de carbohidratos, 8 a 12 por ciento de grasa, y 12 a 18 por ciento de proteína[2]. Pero antes de que usted vuelva a su vieja dieta de arroz, papa y panecillos bajos en grasa, veamos qué clase de carbohidratos comían.

La *cuisine* tradicional que comían los pima estaba llena de comidas que tenían una carga glicémica muy baja. Los carbohidratos que los pima solían comer se convertían en azúcar de manera relativamente lenta. Estos carbohidratos incluían taninos (un grupo de compuestos astringentes y amargos que se encuentran en las semillas y en la piel de las uvas que frena la oxidación y el envejecimiento), vitaminas y minerales. Estaban llenos de fitonutrientes, nutrientes y antioxidantes. Esencialmente, eran carbohidratos "buenos". Enviaban al cuerpo de los pima señales positivas de pérdida de peso y de salud.

Pero cuando la dieta cambió, la información contenida en los alimentos que comían cambió de manera dramática. Pasaron de comer alimentos que enviaban mensajes de equilibrio del peso a comer alimentos que le indicaban al cuerpo que subiera de peso y desarrollara diabetes. Estos carbohidratos nuevos tenían una carga glicémica alta, digerida muy rápidamente, que hizo que sus niveles de insulina subieran: todas estas son las señales de los carbohidratos malos.

Lo que le ha costado al pueblo norteamericano la dieta con carga glicémica alta

---

La comparación entre su situación y la de los pima puede no ser muy relevante. Después de todo, usted no se crió comiendo mesquite y chía. Pero si mira lo que le ha costado al pueblo norteamericano comer una dieta con carga glicémica alta, la comparación puede abrirle nuevas perspectivas.

Como mencioné en el anterior capítulo, nuestra tasa de obesidad se ha triplicado desde 1960. Interesantemente, esta fecha corresponde a dos cambios dietarios en nuestra cultura. Este era el tiempo aproximado en el que el gobierno, las corporaciones de alimentos y la industria farmacéutica empezaron a promover el concepto de que la dieta baja en grasa era buena. Este cambio, aunque sin fundamento, tuvo un gran impacto en la salud del pueblo norteamericano. Por primera vez, desde la Revolución Industrial, la expectativa de vida del norteamericano promedio está disminuyendo a pesar de nuestros avances médicos y de salud pública. Esta es una reflexión no idealizada y directamente relacionada con las tasas de obesidad en aumento. La obesidad le resta nueve años de vida a la persona promedio[3].

Cuando se redujo tan sustancialmente la cantidad de grasa en la dieta, ¿con qué cree usted que se reemplazó? Si piensa que con carbohidratos de alta carga glicémica, tiene razón. Este fue el segundo cambio grande en la dieta americana que sucedió por esos años. La ausencia de grasa significó que teníamos que llenar ese vacío en nuestras dieta con algo. Ese algo fueron los carbohidratos muy procesados que eran baratos de producir y por lo tanto muy rentables.

Toda esta cuestión se reforzó y nuestro consumo de carbohidratos malos se disparó en la década de 1990, cuando el gobierno de Estados Unidos publicó la pirámide de alimentos original que recomendaba que los carbohidratos de alta carga glicémica en forma de pan, arroz y cereal fueran los mayores componentes de nuestra dieta.

¿Qué pasó? Hoy dos tercios de la población está pasada de peso y la obesidad será pronto la primera causa de muertes en el país por encima del cigarrillo.

¿Tenía razón el Dr. Atkins?

Hasta aquí lo que he hecho es decirle que debe comer más grasa y menos carbohidratos malos. Así que usted puede preguntarse, ¿tenía razón el Dr. Atkins? ¿La clave es una dieta baja en carbohidratos y alta en grasa? Desafortunadamente, esa no es la pregunta adecuada.

Todo depende del tipo de grasa y de carbohidratos que usted coma. Si come tocineta, crema y carne de res, no obtendrá los beneficios de pérdida de peso que obtendrá si come otras grasas más saludables como el aceite de oliva, las nueces y el pescado. Y puede crearse otro conjunto de problemas, incluido un mayor riesgo de enfermedad cardiovascular y mayor estrés en las venas, huesos y riñones, sin mencionar el estreñimiento, el mal aliento, y las hemorroides.

Si usted come alimentos con alta carga glicémica y comidas que consistan de panes, pasteles y gaseosa, el metabolismo será bien diferente que si usted come carbohidratos integrales, sin refinar como verduras, fríjoles, nueces, semillas, granos integrales y frutas.

Así que el Dr. Atkins no tenía mucha razón. Pero la respuesta a la pregunta ilustra el punto que necesitamos discutir en más detalle antes de cerrar este capítulo. Hay un solo principio que le ayudará sin esforzarse a comer alimentos que tengan una baja carga glicémica y que sean altos en fitonutrientes: la receta perfecta para un metabolismo saludable y para una pérdida de peso sostenida.

La importancia de la dieta de alimentos integrales: el secreto para entender los carbohidratos

Lo mejor de este capítulo es que usted no tiene que aprenderlo de memoria. Todo lo que tiene que hacer es recordar la sencilla regla: los carbohidratos pueden provenir de alimentos vegetales enteros y sin procesar.

Los alimentos integrales vienen en un millón de variantes: altos en grasas, bajos en grasa, altos en carbohidratos, bajos en carbohidratos, con altos índices de glicemia, con bajos índices de glicemia, carbohidratos complejos y todos son buenos (nota: no todos los alimentos son carbohidratos). La clave es comer alimentos íntegros sin procesar, tan cerca de su estado natural como sea posible. Si usted ha venido comiendo montañas de alimentos altamente procesados como dulces y galletas de soda y decide hacer el cambio a alimentos íntegros, reales, sin procesar, como las verduras, las frutas, los granos integrales, los fríjoles, las nueces, las semillas, el aceite de oliva, los productos animales orgánicos, alimentados con pasto (aves, cordero, res, cerdo, huevos) y pescado silvestre más pequeño como el salmón, empezará a perder peso desde ya.

Estos alimentos contienen una abundancia de químicos que luchan contra la obesidad, vitaminas y minerales que van a acelerar el metabolismo, y mucha fibra que hará más lenta la absorción de azúcar en el torrente sanguíneo.

Un factor crítico de la carga glicémica es la fibra. La fibra hace más lenta la absorción de azúcar en el torrente sanguíneo. ¿Y qué es la fibra?

La fibra es la clave secreta para comer alimentos con baja carga glicémica. Mirémosla en más detalle.

El factor fibra: el secreto de la carga glicémica

Como hemos venido discutiendo a lo largo de este capítulo, el asunto de que si una dieta baja en grasa o baja en carbohidratos es mejor o de que si usted debe seguir la dieta Atkins, Ornish, the Zone, o South Beach está absolutamente fuera de lugar. El factor secreto detrás de la carga glicémica del que casi nadie habla es la fibra. Algunos estudios han mostrado que las dietas bajas en carbohidratos dan como resultado una mayor pérdida de peso que las dietas bajas en grasa y algunos estudios dan resultados exactamente contrarios. ¿Cómo puede ser eso? El eslabón perdido es la fibra o lo que se solía llamar forraje y se pensaba que no tenía valor en la dieta humana.

Lo que sabemos es que la fibra es una sustancia que tiene la habilidad de ayudarle a bajar de peso; bajar el nivel de azúcar y colesterol; reducir el riesgo del cáncer, la enfermedad coronaria, la diabetes y reducir la inflamación (un tema que se discutirá plenamente en el Capítulo 11).

La fibra es como una esponja que se embebe de grasa y azúcar en el estómago y detiene y previene en parte su absorción. Ya que al cuerpo le cuesta más trabajo digerirla, hace más lentos los procesos de digestión. Piense en la diferencia entre comerse una manzana y beber jugo de manzana. Contienen los mismos nutrientes básicos, pero la manzana, en su forma íntegra, de fibra alta, requiere mayor tiempo de descomposición y esfuerzo metabólico. Eso significa que la manzana entera tiene menos carga glicémica que el jugo de manzana. Una dieta alta en fibra disminuye la carga glicémica de cualquier comida al hacer más lenta la tasa a la que se digiere el azúcar y esto mejora el metabolismo.

La fibra es uno de los principales factores que determinan la carga glicémica de una comida y el efecto de ésta en su cintura. ¿Recuerda el ejemplo anterior en que comparamos los fríjoles con la pasta? La razón de que los fríjoles tengan menor carga glicémica es que están llenos de fibra. Al cuerpo le toma mucho más tiempo digerir fríjoles llenos de fibra que digerir pasta llena de azúcares rápidamente digeridos.

¿Puede comer una dieta baja en grasa y alta en carbohidratos y aún perder peso?

Un estudio reciente desacreditó la locura de los bajos carbohidratos. El estudio comparaba una dieta baja en grasa con una

dieta baja en carbohidratos. Al grupo de la dieta baja en grasa le
fue mejor en todos los aspectos. Pero el autor nunca dijo lo que
estaba escondido en la letra menuda: le dio al grupo de la dieta
baja en grasa un suplemento batido especial de fibra varias veces
al día, lo que les daba más de 60 gramos de fibra. El americano promedio consume de 8 a 10 gramos diarios y la Asociación
norteamericana para el corazón recomienda 25 gramos diarios.
La pérdida de peso en el estudio no tenía nada que ver con la
cantidad de grasa o carbohidratos; lo que marcó la diferencia fue
la fibra.

¿Por qué? *Porque bajó la carga glicémica de la dieta.*

La fibra, y no la dieta baja en grasa, era el secreto del estudio. En otro estudio, el Dr. Ludwig mostró de nuevo que la gente
que comió más fibra perdió más peso y bajó los niveles de insulina y colesterol y los factores de coagulación, todos los cuales
promueven la enfermedad cardiaca[4]. El insumo de fibra fue más
significativo que el insumo total de grasa.

¿Y todo esto que tiene que ver con usted?

Con la caída del imperio Atkins, muchos norteamericanos se
dieron cuenta de que no sólo de carne vive el hombre. Todo pro-
ductor importante de alimentos ha creado una línea de alimentos
de "bajos carbohidratos". Desafortunadamente, los carbohidratos son la sustancia dietaria más importante que consumimos.

La moda de bajos carbohidratos promueve un mito que es
dañino. No está apoyado por evidencia científica y representa
otro caso en nuestra cultura de la promoción de ideas sin fundamento ni sentido común.

La buena noticia es que no hay que preocuparse más por la
grasa y los carbohidratos. Usted puede comer una dieta alta en
grasa y carbohidratos si quiere o cualquier combinación similar,
siempre y cuando tenga una carga glicémica baja y un alto índice de fitonutrientes. De hecho, puede olvidar todo este capítulo
siempre y cuando elija alimentos enteros, sin procesar, que estén
llenos de fibra, antioxidantes, vitaminas, minerales, fitonutrientes y grasas saludables. La receta del UltraMetabolismo se fun-

damenta sobre estos alimentos. Y si elige comerlos en lugar de los alimentos muy procesados, sin nutrientes que consumen la mayoría de los norteamericanos, le garantizo que verá los resultados.

Resumen

* Los carbohidratos son el alimento más importante que usted puede comer para tener buena salud a largo plazo.
* Las dietas bajas en carbohidratos no son más efectivas para bajar de peso que las dietas bajas en grasa.
* La mayoría de los carbohidratos buenos vienen de los alimentos vegetales enteros. La clave para comer carbohidratos buenos es comer comida entera, sin procesar.
* Estos alimentos vegetales están llenos de importantes fitonutrientes que no pueden ser reemplazados por ningún otro alimento.
* Toda la terminología de la fiebre de los bajos carbohidratos está desactualizada. Solamente hay un concepto sobre el cual usted debe centrarse: la carga glicémica de las comidas.
* Coma carbohidratos que tengan una baja carga glicémica y se sentirá más saludable y bajará de peso más rápido.
* Consumir alimentos que se convierten rápidamente en azúcar aumentan las ganas de comer más y lo hace subir de peso porque el cuerpo produce más insulina, lo que hace que su cerebro le ordene comer.
* El secreto para elegir los mejores carbohidratos es comer muchos alimentos enteros, sin procesar.
* Los alimentos sin procesar tienen mucha más fibra que los carbohidratos procesados.
* La fibra es la clave secreta para una dieta con baja carga glicémica.

Capítulo 5

El mito del luchador de sumo

Saltarse comidas ayuda a bajar de peso

Convertirse en un luchador de sumo

*M*iguel *era un músico. A los 44 años había descubierto la guitarra y dedicaba su vida a ensayar, tocar y vivir un vida de músico en Hawai; trasnochando tocando en clubes. Se despertaba a medio día, lleno de una cena tardía de la noche anterior. Las cenas eran su recompensa por tocar durante horas. Cuando cenaba estaba de verdad hambriento, así que comía grandes cantidades. Los alimentos eran saludables por lo general. Así que él no pensaba tener ningún problema. Después de cenar, se acostaba. Durante el día no comía mucho, sólo unos refrigerios por aquí o por allá.*

A los 49 años había subido 12 kilos y se fatigaba durante el día mucho más que antes. Tenía altísimos los triglicéridos y el colesterol bueno (HDL) se le desplomó. Él siempre había hecho ejercicio y le encantaba montar en bicicleta por las colinas de Hawai. Estaba en buen estado físico pero era gordo.

Cuando logré que se desayunara, que cenara antes de tocar y que no comiera nada tres horas antes de acostarse, perdió los 12 kilos extras sin siquiera proponérselo. Los exámenes de colesterol salieron normales y se le quitaron sus antojos de azúcar. Se dio cuenta de que determinar cuándo comer es tan importante como qué comer.

¿Nace o se hace el luchador de sumo?

Usted ya sabe que esta cultura tiene concepciones falsas sobre los carbohidratos y las grasas, y también sabe que morirse de hambre no le va a ayudar a bajar de peso. Pero hay otras razones por las que la obesidad es tan epidémica en este país. Una de las razones por las que los norteamericanos se están viendo como luchadores de sumo es que de hecho comemos como luchadores de sumo.

¿Se ha preguntado cómo la gente llega a ser tan gorda como los luchadores de sumo? Piénselo: ¿Cómo producen los japoneses, con su físico relativamente delgado, estos gigantescos especímenes? ¿Son mutantes genéticos criados para subir de peso? ¿O son el producto de un método antiguo y deliberado para crear enormes guerreros?

La mayoría de los luchadores de sumo empiezan como pequeños niños del campo. Su estilo de vida y lo que comen los convierte en esos hombres-mamuts que son. Examinemos un día promedio de un luchador de sumo y veamos como en Estados Unidos seguimos un modo de vida muy similar y terminamos con un resultado muy similar.

Un día en la vida de un luchador de sumo

Los luchadores de sumo se levantan temprano, como a las cinco de la mañana, no desayunan y hacen una sesión extenuante de ejercicios llamada *keiko*. Se bañan y comen su comida principal del día: un cocido rico en proteínas llamado *chanko-nabe*, que es una saludable sopa hecha de algas marinas, pedazos de bonito, repollo, puerros, hongos shiitake, fríjoles, tofu, fideos, pollo, cerdo, salmón, ostiones, huevos, arroz y salsa de soya. Se comen esto con más arroz y lo pasan con cerveza o con sake.

Después de esta gigantesca comida, hacen siesta por varias horas. Se despiertan, vuelven a comer y duermen de nuevo. Al día siguiente, se despiertan y hacen lo mismo y así cada día por años y años.

Este régimen de ejercicio, comida y sueño, los conduce a subir enormes cantidades de peso, particularmente cuando se practica por largos periodos de tiempo. ¿Cuál es la biología detrás de esto? ¿Por qué este modo de vida causa este aumento tan inusitado de peso y los luchadores de sumo llegan a pesar increíbles 180 a 350 kilos?

La biología detrás de la dieta sumo

Hay unas maneras específicas en que la dieta sumo hace que gente normal alcance esa cantidad tan extraordinaria de peso. La primera es que los luchadores de sumo nunca se desayunan. Se levantan y lo primero que hacen es empezar a hacer vigorosos ejercicios.

Esta combinación de no desayunar y hacer ejercicio fuerte durante cinco horas significa que cuando es hora de comer están muy hambrientos. En consecuencia comen demasiado, comen mucho más de lo que necesitan.

Para optimizar nuestra salud y bajar de peso, necesitamos desayunar, para distribuir parejamente el insumo de alimentos durante el día y no comer, por lo menos, dos horas antes de acostarnos. Un estudio reciente[1] encontró que casi 3.000 personas que bajaron en promedio 30 kilos y se mantuvieron así por seis años, desayunaban normalmente. Sólo el cuatro por ciento de las personas que nunca desayunaban se mantuvieron bajas de peso.

La única diferencia entre los dos grupos era que el grupo que bajó de peso desayunaba y que el otro grupo no. Consumían los dos el mismo número de calorías y el mismo tipo de alimentos. El factor importante para bajar de peso y mantenerse delgado no es solamente el tipo de calorías que usted consuma, sino la hora del día en que usted coma[2].

Otro punto importante es que los luchadores de sumo duermen inmediatamente después de que comen. Dormir inmediatamente después de comer es una manera segura de subir kilos.

Cuando dormimos, estamos curando y reparando, almacenando y creciendo. Los que tienen adolescentes saben que se despiertan más altos que la noche anterior. Esto es porque producen hormona del crecimiento mientras duermen. Usted también produce hormona de crecimiento cuando duerme. ¡El problema es que cuando terminamos de crecer para arriba crecemos hacia los lados!

El cuerpo disminuye el metabolismo durante el sueño y cualquier alimento sin digerir se almacena para uso posterior. ¿Cómo se almacena para uso posterior? Por lo común, como grasa.

Si usted puede evitar comer de dos a tres horas antes de acostarse, le da al cuerpo el tiempo que necesita para digerir los alimentos. Así, cuando se va a dormir no almacena como grasa las calorías que consumió. En lugar de eso, las quema para mantener activas sus funciones corporales mientras está despierto.

Norteamérica: un país en dieta sumo

¿Le suena familiar eso de no desayunar y de cenar una gran comida antes de acostarse? Pues ese es el modelo norteamericano. Consumimos la mayor parte de nuestras calorías justo antes de acostarnos. Casi nunca desayunamos. Casi nunca tenemos tiempo de comer durante el día y llegamos a casa literalmente muertos de hambre, consumimos más de lo que necesitamos y nos acostamos o nos sentamos frente al televisor o el computador mientras comemos otras golosinas. Y después hacemos lo peor, lo que nos garantiza que vamos a subir de peso: nos dormimos. No es raro que cada día más nos parezcamos a los luchadores de sumo.

Lo que es peor es que los alimentos que comemos no son tan saludables como los de los luchadores de sumo. Tenemos un patrón de alimentación poco saludable y comemos alimentos poco saludables, y esperamos ser delgados, estar en buen estado físico y ser saludables. Sencillamente, no es realista.

¿Cuál es la lección de esto? Hay varias.

La primera es que necesita distribuir su alimentación de manera pareja durante el día. También, desayune todos los días, y no coma nada dos o tres horas antes de acostarse (a menos que quiera convertirse en un luchador de sumo). Discutiremos más esto en el Capítulo 9. Por ahora, basta saber que se necesita el desayuno. Cuando desayuna usted está des-ayunando, como lo dice la palabra. Es una manera importante de decirle al cuerpo que se acabó el tiempo de dormir y que es tiempo de poner en marcha el metabolismo.

Además, es importante no dormirse inmediatamente después de haber comido. Coma más temprano o espere dos horas antes de acostarse. Si no lo hace, le estará diciendo al cuerpo que almacene las calorías que comió como grasa.

Resumen

✳   Desayune diariamente.

✳   Distribuya de manera pareja durante el día el insumo de
     calorías.

✳   Espere por lo menos dos horas después de su última comida
     antes de dormirse.

Capítulo 6

El mito de la paradoja francesa

Los franceses son delgados porque toman vino y comen mantequilla

La paradoja francesa se encuentra con la paradoja norteamericana

Joel tenía 25 años y se había inflado hasta 130 kilos. Le pregunté si había bajado de peso alguna vez o si había tratado de bajar de peso. Me dijo: "Una vez solamente, y no estaba tratando". Le pregunté qué había hecho y me contó la historia del año que pasó en Francia. Había vivido con un estudiante para chef que iba al mercado y cocinaba deliciosas comidas de alimentos reales todos los días.

Comían, bebían vino y disfrutaban lentamente de sus comidas todos los días. Joel no tenía automóvil y no quería uno porque disfrutaba caminar de un lugar a otro conociendo Francia. No estaba "a dieta" pero ese año bajó 13 kilos.

La vida es el arte de sacar conclusiones suficientes de premisas insuficientes.

—Samuel Butler

Si la dieta sumo no funciona, ¿qué pasa con la dieta francesa? Francia tiene la reputación, como pueblo, de conocer sobre alimentos, saber qué hacer con ellos y cómo comer saludablemente. Después de todo, todo el mundo sabe que los franceses comen más grasa, beben más vino y sin embargo sufren menos de enfermedad cardiaca y son menos obesos que los norteamericanos, ¿correcto?

Pues esa es sólo una parte de la historia. La verdad es que en la década de 1960 la dieta francesa recibía el 25% de sus calorías como grasa. Eso ni se acerca a la cantidad de grasa que los norte-americanos consumían durante el mismo periodo (usted recordará que en la década de 1960 los norteamericanos consumían el 42% de sus calorías como grasa).

Es verdad que hoy los franceses consumen más grasa que los norteamericanos (ahora los franceses comen una dieta que consiste del 40 por ciento de sus calorías como grasa), pero mientras están viendo tasas crecientes de diabetes, enfermedad coronaria, y obesidad a medida que la grasa en su dieta aumenta, todavía ni se acercan a los problemas de los norteamericanos en estos asuntos.

¿Cómo entender estas estadísticas tan confusas? Es verdad que en el pasado los franceses parecían comer una dieta alta en grasa y sin embargo eran más saludables que los norteamericanos. Aunque ahora eso esté cambiando, la dieta y el estilo de vida francés y mediterráneo todavía enseñan lecciones valiosas que pueden detener el exceso de comida y la obesidad.

Hay unas pocas características muy importantes que distinguen la dieta francesa o mediterránea de la dieta norteamericana. Aunque el vino ha recibido mucho crédito, no cuenta tampoco la historia completa. Pequeñas cantidades de vino rojo rico en antioxidantes pueden ser útiles, pero pasarse es dañino (usted aprenderá más sobre el vino y sus propiedades en el Capítulo 12), así que no es tomar vino lo que hace que los franceses sean más saludables.

La verdadera historia es esta: los franceses comen alimentos reales, comen menos, comen más lentamente y caminan más que los norteamericanos. Veamos cómo esos factores les ayudan a no subir de peso.

Alimentos reales

Usted se preguntará qué es lo que yo quiero decir exactamente con "alimentos reales". ¿Qué son los alimentos reales? Nosotros los norteamericanos no comemos alimentos imaginarios, eso es seguro. ¿Qué hace que la dieta francesa sea más "real" que la nuestra?

La dieta tradicional francesa siempre ha estado compuesta por alimentos frescos, llenos de nutrientes y muy poco procesados. Es una dieta de alimentos integrales. Tradicionalmente, los franceses compraban la comida diaria en el mercado local; compraban verduras, frutas, pescados, carnes de res y lácteos. Comían alimentos cultivados por granjeros de la región en suelos que eran naturalmente ricos en nutrientes, no enriquecidos con productos hechos por el hombre ni fertilizados químicamente, y no transportados durante miles de kilómetros por camiones, barcos, ni aviones.

Históricamente los franceses no comían refrigerios de alimentos chatarra, ni comidas rápidas. Comían saludables aceites monosaturados de aceite de oliva y nueces y grasa omega-3 del pescado y también pequeñas cantidades de aceites saturados del queso. Todavía comen más verduras que el norteamericano promedio y estas son ricas en fitonutrientes. Comen más fríjoles y fruta fresca que nosotros. Y no se tienen que preocupar por las etiqueta de los alimentos que comen porque no comen muchos alimentos que requieran etiquetas.

Hace unas pocas generaciones, la cultura de los alimentos en Estados Unidos se parecía a esta. Los consejos nutricionales de mi abuela eran simples y poderosos: "compra fresco, come fresco". He extendido ese sentimiento hasta un dicho propio: "si tiene etiqueta, no lo coma". Después de todo, ¿cuántas etiquetas se ven en la naturaleza? ¿Cuándo fue la última vez que usted compró un durazno con un código de barras encima?

Todos los alimentos que comía su abuela eran alimentos integrales, orgánicos

Lo que mi abuela sabía de alimentos era muy profundo. En una época temprana, la gente de este país comía una dieta de alimentos integrales, orgánicos, producidos en la granja, alimentados con pasto, sin pesticidas, hormonas ni antibióticos y frescos, tal como hacían los franceses y eran más saludables. Había una conciencia sobre la importancia de comer alimentos frescos, cosechados localmente.

Todos nuestros abuelos probablemente comieron alimentos integrales, reales. Cuarenta por ciento de los norteamericanos vivía en granjas en 1900, comparado con el dos por ciento que hoy vive en granjas[1]. Todos los alimentos eran orgánicos, todos los pollos alimentados con comida natural, todas las reses alimentadas con pasto y ningún alimento era manipulado genéticamente. Haga un viaje por cualquier parte de los Estados Unidos y trate de encontrar hoy un alimento real. Es muy difícil estar hoy en un pueblo, una carretera o cualquier otro sitio en Estados Unidos y encontrar alimentos reales. Encontrará muchos lugares de comida chatarra: McDonald's, Burger King, KFC, Wendy's, Denny's, Taco Bell, Dunkin' Donuts y más, pero le será muy difícil encontrar un restaurante donde le sirvan verdura y pescado fresco, o pollos alimentados naturalmente.

Hoy cuando se hace un viaje, hay que llevar alimentos reales. No es culpa suya si no se pueden encontrar alimentos reales en la ciudad promedio norteamericana. La industria de los alimentos conspira para que no haya alimentos reales en los mostradores. ¿Por qué? Sencillamente no es tan rentable vender verduras, frutas y nueces como lo es vender dulces y papas fritas empacadas.

Hay ahora 320.000 alimentos y bebidas procesadas compitiendo por los dólares de los alimentos en el país: 116.000 se han puesto a la venta desde 1990. La mayoría son dulces, chicles y golosinas. La manufactura de estos alimentos tanto para adultos como para niños cuesta treinta billones de dólares. Hay más de un cuarto de millón de restaurantes de comida rápida. ¡Cada año se gasta más dinero en la comida rápida que en educación superior, automóviles nuevos y computadores, todos juntos! Si estos recursos se usaran para promover una dieta de alimentos reales, enteros y hacer posible para la gente de este país encontrar alimentos que funcionen con y no en contra del metabolismo, no estaríamos enfrentando la crisis de salud de hoy.

Recuerde, evolucionamos comiendo alimentos reales, enteros, no la comida falsa que se produce comercialmente, empacada, procesada, químicamente alterada y llena de ingredientes no alimenticios, incluidos los aceites hidrogenados, los colorantes, los preservativos y los ingredientes que llenan. Ninguna promoción hecha por la industria de alimentos puede cambiar esta verdad básica.

Menos comida

Los franceses también consumen menos comida[2]. Comen porciones más pequeñas. Desde la década de 1979 ha habido grandes cambios en la política agrícola de Estados Unidos, especialmente en los subsidios a la producción y cosecha del maíz. Esto ha llevado a una superproducción de maíz y a 500 calorías disponibles cada día para cada persona en Estados Unidos, casi todas en forma de jarabe de maíz alto en fructosa. Ahora tenemos 3.800 calorías disponibles para cada uno de nosotros todos los días, casi el doble de lo que una mujer promedio necesita para mantener su peso. Muchos de ustedes recordarán cuando las gaseosas venían en tamaños de seis y ocho onzas. Ahora el tamaño promedio es de 20 onzas. Claro que la botella dice claramente que son dos porciones y media. ¿Pero quién comparte?

Un estudio reciente[3] examinó la porción promedio de alimentos específicos que consumen los norteamericanos (alimentos salados, postres, bebidas de fruta, papas a la francesa, hamburguesas, hamburguesas con queso, pizza y comida mexicana) en relación con el lugar donde comen (la casa, el restaurante o en los restaurantes de comida rápida). Entre 1977 y 1996, las porciones de alimentos aumentaron significativamente para comidas que se consumen tanto dentro como fuera de la casa. El insumo de energía y el tamaño de la porción de alimentos salados aumentó en 93 calorías (de 1.0 a 1.6 onzas); de las gaseosas en 49 calorías (13.1 a 19.9 onzas fluidas); de hamburguesas en 97 calorías (5.7 a 7.0 onzas); de papas a la francesa en 68 calorías (3.1 a 3.6 onzas); y de comida mexicana en 133 calorías (6.3 a 8.0 onzas).

Comemos más porque los productores de alimentos añaden "valor" agrandando todo sin que les importen las consecuencias para nuestra salud o nuestra cintura. Los franceses, por otra parte, están acostumbrados a las porciones más pequeñas. No se privan de nada, pero evitan las porciones enormes a las que se han acostumbrado los norteamericanos. Esto es cierto para alimentos preparados en casa, comprados en el supermercado, y las porciones que se sirven en los restaurantes de "coma lo que quiera" en Francia.

Comida lenta

Otra cosa que hacen los franceses es que comen comidas lentas; esto es, comen más despacio. Y consumen alimentos que se absorben más despacio: los alimentos reales, enteros y frescos que mencionamos antes[4].

Muchos norteamericanos comemos rápido y comemos mientras hacemos otra cosa. La comida está menos asociada con el placer y se considera a menudo como combustible para el cuerpo. Comemos inconscientemente sin ninguna de las claves sociales o ambientales que nos ayudan a relajarnos, digerir y metabolizar nuestra comida.

Algunos estudios que observaron a franceses que comen en McDonald's encontraron que se tomaron más tiempo para comer papas a la francesa o una Big Mac* que los norteamericanos que comían lo mismo. Así que los franceses comen menos y comen más despacio que los norteamericanos. Pero si continúan comiendo Big Macs nos van a alcanzar en problemas de salud y de peso. Una Big Mac tiene 600 calorías, casi la mitad de la tasa metabólica en reposo de una mujer promedio y la mitad de esas calorías vienen de grasas insalubres trans o saturadas (33 gramos). Una Big Mac contiene la mitad de la porción requerida diariamente de sal y tiene 50 gramos de carbohidratos de alta carga glicémica en forma de pan de harina blanca.

El poder metabólico del placer: comer despacio acelera el metabolismo

La comida se asocia tradicionalmente con la familia, los amigos, la nutrición, la celebración y el placer. Muchos norteamericanos han perdido estas conexiones. La gente en este país ha empe-

---

* Enorme hamburguesa que es parte del menú de McDonald's (n. de la t.)

zado a juzgar la comida sobre la única base de lo que les gusta en el momento. Han abandonado las otras múltiples cosas que la comida y la experiencia de comer pueden ofrecer a la vida, como hablar con amigos, estar con la familia o narrar historias en la mesa del comedor. Centrarse en lo que procure satisfacción inmediata se hace para compensar la falta de placer que la gente siente en el trabajo, los hábitos diarios de la vida, las relaciones o el *status* social. Separar el placer y la experiencia de comer contribuye a tener problemas con el metabolismo de los alimentos.

Hemos perdido y los franceses los mantienen, los aspectos sociales de comer: comer con la familia y los amigos en una atmósfera tranquila. En otras palabras, el placer que se experimenta cuando comemos es importante para el metabolismo. Necesitamos estar en un estado relajado para que funcionen bien el mecanismo del intestino y el sistema digestivo[5]. Comer cuando estamos estresados nos engorda, tanto porque no digerimos bien los alimentos como porque las hormonas del estrés hacen lento el metabolismo y promueven el almacenamiento de grasa, especialmente alrededor del estómago. Cuando comemos rápido tendemos a excedernos, porque el estómago tarda 20 minutos en enviarle al cerebro la señal de que estamos llenos.

Un psicólogo nutricional pionero, Marc David, autor de *Nourishing Wisdom* y *The Slow Down Diet*, contó una historia cómica sobre comer rápido comidas rápidas. Un hombre que era su paciente quería bajar de peso. Sólo ponía una condición: no dejaría las dos hamburguesas gigantes de comida rápida que almorzaba todos los días. Era un hombre muy ocupado y no tenía tiempo de preparar nada más. De hecho, compraba las gigantescas hamburguesas desde el automóvil y se las comía antes de salir del parqueadero.

Antes que pelear con el hombre sobre la necesidad de dejar la comida rápida, Marc Davis simplemente le recomendó que comiera la comida rápida despacio y que gozara cada bocado. Le sugirió que se sentara dentro del restaurante y se relajara y oliera sus súper hamburguesas, masticando, probando y gozando de cada mordisco. Le pidió que comiera con conciencia y con placer. El hombre cumplió y volvió al mes siguiente mucho más delgado. ¿Qué había pasado? Cuando finalmente se detuvo a probar y gozar de su comida, descubrió algo: "¡Esto sabe absolutamente horrible! Nunca volveré a comer en restaurantes de comida rápida".

Caminar

¿Cuándo fue la última vez que caminó hasta el almacén a comprar sus alimentos? Uno de los encantos de una ciudad francesa es que se puede caminar a todas partes. La mayoría se construyeron mucho antes del automóvil y están hechas a escala humana, donde todo queda cerca y se puede ir caminando. De hecho, las calles de muchas ciudades europeas son demasiado pequeñas para los automóviles. En contraste, los suburbios norteamericanos y comunidades habitacionales fueron hechos para los automóviles, no para la gente, así que no adquirimos el hábito de pasear.

Caminar hasta el almacén a comprar comida o pasear después de comer significa que usted hace más ejercicio y quema las calorías que consume. Es una estupenda manera de mantenerse en forma y Estados Unidos se ha divorciado de ella con la expansión urbana.

Hay algunas lecciones importantes sobre los alimentos que los norteamericanos pueden aprender de los franceses. Pero no deben comer más grasa saturada ni tomar más alcohol.

Resumen

* Los franceses son más delgados y más saludables porque consumen alimentos reales, íntegros y no comida comercialmente procesada que contiene grasa trans o hidrogenada o jarabe de maíz de alta fructosa.
* Comer rápido o mientras esté estresado lo engordará, especialmente en el área del estómago.
* Ensaye algunas de las estrategias que usan los franceses: coma alimentos reales, coma menos y coma más despacio para ayudarle a su metabolismo.

* Haga que el tiempo de comer sea placentero y gaste más tiempo saboreando la comida con la familia y los amigos. Las comidas placenteras aceleran el metabolismo.

* Salga y dé un paseo o camine hasta el supermercado. Si no puede hacer esto, incremente su actividad tomando las escaleras y no el ascensor, deje su automóvil tan lejos del lugar al que va como sea posible; no use el control remoto; camine después de la cena.

Capítulo 7

El mito protector

Las políticas del gobierno y las regulaciones de la industria de alimentos protegen nuestra salud

Políticas de alimentos

Alice tenía tres hijos entre las edades de 8 a 12, cada uno con sus actividades de después del colegio: lecciones de violín, clase de arte, fútbol, danza irlandesa, y ella gastaba más tiempo en su automóvil que en su casa y ciertamente más que en su cocina. Se había convertido en una persona que comía desde el automóvil (y también sus hijos). Comían juntos en el automóvil con frecuencia y muy raramente en la mesa del comedor. Incluso cuando comían en la mesa, comían pizza o sándwiches comprados. Gracias a Dios, decía, había restaurantes de comida rápida en cada esquina. No estaba sola; 30 por ciento de los norteamericanos comen por lo menos una vez al día entre el automóvil cada semana y uno de cada cinco desayunos es un desayuno McDonald's.

Los kilos se empezaron a acumular, primero despacio y después con más velocidad. Sus hijos también habían subido de peso. La abundancia y conveniencia de los alimentos de baja calidad que no tienen nutrientes pero son altos en calorías de azúcar y grasas trans no valían la pena. Pero con su tiempo tan ocupado ella no sabía qué otra cosa podía hacer. De hecho, casi no hay ningún lugar donde vendan alimentos que no sean dañinos de una manera rápida y fácil.

A medida que trabajamos juntos, aprendió a comprar y preparar rápidamente refrigerios de alimentos integrales y comidas que podía llevar con ella y con las que podía alimentar a sus hijos. Y le sugerí gentilmente que no sería una mala madre si sus hijos no hacían todas las actividades, que quedarse en casa como una familia, preparar las

*comidas y estar tranquilos tenía valor. Si entra basura, sale basura, le
dije y ella escuchó. No del todo y no inmediatamente; pero se dio cuenta
de que con algo de planeación podía comer alimentos reales todos los
días y podía perder sus kilos del automóvil.*

> *Es difícil pensar en una gran industria que pueda beneficiarse
> si la gente comiera menos; no sería la agricultura, ni la pro-
> ducción de alimentos, ni los almacenes, restaurantes, las die-
> tas o la industria de medicamentos. Todas florecen cuando las
> personas comen más, y todas emplean ejércitos de relacionistas
> públicos para que los gobiernos no hagan nada para inhibir el
> consumo exagerado de alimentos.*

> —M. Nestle [1]

Al principio del siglo veinte, los norteamericanos cocinaban y comían la mayoría de las comidas en casa. En el año 2000
comían más de la mitad de las veces fuera de casa o comidas procesadas que no cocinaban. Este no es un accidente o el resultado
no intencional de las vidas ocupadas o el resquebrajamiento de la
unidad familiar. Ha sido una transformación intencional hecha
por una industria que gasta fenomenales cantidades de recursos
para mercadear alimentos poco costosos de mala calidad nutricional a más y más gente, sin que importen las consecuencias
en la salud o en el tamaño de la cintura. Yo vivo en un pequeño
pueblo rural en Massachussets y hay cinco McDonald's a diez
millas de mi casa. ¿Cómo vamos a ganar la batalla de la gordura
con más de 13.000 McDonald's sólo en los Estados Unidos?

Cómo sabotean nuestra salud la industria y el gobierno

La industria de los alimentos genera más de un trillón de dólares
en ventas anuales, da cuenta del 12 por ciento del producto interno bruto (PIB) nacional y emplea el 17 por ciento de la mano
de obra del país. Gasta más de treinta y tres billones de dólares
anualmente en mercadeo. Setenta por ciento de esos dólares son
para promover la comida rápida, la comida fácil, los dulces, las

meriendas, las gaseosas y los postres. Solamente el 2.2 por ciento de esos dólares son para mercadear la fruta, las verduras, los granos o los fríjoles[2].

Mientras tanto, el Departamento de Agricultura de Estados Unidos (USDA, la agencia gubernamental responsable de las políticas agrícolas y de alimentos) gasta sólo trescientos millones de dólares en educación nutricional y la mayoría de este dinero va a investigaciones o proyectos de extensión agrícola que afectan a poca gente. Y, extrañamente, el mismo gobierno que no puede encontrar dinero para costear campañas de salud pública que promuevan los principios científicos de la buena nutrición, pudo aumentar los subsidios agrícolas de $18 billones en 1996 a $28 billones en 2000[3].

¿Por qué la responsable de la política de alimentos es el USDA que es el representante de la industria agrícola, una de las mayores industrias de alimentos del país? El comité del USDA responsable de fijar las recomendaciones de dieta está compuesto por muchos "expertos" que trabajan para la industria de alimentos; no son un cuerpo científico objetivo. El Departamento de Salud y Servicios Humanos (HHS) debería ser el guardián de nuestra salud. El sistema actual es como poner las compañías de medicamentos a cargo de la Administración de Alimentos y Medicamentos (FDA) y permitirles fijar políticas y aprobar nuevos medicamentos. Sería impensable. Sin embargo, es lo que ocurre con las guías para las políticas de alimentos.

La industria de alimentos nos empuja al consumo excesivo que dispara el aumento de peso, la obesidad y todas las enfermedades conocidas de la edad, incluida la enfermedad coronaria, la diabetes, el infarto, el cáncer y la enfermedad de Alzheimer. Esas condiciones no son un resultado inevitable de la vejez. Están relacionadas con la calidad de nuestra dieta.

Esta idea puede parecer extraña: los alimentos nos pueden enfermar. Y es ajena a los que hacen las políticas y fijan las guías de alimentos en nuestro país. Preguntan: si la comida es sólo energía, ¿qué importa si proviene de una hamburguesa con queso o de tofu asado? Usted sabe la respuesta, ¿por qué ellos no?

La reciente "ley de la hamburguesa con queso" que pasó en el congreso prohíbe las demandas contra la industria de alimentos por enfermarnos. ¿Por qué crear una ley que protege la industria de alimentos cuando el gobierno debe proteger a los ciudadanos? Un estudio reciente[4] de las causas de muerte en Estados Unidos encontró que una mala dieta y la inactividad física contribuyen a 400.000 muertes anuales aproximadamente, un aumento de un tercio desde 1990 y casi tantas muertes como las que causa el cigarrillo. La obesidad será pronto la causa principal de mortandad en Estados Unidos. ¿No cree usted que esta alza reciente en desórdenes relacionados con la alimentación se debe en parte a los dólares puestos en la publicidad de las principales compañías de alimentos que nos quieren convencer de comer alimentos de mala calidad? Aparentemente el congreso de Estados Unidos no lo cree así.

Considere esto: las compañías más grandes de alimentos también son compañías de tabaco. Dos ejemplos son RJR Nabisco y el Altria Group (que es dueño de Philip Morris y de Kraft Foods). (En 1999 RJR Nabisco se dividió para evitar saboteos por el tabaco, que también afectaban las ventas de alimentos.) Uno se pregunta si a toda la población norteamericana y al gobierno les tomará el mismo tiempo darse cuenta de que los alimentos que estas compañías nos venden están destruyendo nuestra salud, que el tiempo que nos tomó a nosotros darnos cuenta de que los cigarrillos que nos vendían nos estaban matando. Es una extraña coincidencia que la obesidad esté a punto de sobrepasar al cigarrillo como la causa principal de mortandad en este país cuando son las mismas compañías las que nos llenan de los productos que causaron los problemas. ¡Las compañías de tabaco y de comida chatarra son las mismas compañías!

Los orígenes de nuestra dieta: los alimentos reales encajan con nuestros genes, la comida falsa no

Loren Cordain, Ph.D., del Departamento de Fisiología de la Salud y el ejercicio de la Universidad del estado de Colorado, en un artículo notable, *Orígenes y evolución de la dieta occidental: implicaciones de salud para el siglo 21*[5] muestra cómo nos hemos alejado de la dieta con la que evolucionamos y a la que se adaptan bien nuestros genes. Está dieta ha cambiado muchísimo en los diez mil años desde la revolución agrícola, pero nuestros genes han cambiado poco.

Nuestra dieta original tenía siete características, de las que ninguna se aplica a nuestra dieta moderna:

1. Una carga glicémica baja (o baja en azúcar y carbohidratos refinados).
2. Más grasas omega-3 de alimentos silvestres como el pescado, los animales salvajes y las plantas silvestres.
3. Un equilibrio de proteína, grasa y carbohidratos que se absorben lentamente
4. Abundancia de vitaminas y minerales.
5. Muchos alimentos alcalinos (plantas) que previenen que la sangre se vuelva muy ácida.
6. Un nivel bajo de sodio (sal).
7. Un alto contenido de fibra.

Todo lo que promueve nuestra dieta impulsada por la industria en el siglo XXI es contra los genes y no solamente promueve la obesidad sino todas las enfermedades relacionadas con la edad o crónicas que nos afligen. Sería bueno que volviéramos a conocer la dieta a la que se adapta mejor nuestro cuerpo, para que podamos vivir en armonía con nuestros genes. La dieta de los cazadores y recolectores es la dieta que hace prosperar el cuerpo, no la dieta de alimentos conseguidos por la ventanilla del automóvil o los estantes de dulces de la tienda local.

Obviamente, no se trata de que usted salga a buscar raíces y bayas o que salga a cazar para comer. Pero hay maneras prácticas de cambiar su dieta para satisfacer sus necesidades genéticas. Elija alimentos enteros, reales, sin procesar, tales como abundancia de verduras y frutas, fríjoles, nueces y granos enteros; consuma pescado silvestre pequeño como el salmón silvestre, las sardinas, y los arenques; no le ponga sal a los alimentos; evite los alimentos falsos, particularmente los que contienen jarabe de maíz con alta fructosa o grasas hidrogenadas. Esto lo acercará lo más posible a nuestra dieta silvestre.

Azúcares y grasa tóxicos

Los alimentos que comemos ahora están alterados químicamente para que duren en los estantes y aumenten el consumo y no la buena salud. Hay dos ingredientes importantes en la mayoría de la comida preparada: maíz y soya. Son vegetales, ¿así que, qué de malo podrían tener? El problema es que en el laboratorio los transforman en alimentos tóxicos, desconocidos por la biología humana, cuando los convierten en superazúcares y supergrasas conocidos como *jarabe de maíz con alta fructosa* y *aceite de soya hidrogenado*. Lea las etiquetas de los alimentos en su despensa, sin duda encontrará a los culpables en la lista de ingredientes.

Estos dos químicos hechos por el hombre son responsables de los peligros de casi todas las comidas rápidas y procesadas en nuestro país. Se asocian con las "calorías vacías", calorías que no contienen vitaminas, nutrientes, minerales, antioxidantes, fito-nutrientes, fibra, ni grasas esenciales. Es correcto, el jarabe de maíz con alta fructosa y el aceite hidrogenado no tienen ningún valor nutricional y se encuentran en casi todos los alimentos procesados o empacados que consumimos por estos días.

Las grasas trans son inertes. Nunca se vuelven rancias como la mantequilla o el aceite vegetal normal. Las galletas de sal o de dulce que las contienen pueden estar en el supermercado por meses, incluso años, lo que significa mayores ganancias para sus creadores, pero que son absolutamente destructivos para la salud. ¿Se comería usted una manzana de su despensa que haya estado ahí por tanto tiempo y no se haya dañado? ¡Imagínese ahora lo que esas sustancias tóxicas le hacen a su organismo!

Los azúcares y las grasas tóxicas son muy dañinas y duran para siempre. Y son particularmente malas para el metabolismo y el peso. Lo hacen subir de peso y hacen que usted coma más y se sienta con más hambre que los alimentos sin procesar.

El jarabe de maíz con alta fructosa se usa para endulzar casi todo por estos días, incluso las gaseosas. Ni siquiera estaba en nuestra dieta antes de 1970. Desde 1997, hemos aumentado el consumo de gaseosas de 23.3 a 54 galones por persona cada año. Antes de la mitad de la década de 1970, las gaseosas se endulzaban con azúcar; ahora se endulzan con jarabe de maíz con alta fructosa.

El aceite hidrogenado se usa para preservar todo desde las galletas de sal y de dulce hasta los aderezos para ensalada. Está en casi todos los paquetes de alimentos que usted compra en el supermercado, porque es el agente primordial que permite que los alimentos sean almacenados. Es un peligro universal e increíblemente riesgoso para la salud. Estas grasas trans se unen a un sitio en las células que bloquea el metabolismo, hace que la grasa se queme más lentamente, aumenta el colesterol y llevan a la resistencia a la insulina o al mal equilibrio del azúcar en la sangre. Esto no solamente conduce al aumento de peso sino también a otras enfermedades serias.

Estos asuntos parecen no importarle a la industria de alimentos. Continúan utilizando estos productos mortales en cada paquete de alimentos que crean a pesar de la evidencia específica que nos dice que son letales.

Armas de expansión masiva: la guerra a los alimentos integrales y por qué la pirámide de alimentos nos está matando

---

¿Cómo pueden los norteamericanos encontrar alimentos que los nutran, promuevan una salud óptima y apoyen el perfecto funcionamiento del metabolismo en esta vasta tierra baldía nutricional? Estamos enfrentados a "armas de expansión masiva" y estamos perdiendo la batalla.

La infortunada verdad es que la política gubernamental está ligada estrechamente a la industria. La pirámide de alimentos de 1992, tan mal concebida, desarrollada por el USDA, la misma organización que debe promover y apoyar la agricultura, estaba basada sobre principios científicos frágiles e intereses comerciales.

Los científicos que la desarrollaron estaban afiliados a la industria de alimentos, en lugar de investigadores universitarios o médicos independientes, que hubieran tenido un punto de vista más objetivo. Esta pirámide alimenticia se convirtió en la base del programa escolar de almuerzos, los programas de alimentación hospitalaria, los menús de las guarderías y todas las instituciones federales que ofrecen alimentos. Nuestro gobierno nos dijo que comiéramos una dieta que le servía al negocio, no a la salud, una dieta que nos enferma.

Después lanzaron un conjunto de guías alimenticias en 2005, pero sólo hubo una ligera mejoría. Antes que educarnos sobre los peligros de los carbohidratos refinados y azúcares, nos aconsejan tímidamente: "elija bien los carbohidratos". La nueva pirámide de alimentos está algo mejor, pero sigue controlada por la influencia de la industria.

En el nuevo sitio web www.mypyramid.gov, ingresé mi información personal. Me dijeron que tomara tres vasos de leche al día. Concedo que esto es mejor que recomendar tres gaseosas al día, pero la leche contiene grasa saturada y crea acidez; además para el 75% de la población mundial, el consumo de lácteos conduce a problemas digestivos como el síndrome del colón irritable. ¿Entonces, por qué el estándar del gobierno para prescribir guías alimenticias a la gente me recomendó que tomara tres vasos de leche al día? No tiene ningún sentido.

El Dr. Walter Willett, en su libro *Eat, Drink, and Be Healthy*, que está basado sobre más de 20 años de investigación nutricional en la Escuela de Salud Pública de Harvard, está en desacuerdo con la pirámide y la voltea patas arriba; coloca las grasas buenas en la base y nos alienta a comer más que todo verduras, frutas, granos enteros, legumbres, nueces, pescado, huevos, pollo magro y sólo un poco de carne de res, azúcar, pan y lácteos. Pero después de que el gobierno presentara la pirámide de alimentos, redujimos el consumo de grasa y aumentamos el consumo de pan, arroz, pasta y cereales, y duplicamos las tasas de obesidad.

Entonces, ¿qué puedo hacer yo?

La política de alimentos del gobierno necesita cambiar. El Dr. Marion Nestle, profesor y antiguo director del Departamento de Nutrición, Estudios alimentarios y Salud Pública de New York University, resume los cambio necesarios en nuestra política de alimentación y nutrición: "Las políticas de alimentos existentes

pueden desviarse para mejorar el ambiente de la elección de alimentos a través de pequeños impuestos sobre la comida chatarra
y gaseosas (para conseguir fondos para campañas anti-obesidad);
restricciones en el mercadeo de alimentos para niños, especialmente en la escuela y en la televisión: etiquetas de calorías en las
comidas rápidas; y cambios en los subsidios agrícolas para promover el consumo de frutas y verduras. Las políticas de obesidad
exigen que revisemos las leyes de contribución a las campañas y
aboguemos por una agencia gubernamental, independiente o de
la industria, con responsabilidad clara en los asuntos que tengan
que ver con alimentos, nutrición y salud".

Estos cambios mejorarían sustancialmente el paisaje de los
alimentos en este país pero todavía están lejos. Usted necesita
maneras de cambiar lo que come ahora; para empezar a bajar de
peso y sentirse bien hoy.

Resumen

*   La industria de alimentos en este país gasta enormes sumas
    de recursos para crear alimentos que no son saludables y
    para promover el consumo de estos alimentos.

*   Por lo general, ni las políticas de gobierno ni la industria de
    alimentos apoyan los buenos consejos sobre nutrición.

*   La razón por la que las políticas gubernamentales no acon-
    sejen bien al público es que están estrechamente vinculadas
    a la industria de alimentos.

*   La pirámide de alimentos del gobierno que nos aconseja
    comer de seis a ocho porciones diarias de pan, arroz y cereal
    ha contribuido de manera significativa a la obesidad.

*   Una mala dieta es la segunda causa de muerte en Estados
    Unidos y pronto pasará a los cigarrillos como la principal
    causa de mortandad en este país.

*   Usted debe voltear la pirámide de alimentos de modo que
    las grasas sanas (grasas omega-3 del pescado y semillas de
    linaza y grasas monosaturadas del aceite de oliva) queden
    en la base y debe comer muchas verduras, frutas, granos

enteros, legumbres, nueces, pescado, huevos y aves sin grasa y sólo un poco de carne de res, azúcar, carbohidratos refinados y productos lácteos.

* La mejor manera de evitar riesgos de salud asociados con el consumo de alimentos falsos que dañan la salud es concentrarse en una dieta basada sobre alimentos reales, enteros, sin procesar.

Parte II

Las siete claves para la nueva ciencia de la pérdida de peso

El manual de instrucciones del cuerpo

Conocer verdaderamente es conocer las causas.

—Frances Bacon

Las siete claves para bajar de peso

Hay siete claves para bajar de peso y todas operan juntas para abrir la puerta de la vitalidad, la buena salud y la pérdida de peso permanente.

Ninguna requiere tomar medicamentos.

1. **La primera clave** es controlar el apetito y el metabolismo por medio de la comprensión sobre cómo se comunican entre sí las células del cerebro, el intestino y las células grasas a través de las hormonas y los químicos mensajeros del cerebro llamados neuropéptidos para manejar el comportamiento al comer.

2. **La segunda clave** es entender cómo el estrés engorda y cómo sobreponerse a sus efectos.

3. **La tercera clave** es controlar la inflamación, una fuerza oculta detrás del aumento de peso y la enfermedad.

4. **La cuarta clave** es prevenir el "óxido" celular, que interfiere con el metabolismo y causa la inflamación.

5. **La quinta clave** es aprender cómo activar el motor metabólico para que convierta de manera más eficiente las calorías en energía.

6. **La sexta clave** es asegurarse de que su tiroides, la hormona maestra del metabolismo, esté en perfectas condiciones.

7. **La séptima clave** es desintoxicar el hígado para que metabolice correctamente los azúcares y grasas y elimine toxinas y peso tóxico.

Para mantener una pérdida de peso sostenible por un largo plazo que no dependa de la privación o el castigo sino que esté basada sobre la nutrición y el cuidado del cuerpo, es crítico entender estas siete claves. Los que saben de dietas pueden hacer énfasis en cualquiera de esos elementos, pero nunca antes estos siete factores se habían integrado en un programa completo.

Esta es la primera perspectiva total, médica y clínica, que delinea y ofrece un programa que enfoca todos los aspectos más importantes del metabolismo y la pérdida de peso. Algunos de estos conceptos, como la inflamación o el estrés oxidante, nunca antes habían sido identificados como claves de la pérdida de peso. El UltraMetabolismo ofrece una visión completa sobre cómo lograr y mantener un peso saludable.

La manera como vivimos y las elecciones inconscientes que hacemos todos los días, sabotean nuestras intenciones. Armados con la última información científica, podemos recuperar nuestra salud y encontrar el buen estado físico que tenemos oculto. Trabajaremos con nuestros cuerpos y no en contra de ellos y podremos dejar de actuar de una manera que desencadena una inundación molecular que nos lleva por el camino resbaloso del comportamiento de sobrevivencia diseñado para que almacenemos grasa. Esa es la promesa del UltraMetabolismo.

Capítulo 8

Crear el UltraMetabolismo en el cuerpo:

Una panorámica de las siete claves

Afinar todas las claves para crear el UltraMetabolismo

*L*auren llegó a mi consultorio quejándose de fatiga, aumento de peso, y problemas digestivos crónicos. Tenía 54 años y era una consultora casada sin hijos que viajaba 220 días cada año. Dijo que estaba muy estresada y que trabajaba demasiado. Media 1.65 m y pesaba 120 kilos y parecía una manzana, con brazos y piernas delgados y redonda en el medio. Había subido la mayor cantidad de peso después de una menopausia temprana a los 43 años.

Llevaba un estilo de vida caótico, corría todo el día a reuniones y se mantenía alerta con café y azúcar. Su desayuno típico consistía de una banana y café. Le encantaban los carbohidratos como el pan y la pasta, el arroz y las papas. Y cuando la jornada se tranquilizaba alrededor de ocho o nueve de la noche, ella se sentía muerta de hambre. Después de cenar copiosamente, sentía reflujo o acidez y tomaba un antiácido como Zantac para poder dormir sin que la comida se devolviera. Se levantaba exhausta cada mañana y con frecuencia se dormía en los aviones y en frente de la televisión.

Mientras Lauren estuvo en Canyon Ranch, encontré que tenía algunos problemas significativos sin diagnosticar que daban cuenta del aumento de peso, la fatiga y los problemas digestivos. Identifiqué una infección bacteriana en el estómago: Helicobacter pylori, *que causa acidez, reflujo gástrico, e inclusive inflamación general. La inflamación es una de las claves del UltraMetabolismo. A menudo es un factor inexplicado del aumento de peso o de la imposibilidad de bajar de peso. De hecho, el nivel de su inflamación, medido por un test especial de sangre llamado proteína C-reactiva, era muy alto: 5.3 miligramos por decilitro (lo normal es menos de 1).*

Tenía muy bajo el colesterol "bueno" (HDL) y la relación entre el HDL y el colesterol total, que normalmente debía ser menos de 3, era 8.35. Tenía una grave resistencia a la insulina, una condición creada por altos niveles de carbohidratos refinados en su dieta, lo que hacía que produjera cantidades enormes de insulina, lo que la hacía sentir con más hambre de carbohidratos almidonados. También había desarrollado un hígado graso, común en las personas con problemas de azúcar en la sangre, lo que significaba que había aumentado más aun de peso tóxico porque no podía desintoxicarse adecuadamente. La inhabilidad de desintoxicarse, o inhabilidad para deshacerse de las toxinas propias o del ambiente, es otra de las claves que llevan al aumento de peso. Su metabolismo, examinado mientras hacía ejercicio, era 40 por ciento más lento de lo que debería ser; en otras palabras, quemaba 40 por ciento menos de calorías que lo que debería quemar mientras hacía ejercicio.

Le receté un plan de alimentación que le cambió el metabolismo y dejó de almacenar grasa para comenzar a quemarla. Empezó el programa del UltraMetabolismo: comía proteína al desayuno, eliminó la "amenaza blanca" (azúcar blanco, harina blanca y carbohidratos refinados) para reducir sus altibajos de azúcar en la sangre, comía más grasas omega-3 de pescado silvestre y semillas de linaza y hacía ejercicio moderado en las mañanas. Tratamos la infección del estómago con antibióticos y le dimos multivitaminas, aceite de pescado y ácido lipoico (un nutriente especial que mejora el metabolismo) para ayudar a equilibrar el azúcar en la sangre y también una hierba, cardo lechero, para curarle el hígado graso.

Lauren volvió tres meses después, con 25 kilos menos, tres tallas menos arriba y una talla menos abajo. Los niveles de azúcar en la sangre e insulina habían mejorado sustancialmente. El colesterol total le bajó como una piedra y el colesterol bueno había aumentado. Los exámenes para el hígado y la inflamación eran normales. Ahora se levanta llena de energía y no tiene acidez. Lauren ha recuperado su vida.

Dar a los genes las instrucciones correctas

La historia de Lauren es común. En los últimos 20 años, he visto muchos pacientes como Lauren, gente que llega a mi consultorio después de haber tratado todo para bajar de peso. No sabían que la gran parte de lo que estaban haciendo estaba tan impregnado de la mitología que rodea la salud y la pérdida de peso en esta cultura, que no tenían oportunidad de cambiar sus vidas porque usaban métodos desactualizados y científicamente infundados. Asumen la receta del UltraMetabolismo, bajan de peso, están mucho más saludables y se sienten mejor con sus vidas.

Por primera vez, el cuerpo envía a los genes los mensajes correctos, la información correcta y las instrucciones correctas. ¿Cómo saber qué instrucciones darle a su cuerpo?

¿Un manual de instrucciones del cuerpo?

¿No le hubiera gustado haber nacido con un pequeño libro de instrucciones amarrado a la pierna? ¿No hubiera sido maravilloso que tuviera todas las instrucciones de lo que usted debe comer, cuánto ejercicio necesita, si requiere más grasa o más proteína, cuándo no hay que comer nada de azúcar, o por qué usted puede necesitar el doble de vitamina C que su vecino?

La ciencia médica avanza muy rápido, particularmente en esta era de la genómica y pronto podrá responder a casi todas estas preguntas. Con el avance científico, podremos recetar dietas, estilos de vida, medicamentos y nutrientes que puedan ayudarle a maximizar su potencial genético y minimizar el riesgo de enfermedad u obesidad.

Esta sección explorará algunas de las nuevas concepciones médicas que se aplican a la regulación del peso y a la obesidad. Estas son las siete claves que se necesitan para abrir la puerta de la ciencia nueva de pérdida de peso. Cada una de ellas es importante y todas interactúan; sin embargo, en algunos individuos, predomina uno o más de estos principios.

Entenderlos lo hará lograr el manejo no sólo del peso sino de la salud a largo plazo y el bienestar. Son las claves para mejorar las enfermedades, estar libre de los síntomas crónicos y crear una salud óptima. No solamente perderá peso sin esfuerzo y creará un metabolismo sano, sino que interferirá con las causas subyacentes de la enfermedad crónica. La consecuencia de estos cambios será una nueva sensación de vida y energía.

Abramos la puerta para entender por qué no es su culpa si tiene sobrepeso o está gordo. Los menús y recetas de la Parte III están diseñados por nutricionistas y chefs para que sean prácticos, fáciles de hacer y deliciosos. Tendrá la oportunidad de descubrir alimentos nuevos y disfrutar de los ya conocidos en nuevas formas que tienen muchas propiedades curativas.

Todos necesitan descubrir su manual de instrucciones. La mejor manera es utilizar los cuestionarios y pasos de la Parte II para ayudarlo a personalizar el UltraMetabolismo.

Encuentre su propia clave

Entender todas las siete claves es necesario para entender su metabolismo. Son esenciales para ayudarle a crear el UltraMetabolismo. A veces, usted se preguntará cómo puede hacerse práctica esta ciencia tan compleja. Pero esa es la maravilla del cuerpo.

Hacer cambios sutiles en su estilo de vida, la composición de sus comidas, hacer ejercicio moderado, tomar suplementos que apoyen el metabolismo, tomar saunas y utilizar el manejo del estrés pueden tener un efecto poderoso y asombroso sobre el peso y la salud general con muy poco esfuerzo.

Estos principios evitarán el balancín de subir y bajar de peso a causa de un metabolismo desequilibrado. Cuando usted está en equilibrio, el cuerpo se cuida a sí mismo.

Las secciones al principio de cada clave lo guiarán a través de los cuestionarios y exámenes para profundizar más en las áreas específicas que puedan ser más problemáticas para usted como individuo. Después de valorar su situación particular, usted puede seguir las sugerencias para corregir estos problemas o puede buscar ayuda profesional.

Puede que tenga una razón hormonal o médica para tener sobrepeso y todas las dietas y el ejercicio del mundo no lo van a ayudar hasta que encuentre la causa verdadera. Puede tener un problema de tiroides sin diagnosticar, o puede tener un desequilibrio hormonal común en las mujeres que causa aumento de peso, vello facial, periodos irregulares e infertilidad llamado síndrome de ovarios policísticos (SOP).

Hay que evaluar, diagnosticar y tratar estos problemas para que el metabolismo funcione bien otra vez. Las preguntas y sugerencias que se ofrecen al final de cada clave le enseñarán a equilibrar su metabolismo. En los apéndices del libro se incluye la información sobre exámenes médicos en caso de que usted necesite explorar más.

Nota importante sobre los cuestionarios de las siete claves

Durante cada consulta de un paciente, reviso una extensa lista de preguntas que me ayuda a identificar las áreas clave de desequilibrio o problemas metabólicos. He creado estos cuestionarios que le ayudarán a identificar dónde tiene usted un problema. Esto es crítico para personalizar el UltraMetabolismo y las recomendaciones de dieta, estilo de vida, suplementos y exámenes. Por favor, refiérase a la guía general de interpretación, que se aplica a los cuestionarios en cada una de las claves del UltraMetabolismo.

Interpretación

Interprete su puntaje y vea qué hacer

Bajo: 0 a 3

* Siga la receta del UltraMetabolismo básica.

Moderado: 4 a 6

* Siga los pasos en cada capítulo para sobreponerse a problemas metabólicos asociados con esa clave y optimice la receta del UltraMetabolismo según sus necesidades.

Alto: 7 y más

* Siga la receta del UltraMetabolismo: personalice las recomendaciones específicas de cada capítulo. Si su puntaje es alto, (7 y más), le ayudaría hacerse los exámenes adicionales que se anotan en cada paso. Además de hacerse más exámenes, le recomiendo fuertemente que consiga ayuda médica.

Cómo utilizar las sugerencias de cada clave

La receta del UltraMetabolismo es la base para obtener las instrucciones correctas para sus genes. Sin embargo, no todas son las mismas y mucha gente tiene problemas sin diagnosticar. Tales problemas se identifican en cada clave. Los cuestionarios y los pasos en cada clave le ayudarán a personalizar el programa y sobreponerse a los problemas.

Si usted encuentra que tiene más problemas en una clave que en otra (y para cada clave el puntaje puede ser bajo, moderado, o alto), se pueden combinar las sugerencias de diferentes capítulos. El cuerpo es un sistema unificado y hay sugerencias similares en varios capítulos: comer alimentos enteros, hacer ejercicio, descansar y tomar suplementos similares. Estas son buenas noticias. El cuerpo está diseñado parar que todos los sistemas funcionen cuando se les da el apoyo de salud específico: la alimentación correcta, el movimiento, los nutrientes y demás.

Por lo tanto será más fácil de lo que piensa combinar los enfoques de los problemas identificados en capítulos diferentes porque muchas de las recomendaciones son las mismas: no tendrá que comer el doble de alimentos integrales, ni descansar el doble, ni tomar doble dosis de suplementos y hierbas.

Utilice los capítulos de la Parte II como una guía de recursos, un modo de navegar entre las dificultades. Del mejor modo posible, le he dado la experiencia de mis años de práctica en que he ayudado a la gente con problemas difíciles de resolver.

Un mensaje sobre alimentos especiales, hierbas y suplementos

Puede comer con seguridad los alimentos recomendados en cada una de las claves y puede añadir algunas hierbas extra o suplementos (además de los suplementos básicos recomendados en la Parte III). Entre más alto sea su puntaje en una clave, más se va a beneficiar de tomar hierbas y suplementos adicionales recomendados para ese problema. Experimente. Explore. Considere trabajar con un nutricionista experimentado o un médico que lo pueda guiar más allá.

En el Capítulo 16 ofrezco los principios básicos de una manera sana de comer para toda la vida. Es un conjunto de directrices sobre los alimentos que hay que incluir, evitar o limitar para crear un metabolismo sano, salud de por vida y bienestar. Es la hoja de ruta para la alimentación saludable.

Hacer exámenes adicionales y buscar ayuda profesional

Finalmente, tenga en cuenta que en algunos casos los problemas que usted enfrente pueden requerir exámenes adicionales. También es posible que necesite de ayuda profesional. Si su puntaje es alto en cualquiera de los cuestionarios de la Parte II, verá que esto es lo que le recomiendo.

Esto no significa necesariamente que usted tenga una emergencia de salud. Pero significa que debería ver a un doctor para que le haga los exámenes para las condiciones que describo en el libro y le ayude a implementar el programa.

La razón por la cual mucha gente continúa luchando con el peso es que las recomendaciones no se han personalizado. No hay dieta perfecta, ni suplemento, ni píldora, ni programa de ejercicios que sirva para todo el mundo. Esta la emocionante promesa de la última investigación científica sobre los genes: la nutrigenómica.

Estamos empezando una nueva era de medicina personalizada en la cual los médicos van a poder un día tomar una gota de sangre, colocarla en un microchip y basado sobre sus genes, guiarle para elegir el mejor programa nutricional, los suplementos y el estilo de vida para usted. Todavía no hemos llegado pero después de trabajar con miles de pacientes he encontrado que con un poco de labor detectivesca al utilizar los exámenes que expongo en este libro, podemos encontrar la raíz o causa de las dificultades, sea una enfermedad crónica o el problema de bajar de peso. Los exámenes con frecuencia son una parte crítica para encontrar la respuesta a la lucha crónica con el peso.

Desafortunadamente, la mayoría de los médicos, sin culpa, no están entrenados en nutrición ni en el tratamiento de la obesidad, aunque sea la enfermedad más prevalente en nuestra sociedad (quizá por eso no fue considerada una enfermedad hasta el año 2002). La información de este libro es sobre la última investigación científica sobre pérdida de peso, así que puede que usted no encuentre fácilmente un doctor que le pueda ayudar.

Empiece con la receta del UltraMetabolismo ahora y personalice las partes que necesite, basado sobre los resultados de los cuestionarios. Después, cuando vaya a ver a un médico, le puede decir lo que ha investigado sobre su salud y su peso. Si él no está dispuesto a considerar lo que usted está diciendo, puede buscar otro doctor.

Crear su propio UltraMetabolismo

La información que sigue le ayudará a lograr el manejo no sólo de su peso sino de la salud a largo plazo y el bienestar. Estas son las claves para dominar la enfermedad y librarse de los síntomas crónicos, dolorosos y molestos que usted padece a diario como la fatiga, el dolor de cabeza, el estrés, los problemas digestivos, los dolores en las articulaciones, o la rinitis. Son las claves para crear la salud óptima.

No solamente bajará de peso sin esfuerzo y creará un metabolismo saludable, sino que llegará a las causas subyacentes de la enfermedad crónica. La consecuencia de estos cambios será una nueva sensación de energía.

El problema con nuestro enfoque actual hacia la pérdida de peso y los problemas de salud es que todos son tratados por igual y se les da una receta para bajar de peso: "coma menos y haga más ejercicio". Como usted sabe, esta no es la historia completa.

También le daremos los instrumentos para navegar en su propia historia a través de cuestionarios y sugerencias para exámenes especiales. El resultado será la creación de un UltraMetabolismo: ¡el suyo!

Resumen
---

* La Parte II resume las claves críticas que subyacen a casi todos los problemas de peso (y muchas enfermedades crónicas).

* Utilice los cuestionarios en cada capítulo y sabrá si necesita dedicarse a corregir los problemas en esa clave.

* Siga los pasos en cada capítulo de la Parte II para alimentos, suplementos, hierbas, y exámenes que le ayudarán a corregir esos problemas.

* Si necesita ayuda adicional, se ofrecen sugerencias para exámenes adicionales.

Capítulo 9

Controle su apetito:

La química cerebral y la pérdida de peso

El poder de la conexión intestino, cerebro, células grasas

*M*e invitaron a una reunión sobre la obesidad en 2004 donde estaban las más grandes inteligencias de la ciencia, la industria, el gobierno, los medios, y hasta los "gurús" de la pérdida de peso: Dean Ornish, Barry Sears, Andrew Weil, Arthur Agatston y un representante de Atkins, Inc., el Cirujano General, el secretario de salud y servicios humanos, Peter Jenning y otras personalidades, estaban presentes.

Durante tres días discutimos sobre ciencia, teoría, política y estrategia, pero nada me impresionó tanto como el trayecto en taxi desde el aeropuerto que compartí con otros dos, una abogada y relacionista pública de la industria de alimentos, el otro un doctor de pérdida de peso que una vez había llegado a pesar 180 kilos.

Claro que tuve que comentar cómo el paisaje alimenticio de la ciudad promedio norteamericana ofrecía un ambiente de alimentos tóxicos, comidas rápidas y restaurantes de comida preparada por todas partes. Incluso, si alguien quisiera, no podría encontrar un refrigerio o comida sana. Me quejé de que las gaseosas de 64 onzas y los almidones refinados que se encontraban por todos lados solamente hacían que la gente se sintiera más hambrienta y que la obesidad aumentara.

La abogada de la industria de alimentos estuvo en desacuerdo. Todo es cuestión de elección personal, dijo. Uno puede decir que no. Ella era delgada. El suave doctor ligeramente pasado de peso, con 55 años más o menos, finalmente se unió a la conversación. Contó su propia y larga lucha contra el peso.

Durante la residencia había vivido de café y azúcar para poder trabajar las largas horas de la educación médica. Se había inflado hasta *los 140 kilos. Experimentó con todas las dietas imaginables. Finalmente, recurrió al bypass gástrico cuando llegó a los 180 kilos.*

Después de la cirugía, perdió rápidamente 40 kilos pero se dio cuenta de que aunque no pudiera comer mucho de una vez, podía satisfacer sus antojos comiendo dulces de chocolate uno tras otro. Falló el bypass gástrico: él había encontrado la forma de burlarlo comiendo dulces uno por uno hasta que recuperó todos los kilos que había perdido con la operación.

Describió la sensación de hambre insaciable y deseos de comer que siempre tenía. Un día llegó fen-phen, uno de los primeros supresores farmacéuticos de apetito. Lo ensayó. De repente, dijo, fue como si un interruptor se hubiera apagado en su cerebro. Ya no sentía hambre. En ese momento entendió que su deseo de comer era hormonal o químico en su origen.

Pero como pudo darse cuenta, los medicamentos no son una solución para bajar de peso. Cuando se hicieron públicos los perjuicios del fen-phen (se demostró que causaba enfermedad coronaria), dejó de tomarlo, pero aprendió a usar los alimentos como su medicamento y no como un veneno. Pudo controlar el apetito, bajó de peso y se mantuvo así sin los medicamentos y controlando su apetito a través del uso cuidadoso de los tiempos y la preparación de las comidas. Aunque nunca lo traté como paciente, es uno de los ejemplos más notables del poder de la conexión intestino-cerebro-células grasas. Si las señales son las equivocadas sobrevendrá algo muy malo. Si son las correctas sobrevendrá la buena salud y la pérdida de peso.

Apetitos descontrolados

¿Se ha preguntado cómo el cuerpo controla el peso? ¿Cómo sabe el cuerpo cuándo comer y cuándo dejar de comer? ¿Qué pasa dentro del cuerpo cuando le dice que usted tiene hambre o está lleno?

La respuesta a cada una de estas preguntas es el sistema de control del apetito: un conjunto complejo de interacciones químicas entre el cerebro, el sistema nervioso, las hormonas metabólicas, células grasas especiales y el sistema inmunológico. Yo lo llamo la conexión intestino-cerebro-células grasas.

Estas interacciones químicas le dicen si usted necesita o no alimento y lo hacen comer. Cuando funcionan adecuadamente son una máquina elegante que avisa cuándo se necesita energía y pide el consumo de calorías para obtener esa energía. Pero cuando se descomponen (y hay muchas maneras de descomponerse hoy en día), hacen que usted coma cuando no lo necesita, lo que no solamente lleva al aumento de peso sino que fomenta casi todos los problemas de salud que enfrentamos.

El control del apetito está tan fuertemente regulado como los latidos del corazón o la respiración. Imagínese los efectos de comer solamente 100 calorías extra por día durante un año. Cada 3.500 calorías equivale a medio kilo de grasa. En el curso de un año una persona promedio come 900.000 calorías. Si usted se excede en sólo 2 por ciento, ó 18.000 calorías, habrá subido dos kilos y medio al final del año. El norteamericano promedio sube 10 kilos entre los 25 y 55 años. Esto se debe a un exceso de sólo 0.3 por ciento de calorías a lo largo de 30 años. Esta diferencia increíblemente pequeña conduce a un aumento considerable de peso a lo largo del tiempo.

Una de las razones más importantes por las que el americano promedio sube de peso es que tiene desequilibrado el sistema de control del apetito. Las interacciones químicas entre los sistemas del cuerpo que le dicen cuándo tiene hambre están perturbadas. Este capítulo trata sobre volver a establecer el equilibrio y después afinar el funcionamiento del sistema de control del apetito y sobre lo que usted puede hacer para repararlo y optimizarlo. Hacer esto es el primer paso para crear el UltraMetabolismo en su cuerpo.

Pero antes de investigar más el apetito, responda el siguiente cuestionario para ver si actualmente usted tiene problemas con la cantidad que come. En el resto de este capítulo aprenderá cómo funciona el sistema de control del apetito y una forma de empezar a afinarlo para obtener el UltraMetabolismo.

¿Cómo está su comunicación intestino-cerebro-células grasas?

Anote un punto cada vez que conteste "sí" a las preguntas siguientes. Vea la página 85 para saber cómo interpretar su puntaje.

	sí
¿He subido de peso alrededor del estómago?	☐
¿Me encantan los azúcares o carbohidratos?	☐
¿Me siento cansado después de una comida?	☐
¿Consumo menos de cinco porciones de frutas y vegetales por día?	☐
¿Consumo menos de 30 gramos de fibra por día (el norteamericano promedio consume 8 gramos aproximadamente) de fríjoles, nueces, semillas, verduras, y frutas?	☐
¿Me salto el desayuno?	☐
¿Consumo alimentos en las tres horas anteriores a acostarme?	☐
¿Duermo menos de ocho horas cada noche?	☐
¿Consumo casi siempre los carbohidratos solos en lugar de combinarlos con grasa y proteína en cada comida?	☐
¿Consumo jarabe de maíz con alta fructosa (que se encuentra en casi todas las comidas y bebidas procesadas)?	☐
¿Como menos de tres veces al día?	☐
¿Me siento estresado por lo general?	☐

Las cuatro partes del sistema de control del apetito: entender la biología de su apetito

---

El sistema de control del apetito tiene cuatro partes básicas que son:

1. **Las conexiones del sistema nervioso:** el sistema nervioso autónomo (automático) que conecta el cerebro, el intestino y las células grasas*.

2. **Las hormonas del control de peso:** hormonas metabólicas, que incluyen las hormonas y moléculas hechas por las células grasas.

3. **Mensajeros del comando central:** mensajeros químicos del cerebro llamados neuropéptidos**.

4. **Moléculas de inflamación:** moléculas mensajeras del sistema inmunológico llamadas citoquinas, producidas en las células grasas (y en los glóbulos blancos y células hepáticas), con efectos de amplio rango.

Estos componentes funcionan juntos para comunicarse con todos los órganos y tejidos responsables del manejo del peso y para mantenerlo a usted vivo. Las señales fluyen entre el estómago, los intestinos, el hígado, el páncreas, las células grasas, el sistema endocrino (hormonal), el cerebro y el sistema nervioso autónomo. Una buena comunicación es igual a un metabolismo sano.

La danza de las moléculas entre estos órganos y tejidos es lo que hace que usted coma o deje de comer, y en consecuencia,

---

* El sistema nervioso autónomo controla todas las funciones automáticas de la supervivencia, como los latidos del corazón, la respiración, el control de la temperatura, el metabolismo y el apetito. Tiene dos componentes principales. El primero, o simpático, se activa bajo circunstancias estresantes y le hace subir de peso. La parte parasimpática lo relaja y lo calma y hace que usted baje de peso. Como veremos, el sistema nervioso juega un papel muy importante en la pérdida de peso.

** Cada día se descubren nuevas moléculas mensajeras. Todas se hablan entre sí para controlar el apetito. Lo importante es entender que cuando están en equilibrio el peso se mantiene equilibrado y cuando están desequilibradas usted subirá de peso. La receta del UltraMetabolismo está diseñada para que las moléculas mensajeras estén equilibradas. He aquí una lista de las moléculas más importantes para el control del apetito: las que hacen el páncreas y las células grasas son leptina, insulina, adiponectina, visfatina, y resistin; las que hace el cerebro son NPY, melanocortina, y CART (trascripción de control de cocaína y anfetamina); las moléculas mensajeras hechas en el estómago incluyen la hormona Grehlin, PYY, productos de proglucagón, y CCK.

lo que hace que usted suba o baje de peso. Incluso los más pequeños desarreglos en este sistema pueden llevar a cambios del peso. El sistema fue diseñado en tiempos de escasez de recursos alimenticios y es muy eficiente en hacer que usted coma más y no es eficiente en hacer que usted deje de comer. Como vio en el ejemplo anterior, solamente consumir 100 calorías extra por día lo llevará a un aumento de dos kilos y medio al año.

¿Entonces por qué no contar calorías? Esto sería sensato si solamente la cantidad de lo que comemos afectara el peso. ¿Pero usted cree que puede contar calorías con precisión? Los estudios de los mejores nutricionistas han demostrado que ni siquiera ellos pueden calcular con precisión el número de calorías que consumen por día. ¿Cómo podemos nosotros contar bien las calorías si ni los expertos pueden? Y aunque pudiera contar las calorías con precisión, eso no arreglaría el problema. Como ya hemos discutido, el hambre no se controla con fuerza de voluntad únicamente. Cuando el cuerpo dice que hay que comer, usted comerá eventualmente sin importar la fuerza de voluntad.

La clave para controlar el apetito es aprender a crear armonía entre todas las partes del metabolismo que componen el sistema de control del apetito.

La música de las moléculas que controlan el peso: crear armonía

La moléculas que se comunican con el sistema nervioso controlan el apetito, el insumo de alimentos y cómo metabolizamos los alimentos. Cada día aprendemos más sobre cómo se comunican estas moléculas. Tienen muchos nombres, vienen en formas diferentes y de lugares diferentes del cuerpo y hay unas pocas hormonas maestras del metabolismo, pero no importa si son grandes o pequeñas, todas funcionan juntas para crear la red intrincada que es el metabolismo. Estas moléculas están por todo el cuerpo y las producen muchos sistemas diferentes, pero los centros principales de actividad son el cerebro, el intestino y las células grasas. Las moléculas producidas por estas células son *hormonas, neurotransmisores* y *citoquinas*.

Las hormonas son las moléculas mensajeras del sistema endocrino, ¡incluidas las células grasas! Los neurotransmisores son las moléculas mensajeras del sistema nervioso y las citoquinas son las moléculas mensajeras del sistema inmunológico, ¡incluidas también las células grasas! Hay otros sistemas en el cuerpo que tienen la habilidad de producir estas moléculas mensajeras también. Pero estos son los principales sitios de dónde provienen.

Estas moléculas constituyen en realidad un sistema muy afinado y armonioso que determina su salud y su metabolismo. La ciencia ha comenzado apenas a descubrir la historia que identifica cuáles de estas moléculas lo hacen sentir lleno, cuáles lo hacen sentir hambriento, de dónde viene, qué hace que suban o bajen, y cómo todo esto controla su comportamiento al comer. Pero ya sabemos algunas cosas con seguridad.

Cuando el estómago está vacío segrega hormonas que les dicen al cuerpo y al cerebro que usted tiene hambre. El cerebro prepara el estómago para recibir algo bueno. Sólo con pensar en comida se empieza a segregar insulina.

Cuando usted come, el alimento entra al intestino y segrega más hormonas, para preparar la digestión. A medida que el alimento entra al torrente sanguíneo más mensajes coordinan el metabolismo y le dicen al páncreas que produzca insulina.

Las células grasas, a su vez, envían mensajes al cerebro para dejar de comer, junto con señales del estómago que indican que usted está lleno. El hígado procesa la grasa y el azúcar y ayuda a coordinar que usted almacene o queme las calorías.

Este proceso ocurre de manera invisible sin la menor conciencia de parte suya. Cuando el proceso de comunicación se desequilibra, se arma el caos en el sistema. Se siente hambriento después de haber comido, almacena grasa cuando debería quemarla, el cuerpo pasa por alto las señales de control del apetito y el metabolismo y el resultado es aumento de peso y enfermedad.

Usted puede influenciar las complejas melodías de su sistema hormonal si sigue estos seis pasos:

* **Paso 1**: Prepare comidas perfectas.
* **Paso 2**: Coma temprano y a menudo.

*   **Paso 3**: Disfrute de los alimentos que controlan el apetito y evite los alimentos que lo descontrolan.

*   **Paso 4**: Utilice hierbas para optimizar el equilibrio hormonal.

*   **Paso 5**: Utilice suplementos para controlar el apetito y equilibre la comunicación intestino-cerebro-células grasas.

*   **Paso 6**: Piense en hacerse exámenes para encontrar las causas de un apetito descontrolado.

Si usted tiene problemas con esta clave del UltraMetabolismo y el apetito lo controla a usted, puede voltear la situación y empezar a controlar el apetito siguiendo estos pasos. Al hacerlo, personalizará la receta del UltraMetabolismo según sus propias necesidades y permitirá activar los genes que lo hacen bajar de peso y desactivar aquellos que lo han estado haciendo subir de peso. Si su puntaje es alto en el cuestionario de este capítulo, procure hacerse los exámenes que se mencionan en el paso 6 y busque ayuda médica profesional. Miremos cómo puede hacer este proceso de seis pasos.

Paso 1: Prepare comidas perfectas

Lo que usted come es importante. De verdad, aquel dicho de: "somos lo que comemos" es completamente cierto. El problema es que mucha gente tiene concepciones erradas sobre la clase y la cantidad de calorías que debe consumir.

Hemos estado convencidos de que deberíamos comer una dieta baja en grasa, baja en carbohidratos, baja en calorías y ninguna de estas cosas es verdad. Lo que es importante es la clase de grasas, carbohidratos y calorías que consumimos. Claro que la cantidad tiene que ver, pero si el metabolismo está en orden, el cuerpo regulará naturalmente la cantidad de calorías que usted consume, así que puede dejar de preocuparse por contar calorías.

Necesita concentrarse en las clases de alimentos que consume y la forma como balancea las diferentes clases de alimentos. La receta del UltraMetabolismo ofrece un plan de comidas completas que incorpora toda la información de este capítulo. Pero entender estos principios le va a ayudar a digerir usted mismo esta información para que la alimentación del UltraMetabolismo se convierta en una parte natural de su vida. Empecemos por mirar algunos de los principios para preparar comidas perfectas.

Coma alimentos reales

La cosa más importante para tener en cuenta cuando está haciendo sus menús personales es incluir en su dieta tantos alimentos reales, enteros, sin procesar, como sea posible.

No quiero parecer un disco rayado, pero quiero seguir haciendo énfasis en lo importante que es volver a las raíces históricas de la nutrición humana. En la fase preparatoria de la receta del UltraMetabolismo, le voy a enseñar cómo deshacerse de todos los alimentos falsos que usted come ahora. Hacerlo será un paso importante para desentoxicar el cuerpo y limpiar la dieta. No sólo lo volverá más saludable, sino que le ayudará a controlar el apetito y a bajar de peso.

Por ahora, empiece a poner más atención a las etiquetas de sus alimentos. Mejor aún, deje de comer alimentos con etiquetas. Recuerde: si tiene etiqueta, no lo coma.

Los siguientes son algunos ejemplos de alimentos reales:

* Fruta entera, no en lata ni en jugo.
* Verduras enteras, no en lata.
* Pescado silvestre, no de criadero.
* Granos integrales, no trigo procesado.
* Carne de res alimentada con pasto, no en establos.
* Nueces, semillas, legumbres o fríjoles, sin fritar y sin sal añadida.

Si usted empieza a hacer esto ya, sentirá que su salud mejora y que su energía cambia, controlará su apetito y empezará a bajar de peso.

Coma las grasas adecuadas

Como ya sabe por el Capítulo 3, comer la clase correcta de grasa es importante si quiere activar los genes que le ayudan a bajar de peso y desactivar los que lo ha-cen subir de peso. Eso ha sido probado en muchos estudios. Las grasas son una parte clave de la dieta que controla los genes, el peso y la inflamación.

> Si tiene etiqueta, no lo coma.

Las grasas ayudan de varias maneras. Ofrecen energía satis-factoria, absorbida lentamente que hace que usted se llene más rápido y se sienta lleno por más tiempo. No generan un rápido aumento de insulina, como los azúcares o carbohidratos refina-dos. Y, más importante, las grasas sanas en sus comidas ayudan a bajar la carga glicémica total al mezclarse con todo el resto de alimentos en el intestino y permiten que sean absorbidos más lentamente, incluso antes de llegar al torrente sanguíneo.

Una vez en la sangre, las grasas sanas, incluido el aceite de oliva, las nueces, el aceite de coco y el aceite de pescado que con-tiene las grasas omega-3, ayudan a formar membranas celulares sanas: la estructura externa de todas las células que controla las señales y mensajes que vienen de cualquier parte del cuerpo (in-cluida la insulina). Esto ayuda a las células a comunicarse mejor. Algunas grasas clave (las omega-3) entran a las células y se comu-nican con el ADN para activar los genes especiales que ayudan a quemar grasa, mejoran el control de azúcar en la sangre, corrigen la resistencia a la insulina y reducen la inflamación (que es una parte muy importante de la pérdida de peso y la salud, como veremos en el Capítulo 11).

Una de las mejores maneras para ayudar a que la gente baje de peso y vuelva a tener una salud óptima es hacerles un cambio de aceite. De hecho, en un estudio reciente de todos los tratamientos posibles para prevenir la enfermedad coronaria, in-cluidos los nuevos medicamentos, se encontró que el aceite de pescado es la prevención más efectiva[1]. Idealmente, podríamos simplemente comer más grasas omega-3, pero a menos que usted subsista con una dieta de salmón silvestre de Alaska es mejor tomar un suplemento de cápsulas de aceite de pescado purificado, libre de metal y pesticidas.

Equilibre la carga glicémica

Recordará del Capítulo 4 que los carbohidratos no son inherentemente malos. De hecho, probablemente son el alimento más importante en la dieta. Los humanos evolucionaron comiendo carbohidratos, muchos. Pero no estamos hechos para comer los carbohidratos altamente procesados que son tan dominantes en nuestra dieta de hoy. Aprender a preparar comidas perfectas significa conocer cuáles carbohidratos se deben comer y cuáles se deben evitar.

Elegir una dieta con baja carga glicémica (BG) y que sea rica en fitonutrientes es una manera importante de controlar tanto el apetito como el peso. Esto es verdad por un buen número de razones. Primero que todo los alimentos de esta categoría tienden a ser altos en fibra. Como sabe, la fibra hace lento el proceso digestivo. Esto significa que usted se sentirá lleno por más tiempo.

Además, los carbohidratos buenos con BG y un alto índice de fitonutrientes (IF) estabilizan y equilibran los niveles de insulina. Esto significa que usted no deseará carbohidratos y azúcares que no necesita. A la vez, usted tendrá menos iniciativa de comer las cantidades enormes de azúcar que la mayoría de la gente en nuestra cultura consume. Esto ayudará a curar la resistencia a la insulina y el síndrome metabólico.

Un ejemplo fascinante del poder de una dieta con baja carga glicémica para mejorar el metabolismo viene del Dr. David Ludwig[2] de Harvard, quien ha demostrado estudio tras estudio que todas las calorías no son iguales. En un estudio en *The Journal of the American Medical Association*, demostró que las dietas bajas en grasa detienen más el metabolismo que las dietas de baja carga glicémica. El estudio daba 1.500 calorías diarias a cada grupo y estaba diseñado para ocasionar una pérdida de peso del diez por ciento durante unos pocos meses. El grupo de baja grasa tenía una dieta similar a la que recomienda el Programa Nacional de Educación en Colesterol para una dieta sana para el corazón. La dieta de baja carga glicémica no era baja en carbohidratos, solamente baja en carbohidratos refinados, como el pan blanco, e incluía granos enteros. De hecho 43 por ciento de las calorías de la dieta con baja carga glicémica eran de carbohidratos.

Los resultados fueron sorprendentes. Aunque ambos grupos bajaron de peso, los del grupo de la dieta baja en grasa tenían un metabolismo más lento al final del estudio, tenían más hambre y eran más resistentes a bajar de peso. También tenían más inflamación, niveles más altos de triglicéridos, insulina y azúcar en la sangre, y presión arterial más alta. Las complejas señales que regulan nuestro peso y metabolismo, por lo tanto, están controladas por la composición de las comidas. Los alimentos que se absorben despacio (tienen una baja carga glicémica), que son altos en fibra, tales como alimentos enteros, granos, fríjoles y nueces, aunque son altos en carbohidratos, de hecho hacen que el metabolismo sea más rápido, queme más calorías y cree un balance armonioso de señales metabólicas que faciliten la pérdida de peso a largo plazo y un metabolismo saludable. Comer una dieta baja en grasa hace lento el metabolismo. Comer una dieta con baja carga glicémica aumenta el metabolismo. En esencia, cambiarse de carbohidratos con alta CG y bajo IF a carbohidratos que se convierten en azúcar más despacio y están llenos de fitonutrientes es una manera de tomar uno de los muchos círculos viciosos de los que hemos hablado en este libro y convertirlo en una espiral ascendente de pérdida de peso y vida saludable. Hay tres partes para hacer esto:

1. Coma más fibra.
2. Evite el azúcar.
3. Evite el superazúcar, el jarabe de maíz con alta fructosa.

Coma más fibra

La fibra es el secreto de una baja carga glicémica. Es como una esponja que absorbe el azúcar y lo hace quemar más lentamente en el sistema digestivo.

Comer fibra es ventajoso por muchas razones. Entre más alto sea el contenido de fibra de un alimento o de una comida total, el cuerpo tendrá que trabajar más para digerirlo. Esta es una ventaja de pérdida de peso en tres formas:

1. **Se queman más calorías**. Se queman más calorías solamente al digerir la comida (un proceso llamado termogénesis) porque el cuerpo tiene que trabajar más para digerir los alimentos. Este "trabajo" quema calorías. Esto significa que usted está quemando calorías mientras come.

2. **Usted se siente lleno durante más tiempo**. Se hace la digestión durante más tiempo, así usted se siente satisfecho durante más tiempo y en últimas come menos durante el día que si hubiera comido alimentos bajos en fibra.

3. **Se reduce el apetito**. Hacer más lenta la absorción significa hacer más lenta la tasa a la que sube y baja el azúcar en la sangre; recuerde, usted quiere un metabolismo parejo, no una rueda de Chicago. Hacer que el azúcar en la sangre no se dispare le ayuda a reducir la subida de insulina y a reducir el apetito.

La meta de aumentar la fibra en la dieta es bajar la carga glicémica.

Como todo lo demás, se debe equilibrar la fibra en la dieta. ¡No recomiendo añadir pulpa de madera como un suplemento a su dieta! Pero aumentar el insumo de fibra es una manera importante de bajar la carga glicémica y controlar el apetito. Le ayudará a crear un equilibrio metabólico que le permite al cuerpo funcionar de la manera más eficiente posible.

Coma superfibras. Pero no todas las fibras son iguales y dos merecen mención especial: la raíz de konjac y el centeno.

Konjac, *Amorphophallus konjac* K. koch, es un tubérculo o raíz asiática que está llena de una fibra viscosa soluble en agua llamada glucomanano. Se extrae de la raíz, se seca y se prepara como una gelatina de caucho y como fideos; se ha estado usando hace más de mil años en Japón. Es cinco veces más poderosa para bajar el colesterol que el psyllium, la fibra de avena, o la goma guar.

La magia de esta fibra es la viscosidad (o lo pegajosa o gruesa que es). Es como una esponja seca que se expande diez veces cuando se pone en agua. Puede que usted no quiera comerse la gelatina cauchosa a menos que le gusten las sustancias pegajosas e insaboras. Investigadores de la Universidad de Toronto han estudiado la raíz, preparada en cápsulas o polvos que pueden mezclarse con agua y tomarse antes de las comidas. Los resultados son notables. Esta fibra evita la absorción del colesterol, reduce la producción de reductasa HMG CoA, el principal regulador de colesterol en el cuerpo (las drogas que se usan para reducir el colesterol, conocidas como estatinas, también buscar reducir la reductasa HMG CoA, pero con frecuencia tienen efectos secundarios malos que la raíz de konjac no tiene) y alimenta las bacterias del intestino las cuales producen grasas especiales que reducen la producción de colesterol en el hígado.

La fibra forma un gel en el intestino que aminora la tasa de absorción de sus comidas y por ende baja la tan importante carga glicémica[3]. Utilizada en conjunto con la dieta sana presentada en este libro y con ejercicio, la fibra de konjac ayuda a reducir el azúcar en la sangre y el colesterol y facilita bajar de peso.

La otra fibra que vale la pena mencionar es el centeno[4]. En la receta del UltraMetabolismo se incluyen los granos enteros, no harina de granos enteros ni productos de granos enteros, sino granos enteros. Estos son una gran ayuda para la dieta, básicamente porque aumentan el insumo de fibra.

Me encanta el pan. Pero tengo una sencilla regla: si se puede aplastar fácilmente con la mano, no lo coma. El único modo de hacer pan blando es añadiéndole alguna clase de harina molida, y así se eleva automáticamente su carga glicémica. El verdadero pan integral es muy denso y no puede aplastarse con la mano.

Hay un pan integral de centeno hecho en Alemania que se consigue más o menos fácilmente. Los estudios han demostrado que la fibra de centeno tiene propiedades únicas que bajan el azúcar en la sangre y la insulina más que otras fibras como las de trigo. Los alimentos de centeno también tienen unos compuestos fitonutrientes llamados lignanos que son similares químicamente a las hormonas humanas. Estos compuestos se han asociado reiteradamente con bajo riesgo de cáncer y enfermedad coronaria en individuos cuyas dietas tienen altos niveles de tales fitonutrientes.

Los productos de retoños de granos también son muy buenos. Pero los granos enteros en general ayudan a controlar el azúcar en la sangre y la insulina y reducen el riesgo de la obesidad, el síndrome metabólico y la enfermedad coronaria. El factor fibra es un importante aspecto de la reducción de peso. Y la fibra es fácil de encontrar. Se encuentra en todos los alimentos vegetales enteros, sin procesar, sin refinar, como los frijoles, los granos enteros, las nueces, las semillas, la fruta y la verdura.

Evite el azúcar a toda costa

Como sabe, los carbohidratos, especialmente aquellos con alta carga glicémica, se convierten en azúcar muy rápidamente. Un gran problema de hoy es que estamos nadando en azúcar. La persona promedio come algo así como 90 kilos de azúcar por año, o media libra por persona al día. Recuerde, ese es el promedio lo que significa que hay personas que comen mucho más. Cuando usted come azúcar, desencadena inconscientemente un círculo vicioso de antojo de azúcar, aumento de la producción de insulina, mayor apetito, más consumo de azúcar y más producción de insulina, hasta que usted está en un ciclo de antojarse, llenarse y decaer todo el día. Esto lleva con el tiempo a la resistencia a la insulina (ver más abajo), lo que contribuye en gran medida al aumento de peso y el envejecimiento rápido.

Los carbohidratos y azúcares refinados están presentes siempre en nuestra dieta. El pan blanco, el azúcar, la pasta, el arroz blanco y las papas blancas son almidones que se absorben rápidamente con una carga glicémica alta y se convierten en azúcar en el cuerpo a una tasa muy rápida[5]. El consumo de estos alimentos ha aumentado muchísimo desde que introdujeron la pirámide de alimentos original en los primeros años de la década de 1990, donde nos aconsejaban comer de seis a once porciones al día de arroz, pan, cereal y pasta.

Las gaseosas o bebidas endulzadas con azúcar y el alcohol, consumido en exceso, también contribuyen al problema de nuestro consumo excesivo de azúcar. Lea las etiquetas de los alimentos con cuidado para identificar el azúcar bajo otros disfraces. El azúcar es azúcar, llámese como se llame; cuídese de:

* Jarabe de maíz o jarabe de maíz con alta fructosa
* Sucarosa
* Glucosa
* Maltosa
* Dextrosa
* Lactosa
* Fructosa
* Jugo de uva blanca u otro concentrado de frutas
* Miel
* Malta de cebada
* Azúcar de arce
* Jugo de caña deshidratado
* Azúcar turbinado
* Azúcar invertido

Los productores de alimentos no tienen que decir si sus productos tienen azúcar añadida, que se define como un edulcorante o azúcar añadida además de la que ya tiene el alimento en su forma natural. Por ejemplo, el jarabe de maíz con alta fructosa con frecuencia se les añade a las bebidas de fruta. Tenga cuidado con los azúcares escondidos en los siguientes artículos:

* Cerales para desayunar
* Aderezos de ensalada
* Carnes frías
* Frutas enlatadas
* Pan
* Mantequilla de maní
* Galletas de soda
* Sopas
* Salchichas
* Yogur
* Salsas para condimentar
* Dips de queso
* Chicle

* Gelatinas y mermeladas
* Postres helados (helados, sorbetes y yogures)

No tiene que evitar estos productos del todo. Solo tiene que ser cauteloso con ellos. Lea cuidadosamente las etiquetas de los alimentos. Si piensa que puede haber azúcares ocultos en algunos alimentos, investigue al respecto o busque otra alternativa que le guste igual. Las versiones más saludables de alimentos sin jarabe de maíz con alta fructosa, o sin químicos se encuentran en las tiendas de productos orgánicos.

Aléjese del superazúcar: el jarabe de maíz con alta fructosa

Ya he mencionado que uno de los peligros de nuestros alimentos es el jarabe de maíz con alta fructosa (HFCS, sigla en inglés), un ingrediente de casi todos los alimentos procesados que muchos norteamericanos consumen a diario en gaseosas, alimentos enlatados, galletas, tortas, productos horneados o congelados. Pero vale la pena que investiguemos más en este capítulo por el efecto que tiene sobre el apetito.

El HFCS es un superazúcar. Su consumo aumentó en más de 1.000 por ciento, de 0.292 k por persona al año a 33.4 k por persona al año, desde 1970 a 1990 y ahora representa más del 40 por ciento de los edulcorantes calóricos añadidos a los alimentos y a las bebidas[6].

No es de sorprender que la introducción del HFCS a la oferta de alimentos se asocie con el comienzo de la obesidad epidémica. Otros factores juegan un papel, incluidos los niveles reducidos de actividad física; las porciones más grandes; comer más de la mitad de nuestras comidas en restaurantes o en el carro, y en restaurantes de comida rápida; cambios en los tipos de alimentos (pasar de una dieta de alimentos íntegros, vegetales, con fibra alta a una dieta llena de azúcar, grasas trans, baja en fibra, baja en minerales y vitaminas); y el "ambiente alimenticio tóxico"[7] que está en todas partes con su abundancia de alimentos de mala calidad, sin nutrientes, endulzados y llenos de grasas trans. Sin embargo, el efecto del HFCS en las gaseosas y otras bebidas endulzadas merece seria consideración como una causa importante de la epidemia de obesidad.

Por qué la fructosa en el jarabe de maíz con alta fructosa es diferente de la del azúcar común

La digestión, absorción y metabolismo de la fructosa difiere de manera significativa de los del azúcar corriente. El azúcar de mesa, sabemos, es una combinación de glucosa y fructosa que se conoce como sacarosa. La glucosa es el azúcar básico que el cuerpo usa para la energía y el metabolismo, una de las partes clave de todos los carbohidratos y que se encuentra en otros azúcares lentamente absorbidos que están en los fríjoles y los granos enteros.

La fructosa es también una de las partes clave, que se encuentra en la naturaleza, la mayoría en las frutas, donde está empacada con fibra y una abundancia de nutrientes protectores. Pero la fructosa no estimula la secreción de insulina y el aumento consecuente de leptina, una hormona producida por las células grasas que le dice al cerebro cuando uno está lleno, lo cual reduce el apetito. No es problema cuando usted come fructosa de la manera en que la naturaleza la presenta, en forma de frutas. Cuando usted come frutas, la cantidad de fructosa que ingiere es significativamente menor que en bebidas endulzadas y los efectos metabólicos son diferentes porque el insumo de fibra, vitaminas, minerales, fitonutrientes y antioxidantes ayuda a demorar la absorción y a mejorar el metabolismo.

Sin embargo, cuando la fructosa se procesa como jarabe de maíz con alta fructosa (HFCS), se absorbe más rápidamente que el azúcar normal y entra en el torrente sanguíneo sin ninguna ayuda. No requiere la ayuda de la insulina, como la glucosa. Una vez dentro de la célula, se convierte en una fuente incontrolada de carbón (acetyl-CoA) que se convierte en colesterol y triglicéridos. Eso quiere decir, básicamente, que comer HFCS eleva el nivel de colesterol y causa problemas al hígado que demoran el metabolismo aún más. Se puede producir un hígado grasoso (como el *foie grâs* o *paté*) y es la mayor causa de mal funcionamiento del hígado en este país. También, el HFCS es probablemente la mayor razón del aumento de los niveles de colesterol que hemos visto en nuestra sociedad en los últimos veinte años. Corte el consumo de HFCS y verá que los niveles de colesterol y triglicéridos bajan rápidamente.

De hecho, ninguno de los controles normales del apetito se activa cuando usted ingiere alimentos o bebidas que contienen jarabe de maíz con alta fructosa.

Cuando usted metaboliza la glucosa, el cerebro obtiene el aviso de que está lleno. Eso no pasa tan fácilmente con el HFCS. Usted siente más hambre y sigue comiendo más azúcar o HFCS, lo que sigue alimentando este ciclo. Se ha demostrado que esto aumenta el apetito y el aumento de calorías, insumo y peso tanto como el colesterol y la presión arterial.

Aléjese de los edulcorantes artificiales. Aspartame (NutraSweet)[8], neotame, acesulfamo potásico, sacarina, sucralosa y dihidrochalconas son edulcorantes artificiales consumidos por dos tercios de la población adulta y son un compuesto significativo en nuestra dieta. Están en muchos alientos empacados, endulzados artificialmente; en el chicle, los dulces, las gaseosas, las bebidas y las mentas. Lea las etiquetas y busque esos nombres.

Quedan preguntas acerca de su seguridad, incluidos los riesgos de salud tanto a largo, como a corto plazo. Uno de los efectos secundarios que conocemos es que estos edulcorantes estimulan el hambre a través de la respuesta insulínica, cefálica o fase cerebral.

Como dije antes, sencillamente pensar en azúcar puede hacer subir la insulina y poner algo en los receptores del dulce de la lengua le dice al cerebro que algo dulce viene en camino y que se aliste y produzca hormonas como la insulina.

Un número de estudios han demostrado que la ingestión de aspartame puede llevar a un mayor consumo de alimentos y calorías[9, 10]. Esto es posible porque los edulcorantes artificiales hacen que el cuerpo produzca insulina al hacerlo pensar que ya viene el azúcar. Los edulcorantes artificiales no ayudan nada en este aspecto. No se comportan como el azúcar y no equilibran la insulina. Como resultado, usted termina con un exceso de insulina en el cuerpo, así que come más alimentos. Este patrón altera el sistema de control del apetito de formas graves. Lo que es peor, puede llevar a la resistencia a la insulina, lo que tiene muchas consecuencias graves para la salud.

Pero los problemas de los edulcorantes artificiales no terminan aquí. Estudios en animales y en humanos muestran que el aspartame puede perturbar la química del cerebro[11] e inducir cambios neurofisiológicos (química cerebral perturbada porque los edulcorantes imitan los neurotransmisores normales) que pueden aumentar el riesgo de convulsiones[12], depresión[13] y dolor de cabeza[14,15]. Es necesario hacer más investigación sobre el efecto total de los edulcorantes artificiales sobre los seres humanos. Hasta que se haga esa investigación, usted estará más seguro si no los consume.

De 166 estudios sobre la seguridad del aspartame, 74 tenían fondos industriales parciales y 92 estaban financiados independientemente. Cien por ciento de los estudios con fondos de la industria concluyeron que el aspartame era seguro y 92 por ciento de los estudios independientes identificaron el aspartame como una causa potencial de efectos adversos.

La epidemia del síndrome metabólico o prediabetes

Consumir demasiada azúcar o muchos carbohidratos de alta carga glicémica tiene más efectos además de cambiar su cuerpo. En el Capítulo 4 discutimos sobre una condición conocida como la resistencia a la insulina. Cuando usted come demasiado azúcar en cualquier forma, el cuerpo desarrolla una peligrosa resistencia a la insulina. La resistencia a la insulina no sólo es el perjuicio inicial que usted le está haciendo al metabolismo cuando come demasiada azúcar y hace que sea mucho más difícil bajar de peso; está asociada con todas las enfermedades relacionadas con el envejecimiento, incluido el cáncer, la demencia, la enfermedad coronaria, y claro, la diabetes. Además, los altos niveles de insulina llevan, directa o indirectamente, a otras anormalidades metabólicas, incluidas la hipertensión, bajo nivel de HDL (colesterol "bueno"), alto LDL (colesterol "malo"), triglicéridos altos, obesidad (especialmente central), inflamación y mala coagulación de la sangre. Los individuos con tales síntomas están en mayor riesgo de enfermedad coronaria y también de otras enfermedades relacionadas con el aumento de placa en las paredes de las arterias (como el infarto y la enfermedad vascular periférica).

La resistencia a la insulina también se conoce como el síndrome metabólico, síndrome X, o prediabetes. Todos son nombres de la misma condición. Y afecta a casi todo el mundo que tiene sobrepeso. Si el 65 por ciento de los norteamericanos encajan en esta descripción, ¡eso significa 193 millones de personas!

La dieta es el factor más importante en la creación del síndrome metabólico, pero otros factores son la inactividad física y los factores genéticos, especialmente una historia familiar de diabetes tipo 2.

Como se trata de un problema de salud tan grande aunque se reconoce poco, he incluido el siguiente cuestionario que le dará una buena idea de si usted tiene o no el síndrome metabólico. También lo asesorará en la gravedad del problema.

Examen de auto-evaluación del síndrome metabólico

Anote un punto cada vez que conteste "sí" a las preguntas siguientes y coloque una marca en el cuadro de la derecha. Vea la página 85 para recordar cómo se interpreta el puntaje.

	sí
¿La relación entre su cintura y su cadera es más de 0.8 si usted es mujer y 0.9 si es hombre? (Para calcular cuál es esta relación en su caso, mida en centímetros la circunferencia de su cintura alrededor del ombligo. Tome esta medida y divídala por la circunferencia de sus caderas en el punto más ancho).	☐

¿Le encantan los dulces, los come y siente un momentáneo aumento de energía y buen genio, y luego se desploma? ☐

¿Hay en su familia antecedentes de diabetes, hipoglicemia, o alcoholismo? ☐

¿Se siente irritado, ansioso, cansado, o nervioso o le duele la cabeza intermitentemente durante el día pero se siente mejor después de comer? ☐

¿Se siente tembloroso dos a tres horas después de una comida? ☐

¿Consume una dieta baja en grasa pero no baja de peso? ☐

¿Si se pierde una comida, se siente irritable, débil, o cansado? ☐

¿Si come un desayuno de carbohidratos (panecillos, bagel, cereal, panqueques, etcétera), siente que no puede controlar su apetito por el resto del día? ☐

Una vez que empieza a comer dulces o carbohidratos, ¿siente que no puede parar? ☐

¿Si come pescado o carne y verduras, se siente bien pero si come pasta, pan, papas y postre se siente somnoliento o "drogado"? ☐

En un restaurante, ¿se come primero la canasta de pan? ☐

¿Le dan palpitaciones después de comer dulces? ☐

¿Es sensible a la sal (tiende a retener agua)? ☐

Si se salta el desayuno, ¿le dan ataques de pánico en la tarde? ☐

¿Se siente a menudo de mal genio, impaciente, o ansioso? ☐

¿Comer lo calma? ☐

¿Tiene sudores nocturnos? ☐

¿Le da sed con frecuencia? ☐

¿Le dan infecciones frecuentes? (Por ejemplo, ¿le dan resfriados o a menudo no le sanan bien las heridas)? ☐

¿Se siente cansado la mayor parte del tiempo? ☐

¿Le han diagnosticado síndrome de ovarios policísticos, infertilidad, presión arterial alta, enfermedad coronaria o diabetes de adulto?   ☐

¿Tiene infecciones de hongos crónicas (prurito en
la ingle, infecciones de hongos vaginales, o
parches secos en la piel)?   ☐

Opcional

Le recomiendo exámenes especiales para diagnosticar el
síndrome metabólico. Puede pedirle al doctor los exámenes adecuados.
Si se ha hecho los exámenes y ha obtenido resultados
anormales, marque otro punto para cada uno de los siguientes.

✳ Nivel bajo de HDL (<50 mg/dl [miligramos por   ☐
  decilitro] para hombres, <60 para mujeres

✳ Triglicéridos altos (>100 mg/dl)   ☐

✳ Relación triglicéridos/HDL de o mayor que 4:1   ☐

✳ Resultados anormales de la función hepática   ☐
  (AST, ALT, GGT) o hígado grasoso

✳ Nivel alto de ferritina (>200 mg/ml [nanogra-   ☐
  mos por mililitro])

✳ Nivel alto de ácido úrico (>7.0 mg/dl)   ☐

✳ Nivel bajo de magnesio (<2.0 mg/dl)

✳ Nivel de insulina en ayunas >8 mIU (micro uni-   ☐
  dades internacionales por mililitro)

✳ Nivel postprandial de una o dos horas de 75   ☐
  gramos de carga de azúcar >120 mg/dl o insulina >30 mIU/ml

INTERPRETACIÓN

Veamos ahora si usted tiene o no síndrome metabólico y
en qué grado.

1 a 5: Bien

✳ **Siga la receta del UltraMetabolismo básica.**

5 a 10: Síndrome metabólico moderado

✳ **Supere el síndrome metabólico optimizando la receta del UltraMetabolismo básica con el protocolo en este capítulo.**

11 y más: Síndrome metabólico severo

✳ **Hágase exámenes adicionales y busque ayuda profesional.**

✳ **Minimice las causas de la resistencia a la insulina y mejore la sensibilidad insulínica.**

✳ **Siga la guía de alimentos para disfrutar y alimentos para evitar en la Parte 3 en la página 249 ("Mensaje importante para quienes poseen un cuerpo") que son la base del UltraMetabolismo.**

Ahora que hemos visto los asuntos correspondientes a la preparación de sus comidas, fijémonos en la frecuencia y tiempo de las comidas.

Paso 2: Coma temprano y con frecuencia

Para equilibrar el peso no solamente es crítica la preparación de las comidas, también cuándo y con qué frecuencia come. Hay estudios[16,17] que han mostrado que comer con regularidad durante el día, alimentándose tranquilamente, no atragantándose, y no saltar comidas, mejora la pérdida de peso y reduce muchos factores de riesgo para la enfermedad cardiaca, la diabetes y el envejecimiento en general.

Coma frecuentemente

Si usted come dentro de un patrón rítmico y regular, casi al mismo tiempo todos los días, comerá menos, quemará más grasa, y bajarán los niveles de colesterol e insulina. Para lograr esto, necesitará comer con más frecuencia, probablemente con mayor frecuencia de la que está acostumbrado. Recomiendo ingerir tres comidas y dos refrigerios por día. Si eso le parece mucho, no se preocupe; cuando come así las porciones de alimentos serán naturalmente más pequeñas. Su metabolismo funcionará mejor, así que se sentirá menos hambriento y por tanto comerá menos.

Adicionalmente, si come con regularidad se encenderá el fuego metabólico y quemará más calorías después de comer. Esto ocurre naturalmente a través de lo que se conoce como termogénesis (literalmente, "creación de calor"), pues una serie de procesos fisiológicos se desencadenará para digerir lo que ha comido y convertirlo en energía que se puede usar. Comer de manera errática, sobre la marcha, lejos de casa, en el escritorio o cuando el horario lo permita lo llevará por el camino del hambre constante, mayor consumo de alimentos, producción ineficiente de energía, bajo nivel de energía, aumento de peso y obesidad.

Desayune

El viejo dicho "Desayune como un rey, coma como un príncipe, y cene como un pobre" tiene algo de razón científica. Muchos pensamos que si nos saltamos el desayuno reduciremos el insumo total de calorías en el día y bajaremos de peso. Desafortunadamente, la verdad es lo contrario. Si no desayuna, comerá más durante el día.

Un investigador de la Universidad de Texas[18] evaluó el efecto de los ritmos circadianos y diurnos (el reloj interno del cuerpo) del consumo de alimentos. En un análisis de diarios de siete días de dieta de 900 hombres y mujeres, los investigadores encontraron que comer más calorías temprano en la mañana, reduce el consumo total de calorías. Si usted ingiere comidas más grandes más tarde en el día, no serán tan satisfactorias y por consiguiente usted tenderá a comer más.

El otro hallazgo importante de este estudio fue que los alimentos que tienen una densidad nutricional mayor y una densidad más baja de energía (menos calorías), tales como alimentos integrales, incluidas las verduras, las frutas, los granos integrales, los fríjoles, y las nueces, llevan a un insumo menor de calorías totales, sin importar el momento del día en que se consuman.

Si usted come calorías vacías de alimentos refinados (tales como las rosquillas y los panecillos dulces) y azúcares, tenderá a comer más. En otras palabras, el desayuno es bueno, pero si es un buen desayuno (uno que se absorba lentamente, que contenga proteína: huevos, mantequilla de nuez, un batido de proteína, o granos enteros y nueces) es mejor aún para prevenir fluctuaciones metabólicas durante el día. Quizás por eso es que los estudios han mostrado que, aparte de ser beneficioso emocionalmente, desayunar es una de las pocas cosas que se correlaciona consistentemente con la longevidad y un peso saludable.

Desayunar es justamente eso, "romper el ayuno" nocturno. Comer cuando uno se levanta vuelve a colocar el nivel de azúcar en lo normal, despierta el metabolismo y predispone para que el metabolismo sea parejo el resto del día. Así que rompa el ayuno en la mañana. Lo pondrá más saludable, le dará más energía durante el día y le ayudará a bajar de peso.

No coma antes de acostarse

Como recordará de nuestra discusión sobre la "dieta del luchador de sumo", comer antes de acostarse es una manera garantizada de detener el metabolismo y subir de peso. La solución es simple: cene temprano y trate de acostarse por lo menos dos o tres horas después de comer. Cuando duerme, todas las hormonas y las moléculas mensajeras que controlan el metabolismo promueven la curación, reparan y hacen crecer. También trate de comer más ligeramente en la cena. Obtener la mayoría de la energía temprano en el día le ayuda a perder peso y mantenerse así. De hecho, si de verdad quiere prevenir el aquietamiento nocturno, tome un corto paseo después de la cena: ayuda a reducir el azúcar en la sangre y eleva el metabolismo.

Paso 3: Disfrute de alimentos que controlan el apetito y evite alimentos que lo descontrolan

Las guías básicas de alimentación del Capítulo 16 están integradas a la receta del UltraMetabolismo. Le ayudarán a controlar el apetito naturalmente y sin esfuerzo.

Para ayudar a crear armonía en las hormonas, activar los genes que lo hacen bajar de peso y controlar el apetito, tendrá que concentrarse en consumir alimentos enteros, sin procesar, que tengan buenas grasas, una baja CG y un PI alto. Encontrará una lista de alimentos específicos en la página 250.

Para mantener equilibrado el apetito, hay alimentos que debe evitar siempre que sea posible. Estos incluyen algunos alimentos que usted eliminará en la fase de preparación de la receta del UltraMetabolismo. Vale la pena repetirlos aquí.

* Aceites hidrogenados
* Aceites vegetales refinados
* Azúcares
* Edulcorantes artificiales
* Jarabe de maíz con alta fructosa
* Productos de harina
* Granos refinados
* Comida chatarra
* Comidas rápidas
* Alimentos procesados

Paso 4: Utilice hierbas para optimizar su equilibrio hormonal

Se ha demostrado que ciertas hierbas tienen impacto sobre el control del apetito. Usted puede incluir los siguientes remedios de hierbas en su programa. Cada uno tiene el potencial de ayudarle a controlar el apetito y muchos de ellos pueden usarse fácilmente en las recetas que se delinean más tarde en el libro, o pueden tomarse como suplementos.

* Ginseng
* Té verde
* Semilla de alhova (*fenugreek*)
* Canela

Paso 5: Utilice suplementos para controlar el apetito y equilibrar la comunicación cerebro-intestinos-células grasas

---

Se ha demostrado que los siguientes suplementos ayudan a controlar el apetito. Si todavía tiene problemas después de implementar las partes iniciales de este protocolo, puede pensar en añadir estos suplementos al régimen diario (ver Capítulo 16 para mayor información) si tiene problemas con el apetito o síndrome metabólico.

* Ácido alfa-lipoico, un poderoso antioxidante que mejora el metabolismo de la glucosa
* Ácido gama-linolénico (GLA), que se encuentra en el aceite de prímula nocturna
* PGX (Polyglycol X) o raíz de konjac, fibras especiales que absorben el azúcar y la grasa en el intestino

---

Paso 6: Piense en hacerse exámenes para encontrar las causas de un apetito descontrolado

---

Si su puntaje fue de moderado a alto en la página 93 puede pensar en hacerse exámenes adicionales que le ayuden a confirmar cuáles pueden ser los problemas de control de apetito que usted tiene y puntualizar lo que debe hacer para mejorar esa condición. Debe buscar ayuda profesional si su puntaje fue muy alto en el cuestionario.

Yo empezaría con los exámenes básicos siguientes. También hay exámenes más avanzados.

Examen de tolerancia a la insulina y a la glucosa

✳ Un examen de dos horas de reacción a la insulina y la glucosa es el mejor examen para la resistencia a la insulina y el síndrome metabólico y yo lo ordeno a la menor muestra de grasa en la cintura o problemas con el equilibrio del azúcar. Medir la insulina además del azúcar se hace midiendo la reacción a una bebida azucarada que contenga 75 gramos de azúcar (¡como dos Coca-colas!). Si el nivel de insulina es alto, el apetito estará descontrolado.

✳ El nivel de insulina en ayunas debe ser menor de 8 mIU/ml, y un examen de insulina de dos horas debe ser menor de 30 mIU/ml.

✳ El nivel de azúcar en ayunas debe ser menor de 90 mg/dl y un examen de azúcar de dos horas debe ser menor de 120 mg/dl.

Exámenes de triglicéridos y HDL

✳ Estos miden las grasas en la sangre y son la mejor medida indirecta de la resistencia a la insulina. Se hacen como parte del perfil del colesterol. Pero un examen de colesterol total puede ser engañoso porque si el nivel del colesterol bueno o HDL es bajo (<40 mg/dl) puede parecer que usted tenga un examen normal, cuando en realidad es mucho peor que tener un alto nivel total de colesterol con un nivel de HDL igualmente alto. Por ejemplo, si su HDL es 30 mg/dl y su colesterol total es 180 mg/dl, la relación del total al HDL es de 5, nada bueno. Si el total es 300 mg/dl y el HDL es 100 mg/dl, la relación es de 3, mucho mejor (la ideal es menor que 3). El HDL debe estar por encima de 60 mg/dl .

✳ Los triglicéridos (o la clase principal de grasas en la sangre) se aumentan con el consumo de azúcar, particularmente el jarabe de maíz de alta fructosa. Un nivel de más de 100 mg/dl se considera alto.

✳ *Nota:* Estas medidas son precisas para evaluar el síndrome metabólico solamente si usted no está tomando medicinas para bajar el colesterol.

La receta del UltraMetabolismo y el control del apetito

La receta del UltraMetabolismo se construye sobre cada una de las premisas de este capítulo. Le ayudará a equilibrar y controlar la conexión cerebro-intestino-células grasas para que trabajen para usted, no contra usted. Hacer unos sencillos cambios en su estilo de vida y en la preparación, tiempo y frecuencia de sus comidas, reducir la carga glicémica e incrementar la fibra al comer una dieta de alimentos integrales, puede cambiar su metabolismo del hambre a la satisfacción, del aumento de peso a la pérdida de peso, de sentirse mal a sentirse divinamente.

Un hombre de apetito incontrolable

El apetito, un lobo universal.

—Shakespeare

Una noche, después de una conferencia en Nueva York, se me acercó un hombre para que lo tratara como paciente. Era rotundo, cara colorada, voz atronadora y modales suaves. Todo en él era grande: sus apetitos, su estómago y su corazón.

Parecía curioso sobre mi trabajo y me sorprendió cuando llegó a mi consultorio. Samuel tenía casi 60 años y su amor por todo lo grande estaba desapareciendo y sentía la llegada de la muerte. Describió los años de alimentarse grasosamente; comía una caja de helado todas las noches para mantener su alto peso.

Por épocas trataba de bajar de peso. Lo hacía como había subido. Intentaba dietas extremas, pero los resultados eran siempre los mismos: subía más de lo que había bajado.

Finalmente se dio cuenta de que la presencia que su cuerpo de 140 kilos le daba no valía la pena por las enfermedades que sufría. Se fatigaba como un perro y quedaba sin aliento después de cada paso, tenía congestionada la nariz y las piernas hinchadas. La piel estaba seca y le crecían hongos por todo el cuerpo, alimentados por la dulzura de su piel.

No sabía que era diabético y que tenía niveles peligrosos de colesterol, angina, apnea del sueño (una condición en que se ronca y se detiene peligrosamente la respiración por la noche) y que la tiroides no le funcionaba bien. Había notado que no tenía vello en las piernas y que su apariencia se había vuelto más femenina en la cara y en el pecho. A causa del estrógeno que producían sus células grasas, los niveles de hormonas femeninas eran los de una mujer.

No se había dado cuenta de que se estaba oxidando por dentro, ni de que su hígado no podía desintoxicar el cuerpo, ni que ya no quemaba la grasa eficientemente. Alguna vez su gran apetito por la vida había creado su personalidad y él lo controlaba. Ahora ese apetito lo controlaba a él y se sentía impotente para detenerse aunque tratara de no entregarse a los antojos.

Sus exámenes mostraron apnea del sueño severa, bloqueos del torrente sanguíneo hacia el corazón, partículas muy pequeñas de LDL y HDL (entre más pequeñas las partículas es más peligroso), triglicéridos peligrosamente altos y niveles muy altos de insulina y azúcar en la sangre. Sus hormonas estaban completamente desequilibradas: la insulina era superior a 200 mIU/ml (normal <30) después de beber un líquido azucarado, el nivel de estrógeno era alto, el nivel de la tiroides era bajo, y la hormona del crecimiento era muy baja. También tenía alergias a alimentos y deficiencias de desintoxicación por el hígado grasoso.

Le dije que si hacía todo lo que yo le sugería, bajaría de peso y se sentiría mejor y todos sus síntomas desaparecerían. Todo lo que se había hecho a sí mismo podía deshacerse. Le receté un programa sencillo: la receta del UltraMetabolismo.

Hice que adoptara una dieta de alimentos enteros, sin refinar, sin ninguna restricción de calorías o de cantidad. Le enseñé los conceptos de densidad nutricional: alimentos con muchos nutrientes y pocas calorías, como los granos enteros, los fríjoles, las verduras, las frutas, las semillas, y las nueces. Hice que empezara a caminar y poco a poco aumentara el ejercicio. Le di suplementos para equilibrar el azúcar en la sangre, antioxidantes como el ácido lipoico, la coenzima Q10 (Co Q10) para el corazón. Le di hierbas para sanar el hígado grasoso, aceite de pescado, y fibra extra. Tomó una dosis pequeña de tiroides de animales disecada (Armour thyroid) para equilibrar la tiroides, y tratamos su apnea del sueño con una máquina especial llamada CPAP que por la noche mantenía abiertos sus conductos nasales.

Con entusiasmo pero algo escéptico, se fue de mi consultorio determinado a cambiar. Tres meses después hablé con él. Había perdido 15 kilos, tenía más energía y le empezaba a gustar el ejercicio. Había

desparecido la congestión nasal y las piernas hinchadas y llenas de flui-
dos estaban más delgadas. Habían desparecido los antojos, nunca sentía
hambre y le parecía que el programa era fácil de seguir.

Ocho meses después lo vi de nuevo y repetí los exámenes de sangre.
Me asombré cuando se pesó. Había bajado 45 kilos sin estar en una
dieta de hambre. Sencillamente había cambiado su alimentación y su
estilo de vida. Se había curado de la diabetes y el nivel de azúcar en la
sangre había bajado de 130 a 74 mg/dl (>126 mg/dl en ayunas indi-
ca diabetes). Los niveles de colesterol HDL y LDL y triglicéridos eran
normales sin medicación. Hacía ejercicio vigorosamente tres o cuatro
veces por semana y se sentía 20 años más joven. Había encontrado final-
mente, después de una vida de apetitos incontrolables, el equilibrio y la
salud sin sufrimiento y continuaba hallando placer en la comida.

Resumen

*   El sistema de control del apetito está gobernado por un
    complejo juego de interacciones entre el intestino, el cere-
    bro y las células grasas. Usted puede controlarlo si utiliza el
    proceso de seis pasos que se expuso en este capítulo.

Capítulo 10

Domine el estrés

Cómo lo engorda el estrés y lo adelgaza la relajación

Viva peligrosamente, aumente de peso

*E*ster *era artista y amaba la vida. Sus hijos eran su gran pasión; todos bellos y crecidos, inteligentes y cariñosos. Cerca de los 65 años, Ester nunca había padecido por el peso. Bailaba, caminaba y arreglaba el jardín aunque no hacía mucho ejercicio formal.*

Entonces una de las hijas se fue a Israel en una época muy álgida del conflicto entre Israel y Palestina. Ella empezó a ver CNN de día y de noche, ansiosa y expectante. ¿Estaría a salvo su hija? ¿El último bombardeo o ataque suicida fue cerca de su casa?

Esto siguió por meses y meses a pesar de los intentos de la familia por distraerla. La hija la llamaba y le aseguraba que estaba contenta y segura, pero su ansiedad no disminuía. Su estrés se multiplicaba día a día y así su talla de ropa. Subió 15 kilos mientras miraba CNN.

Las horas frente al televisor están relacionadas directamente con el aumento de peso y en el caso de Ester se complementaban con el estado de alarma que inundaba su sistema nervioso. Era como si ella estuviera viviendo en la zona de guerra y las hormonas que producía cuando estaba estresada hacían que subiera más y más de peso. No necesitaba más ejercicio ni cambiar la dieta; necesitaba masajes en el sistema nervioso, para calmar las moléculas de angustia que la hacían subir de peso. Lo único que debía eliminar de su dieta era CNN. Una vez que la hija volvió de Israel, el peso volvió a lo normal.

¿Nos hemos convertido en ratas enjauladas?

Imagine que es una rata inmovilizada por alambres en una jaula. Ya es terrible ser una rata de laboratorio y estar inmovilizado en una pequeña jaula es mucho peor. Está totalmente estresado. Está preso en esta jaula, teme por su vida, y en consecuencia el cuerpo ha activado una especie de alarma, la respuesta primitiva de "luchar o huir", donde todas las moléculas que gritan "¡Peligro!" están inundando el torrente sanguíneo.

Mientras usted está en la jaula, sin poder moverse, un aumento de moléculas empieza a fluir por el cuerpo y le dice que es tiempo de que luche por su vida o huya de ahí. Su respiración aumenta, la presión sanguínea se eleva y el oxígeno cambia de la parte superior del cuerpo hacia los sectores inferiores para prepararlo para correr. Las glándulas adrenales (pequeñas glándulas encima de los riñones que controlan el estrés y el equilibrio de los fluidos) segregan adrenalina y cortisol (las hormonas del estrés) hacia su torrente sanguíneo para que estos eventos ocurran. Esta respuesta también hace que se aumenten los niveles de grasa, azúcar en la sangre e insulina, para prepararlo para la demanda de energía.

Se han hecho en laboratorios estudios de esta clase con ratas y no se sorprenderá al oír que la cadena de eventos descrita es exactamente lo que pasa. El hallazgo realmente sorprendente, sin embargo, es lo que le pasa al peso de las pobres ratas atrapadas. Sin ningún aumento en el consumo de calorías (de hecho, comían menos) o disminución del gasto de energía, subían de peso (gastaban más energía en la lucha por liberarse). Comían menos, hacían más ejercicio y subían de peso. Así es, ¡subían de peso solamente por el estrés![1]

Los humanos experimentan una reacción de estrés similar de "luchar o huir". Todos hemos sentido ese afán en un momento de terror. El problema para los humanos es que a menudo sentimos estrés y se desencadena este conjunto exacto de reacciones en el cuerpo, aunque no estemos en ningún peligro real. A causa de que nuestra fisiología es bastante más compleja que la de una rata, a menudo sentimos estrés por cosas que en últimas tienen muy poco impacto sobre nuestra seguridad personal.

¿Cuántos de nosotros hemos sentido estrés profundo, incesante, en una situación que no es realmente peligrosa? De hecho es un lugar común en nuestra cultura y la mayoría no notamos los efectos del estrés crónico con que vivimos todos los días: trabajos exigentes, tensión matrimonial, falta de sueño, demasiadas cosas para hacer y poco tiempo para hacerlas. Estoy seguro de que la lista sigue.

Sin embargo, este mecanismo, cuando se activa con mucha frecuencia, lleva a la resistencia a la insulina o síndrome metabólico y como recordará del Capítulo 9, esto lleva al aumento de peso. Los altos niveles de hormonas de estrés que circulan crónicamente por el cuerpo tienen efectos perjudiciales en los humanos parecidos a los que se han visto en las ratas. Los médicos no toman en cuenta esta conexión entre el estrés y el metabolismo alterado y es un descubrimiento reciente en la investigación científica.

Reconocer que el estrés puede llevar al aumento de peso puede ser suficiente para que usted quiera lanzarse por un precipicio. ¿Cómo puede ser que usted coma menos, haga más ejercicio y aún así suba de peso? La verdad es que esto está de acuerdo con la evolución. El cuerpo está diseñado para protegerse bajo cualquier estrés físico o psicológico y una forma de hacerlo es conservando el peso. Después de todo, si usted está huyendo de un depredador, ¿cómo puede estar seguro de dónde vendrá la próxima comida? Mejor guardar calorías para uso posterior. Este es sólo otro ejemplo de que el cuerpo con el que vivimos hoy es el producto de una manera muy vieja de vivir.

No obstante, para afinar el metabolismo y hablar el lenguaje de los genes, tenemos que aceptar esta verdad. Si el estrés puede hacer que usted suba de peso, tendrá que aprender a relajarse. Pero antes de aprender más sobre cómo y cuándo relajarse, miremos cuánto estrés soporta usted ahora y si está impidiendo que baje de peso. El próximo cuestionario le ayudará.

¿Cómo lo afecta el estrés?

Anote un punto cada vez que conteste "sí" a las preguntas siguientes y marque la caja de la derecha. Vea la página 85 para la interpretación de su puntaje.

	SÍ
¿Tiene baja presión arterial?	☐
¿Se marea cuando se levanta?	☐
¿Le han diagnosticado hipoglicemia?	☐
¿Le gustan mucho los dulces?	☐
¿Tiene ojeras oscuras?	☐
¿Le cuesta trabajo dormirse o continuar durmiendo?	☐
¿Se siente mareado y poco fresco cuando se despierta?	☐
¿Experimenta confusión mental o problemas para concentrarse?	☐
¿Le duele la cabeza?	☐
¿Le dan infecciones con frecuencia (por ejemplo, resfriados)?	☐
¿Se cansa fácilmente al hacer cualquier ejercicio o se siente fatigado después del ejercicio?	☐
¿Se siente estresado a menudo?	☐
¿Siente cansancio y ansiedad al tiempo?	☐
¿Retiene agua?	☐
¿Le dan ataques de pánico o se asusta fácilmente?	☐
¿Siente palpitaciones en el corazón?	☐
¿Necesita empezar el día con cafeína?	☐
¿Tolera mal el alcohol, la cafeína, u otras drogas?	☐
¿Se siente a menudo débil y tembloroso?	☐
¿Le sudan las manos cuando está nervioso?	☐
¿Tiene músculos débiles?	☐

Identificar si está estresado (y mucha gente no reconoce el efecto del estrés sobre la salud) es sólo el primer paso. Ahora es importante entender qué le hace el estrés al cuerpo.

¿Qué es el estrés y de dónde viene?

El estrés se define como una amenaza real o percibida al cuerpo y al ego. Puede ser que lo persiga un rinoceronte (la historia que conté en el Capítulo 1) o una sensación de desamparo. Puede ser algo psicológico o social, como la depresión, la ansiedad, el dolor, un estatus socioeconómico bajo, el divorcio, la soledad o el desempleo. O puede ser algo físico: una infección, cualquier cosa que active la inflamación, la exposición a temperaturas frías, las toxinas del ambiente, el dolor, el ejercicio excesivo, fumar, el alcohol o los estimulantes.

Tener sobrepeso estresa mucho. Tiene un impacto tanto físico como psicológico en usted. Tener sobrepeso lleva a la producción de más hormonas de estrés y empeora la peligrosa espiral de elevación crónica de esas hormonas, que causan depresión, pérdida de la memoria, pérdida de hueso, enfermedad cardiaca, cáncer y enfermedades inmunes. Aparte del estrés físico de cargar esos kilos de más y del cansancio de las articulaciones, los cambios hormonales e inmunes que ocurren por la obesidad llevan a un mayor envejecimiento y degeneración.

Además, se enfrentan muchas presiones psicológicas: burlas, problemas sexuales, incapacidad de hacer actividades físicas placenteras como jugar con los hijos, vergüenza de tener que comprar ropa en tiendas para hombres y mujeres "grandes". La lista sigue y sigue.

Para entender el estrés miremos cómo se define. Hans Selye, M.D., Ph.D., acuñó el término estrés en un artículo en *Nature* en 1936, titulado *Un síndrome producido por diversos agentes nocivos*, en el que definió el estrés como "la reacción no específica del cuerpo ante cualquier exigencia". Claro que Woody Allen y James Bond pueden tener reacciones muy diferentes ante la misma situación estresante, pero la clave está en la percepción del estrés. El peligro no tiene que ser real; solamente tenemos que creer que puede afectarnos para disparar las reacciones fisiológicas que se asocian con el estrés. Con frecuencia, lo que más nos estresa no son las cosas o la gente, sino lo que pensamos de ellos. Veamos cómo sucede.

La mayoría de los que leen este libro no están constantemente en algún peligro de perder la vida, pero en la sociedad moderna todos estamos en situaciones que nos hacen sentir estrés.

En consecuencia, estamos activando constantemente la cadena de reacciones en el cuerpo que no sólo nos desequilibra psicológicamente sino que también nos hace subir de peso.

La conexión cerebro-intestino: Cómo el segundo cerebro en el estómago nos hace engordar

El cerebro le habla al intestino a través de un "segundo cerebro", o el sistema nervioso enteral o "intestinal". Este es el sistema nervioso autónomo (también llamado el *sistema nervioso automático*) y se compone de dos partes. Una parte, el sistema nervioso simpático, es la responsable de la respuesta del estrés. Hace que todo sea lento, ocasiona almacenamiento de grasa, disminuye el metabolismo, aumenta el azúcar en la sangre y ocasiona acidez o reflujo (cuando la comida sube por el tracto digestivo en lugar de bajar) y estreñimiento (cuando la comida se estaciona en lugar de pasar).

La otra parte se llama el *sistema nervioso parasimpático* y es responsable de la respuesta de la relajación. Hace que la comida se digiera, que todo vaya en la dirección adecuada, que se queme la grasa y que baje el nivel de azúcar en la sangre.

Cuando usted se siente relajado y seguro, el cuerpo se programa para digerir y procesar la comida. Cuando está estresado y en peligro, no es el mejor momento para digerir el almuerzo. La supervivencia necesita concentrar toda la energía en la lucha o la huida del peligro, no en digerir la comida.

Cuando usted está estresado, la parte que lo engorda (el sistema nervioso simpático) se activa y todas las señales se enloquecen: se aumenta el hambre, se detiene el metabolismo y usted sube de peso. Mucha gente ha hecho de los alimentos sus enemigos; para ellos, comer es una experiencia estresante. Esto significa que lo que los engorda no son solamente las calorías que consumen sino el estrés que sienten por consumirlas.

Pero eso es sólo una parte. Cuando está estresado crónicamente, se disparan unos desequilibrios hormonales que complican más el problema.

Estrés: hormonas desequilibradas

Cuando el cerebro está estresado crónicamente, las hormonas se desequilibran. Cada uno de estos desequilibrios puede tener un impacto sobre la salud y la capacidad de bajar de peso. Miremos unos ejemplos.

Cuando usted está en una situación estresante, el cuerpo segrega una hormona llamada cortisol. Es la responsable de activar las reacciones fisiológicas asociadas con el estrés. Los estudios han mostrado que cuando el cortisol entra al torrente sanguíneo usted se vuelve menos sensible a la leptina, la hormona que le dice al cerebro que usted está lleno.

Cuando esto pasa, usted tiende a comer más y a desear más azúcar. Esto significa que el cuerpo no sólo detiene el metabolismo sino que le dice que consuma calorías adicionales. Esto está de acuerdo con la perspectiva de la evolución. Cuando está en peligro, usted quiere comer todo lo que pueda y almacenar la energía para poder enfrentar los peligros. Pero en la sociedad moderna, cuando percibimos peligro y estamos perfectamente seguros, el mecanismo es traicionero para la salud. He aquí un diagrama sencillo que le muestra cómo el estrés puede conducir al aumento de peso:

Cómo el estrés hace que usted aumente de peso

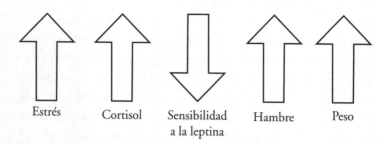

Estrés   Cortisol   Sensibilidad   Hambre   Peso
                        a la leptina

Se han hecho innumerables estudios que muestran un vínculo directo entre el estrés y el aumento de peso. Miremos unos de ellos para que usted entienda lo vital que es esta conexión para el aumento de peso y lo importante que es reducir el estrés para perder peso.

La investigación ha mostrado que las mujeres con altos niveles de racismo percibido e internalizado tienen niveles más altos de cortisol y son más propensas al sobrepeso y a acumular grasa en el estómago[2]. Más aún, en un estudio de mujeres, se encontró que aquellas que decían sentir ansiedad tenían mayores niveles de cortisol y colesterol, menores niveles de testosterona y hormona de la tiroides y más peso alrededor del estómago que las mujeres que no decían sentir ansiedad[3].

El estrés baja los niveles de testosterona, lo que lleva a pérdida muscular y acumulación de grasa. Cuando los hombres veían el fútbol y ganaba su equipo, la testosterona les subía. Cuando su equipo perdía, un estrés percibido, el nivel de testosterona bajaba.

Hay muchos otros efectos causados por estar en un estado de alerta crónico que conduce a un metabolismo desgastado y eventualmente a la obesidad. Los niveles de la hormona del crecimiento, la testosterona y el HDL o colesterol bueno se bajan, y los niveles de insulina, azúcar en la sangre y colesterol y la tensión arterial suben, todo lo cual conduce al aumento de peso.

Un estrés prolongado, sin solución[4], puede llevar a la resistencia a la insulina, al deseo sexual disminuido y a la infertilidad. Adicionalmente, se pierde masa muscular y el tejido adiposo visceral grasoso (VAT, sigla en inglés) aumenta y hace que usted tenga "forma de manzana". El colesterol, la presión arterial y los triglicéridos suben. Se siente más cansado, pero su sueño es inquieto. Se deprime más y más. El sistema inmune se activa y la inflamación aumenta así como el proceso de oxidación. Sin una manera de contrarrestar el estrés crónico, vamos cuesta abajo hacia el aumento de peso y la mala salud. Este tipo de estrés constante y sin solución contrarresta todas las 7 claves del UltraMetabolismo.

El VAT que se forma por estrés lo engorda más

El problema que el estrés causa en la cintura es peor aún. El cuerpo detiene el metabolismo y le dice que coma más, pero la grasa que se gana por estar estresado comunica mensajes negativos al cuerpo.

El cuerpo tiene una manera estereotípica de reaccionar al estrés, venga de donde venga y en cualquier forma que se presente. Como leyó anteriormente, cuando siente estrés, el cerebro dispara una alarma que a su vez desencadena una serie de respuestas químicas que hacen más lento el metabolismo y empiezan a acumular calorías. Una gran parte de esto es el tejido adiposo visceral (VAT).

La vieja idea de que la grasa es sólo un depósito para la energía que se necesita durante los períodos de hambre está decayendo rápidamente. Las células grasas se consideran como un órgano endocrino, una parte del sistema de comunicación hormonal, que manda mensajes al resto del cuerpo para regular el peso, el metabolismo, las hormonas de estrés y la inflamación; incluso están conectadas con el sistema nervioso autónomo. Esto quiere decir que el cerebro les dice qué hacer sin que usted se dé cuenta ni tenga control sobre el proceso.

Uno de los principales mensajeros hormonales que la grasa crea es el cortisol. Recuerde que el cortisol es la principal hormona del estrés. Es la que desencadena la reacción fisiológica total de los eventos asociados con el estrés. Esto incluye hacer lento el metabolismo.

Como usted puede ver, el proceso entero se convierte rápidamente en un círculo vicioso, donde el estrés y el aumento de peso se alimentan uno al otro constantemente. Cuando usted se estresa, el cuerpo segrega cortisol, lo que inhibe la sensibilidad a la leptina y hace lento el metabolismo. En consecuencia, se gana VAT. Entonces este VAT manda más cortisol al torrente sanguíneo, comenzando el proceso de nuevo.

¿La conclusión? Estar estresado lo engorda, la grasa adicional que se crea en el centro (VAT) produce más hormonas de estrés y lleva a almacenar más grasa, lo que lleva a más hormonas de estrés y más grasa, y el círculo vicioso sigue y sigue. La única manera de parar es relajarse.

El papel de sus genes: el vínculo genes-estrés-grasa

Algunos individuos tienen una variación genética que les dificulta procesar el cortisol correctamente. Los investigadores han encontrado que en algunas personas bajo estrés crónico, el mecanismo cerebral que detiene el cortisol está dañado. Estas personas tienen variaciones en los genes (polimorfismos) que resultan en una inhabilidad heredada de frenar la reacción del estrés. En consecuencia, están atrapados perpetuamente en un ciclo de aumento de peso por estrés y más producción de cortisol. Estas personas aumentan más de peso en una situación estresante que la persona promedio.

Pero antes de que algunos sugieran que la obesidad es genética en la mayor parte, consideremos este estudio. Se estudiaron 20 pares de mellizos idénticos con diferencias de peso de más de 16 kilos. Los mellizos pasados de peso tenían mayor nivel de las hormonas de estrés adrenalina y cortisol y un sueño de menor calidad, bebían más alcohol y tenían más niveles de estrés percibido. No había diferencias en los genes, sólo en los niveles de estrés[5].

La buena noticia es que incluso la gente con predisposición genética al aumento de peso puede lograr tener un gran impacto sobre lo que los genes le dicen al cuerpo a través de enviarles una información correcta a los genes. Si usted está predispuesto genéticamente para no poder lidiar efectivamente con el exceso de cortisol en el sistema, le recomiendo lo mismo que a todas las personas que enfrentan un problema crónico de estrés: relajarse.

Los problemas del estrés no se detienen aquí: Pérdida del ritmo, pérdida de sueño, desgaste metabólico y síndrome de comer de noche

---

En situaciones de estrés persistente, se pierden también los ritmos circadianos o diurnos, de las hormonas. En consecuencia, algunas hormonas suben cuando deberían bajar y bajan cuando deberían subir. En últimas, el sistema se quema, un estado conocido como *desgaste metabólico*.

La hormona cortisol se eleva en la mañana para despertarlo, aumentar el apetito y darle energía para el día. Por la noche normalmente cae y se elevan los niveles de la hormona del crecimiento y la melatonina, para ayudarle a dormir y a reparar el cuerpo. Con el desgaste metabólico estos ritmos desaparecen y se causa mayor aumento de peso.

En algunos casos, las personas empiezan a padecer el "síndrome de alimentación nocturna", una condición que lleva a la disminución de apetito en la mañana, mayor hambre y consumo por la noche y dificultad para bajar de peso. Estas personas típicamente tienen altos niveles de cortisol. En un estudio de estos individuos, sin embargo, una mera semana de relajación les bajó los niveles de cortisol, el hambre y el consumo nocturno de alimentos[6].

La falta de sueño es otra causa importante de estrés en nuestro mundo moderno. Los norteamericanos, en promedio, duermen dos horas menos de lo que dormían hace 40 años. ¿Qué efecto tiene esto sobre el metabolismo y el peso? Un grupo de investigadores encontró que privar del sueño a hombres saludables llevaba a aumento del grehlin, la hormona del hambre y a un deseo de alimentos densos en calorías y de altos carbohidratos. ¡Después de sufrir muchas noches de privación del sueño mientras trabajaba en una sala de emergencia, le puedo decir que esto es cierto!

Relajarse lo adelgaza

Todos estos disturbios del metabolismo llevan al aumento de peso. Más aun, en el cuerpo todo está interconectado y los factores que llevan a la producción aumentada de insulina, como los alimentos de alta glicemia o una gran comida, también causan estrés y mayores niveles de cortisol[7], y crean otro círculo vicioso.

El estrés crónico afecta todas las siete claves del UltraMetabolismo. Es uno de los más importantes factores en el desarrollo del síndrome metabólico. Usted puede ver que reducir el estrés juega un gran papel para bajar de peso y ser saludable. ¿Pero cómo se hace esto? La respuesta es simple: aprenda a relajarse.

Como se mencionó antes, la reacción del estrés es parte del sistema nervioso autónomo. La parte de este sistema

> El estrés crónico afecta las siete claves del UltraMetabolismo.

que dispara la alarma del estrés es el sistema nervioso simpático. Cuando usted se estresa, el cerebro envía señales a las células grasas a través de este sistema de alarma (los nervios simpáticos). Esto disminuye el metabolismo, reduce el quemado de grasa, lo vuelve más resistente a la insulina y por ende, lleva a aumentar el peso. Esta es una parte del cuerpo sobre la cual usted no tiene control aunque lo intente, así que no hay manera de detener este proceso cuando ha comenzado.

La buena noticia es que usted sí tiene control sobre la parte del sistema nervioso que lo ayuda a relajarse: el sistema parasimpático. Cuando usted se relaja, apaga los genes que lo hacen subir de peso y activa los genes que lo hacen bajar de peso. Cuando se relaja, el metabolismo sube, se incrementa el quemado de grasa, se vuelve más sensible a la insulina y en consecuencia baja de peso. En otras palabras, ¡relajarse es una magnífica estrategia para bajar de peso!

El problema es que la relajación no es un estado natural. Muchos de nosotros estamos estresados, pero no tenemos ni idea de lo que significa relajarse. Se necesita entrenamiento para relajarse. Hay un modo de hacerlo y el resto de este capítulo le enseñará cómo.

Puede entrenar el cuerpo y la mente para relajarse si sigue este protocolo de seis pasos:

* **Paso 1:** Identifique y reduzca las causa del estrés.
* **Paso 2:** Practique la relajación activa.
* **Paso 3:** Coma alimentos que reducen el estrés y evite los alimentos que producen estrés.
* **Paso 4:** Use hierbas para reducir el estrés.
* **Paso 5:** Use suplementos para reducir el estrés.
* **Paso 6:** Piense en medir su estrés por medio de exámenes.

Si tiene problemas con esta clave del UltraMetabolismo y tiene demasiado estrés, puede empezar a manejarlo si sigue estos pasos. Al hacerlo, personalizará la receta del UltraMetabolismo para satisfacer sus necesidades particulares y permitirá que se activen los genes que hacen que usted baje de peso y desactive los que lo han venido haciendo subir. Si su puntaje fue alto en el cuestionario de este capítulo, trate de buscar los exámenes mencionados en el Paso 6 y busque también ayuda médica profesional. Veamos ahora cómo puede hacer que este proceso de seis pasos le funcione.

Paso 1: Identifique y reduzca las causas del estrés

El primer paso es identificar lo que lo estresa y eliminarlo. En algunos casos esto no es fácil. Si su jefe lo estresa, eliminarlo no es la respuesta. Sin embargo, hay muchos factores de estrés de los que usted se puede librar si quiere. Más adelante, en este capítulo, hablaremos de factores de estrés que no se pueden eliminar.

En términos generales hay dos tipos de factores de estrés: psicosociales y físicos. Factores físicos de estrés son los problemas físicos que hacen que su cuerpo se estrese. Puede que usted no sea consciente de todo lo que lo está estresando en las dos áreas, pero es importante que haga un inventario de aquello que sí conoce para que pueda empezar a hacer algo al respecto.

Para empezar, le sugiero que haga una lista de los factores psicosociales de estrés y otra de los factores físicos de estrés que usted tiene en este momento.

He aquí unos factores psicosociales de estrés: trabajo, relaciones, situación financiera, hijos, desórdenes psicológicos (depresión, ansiedad, etcétera), baja auto-estima, el estado del mundo (la situación política internacional, problemas en su barrio, etcétera).

He aquí algunos factores físicos de estrés: tener sobrepeso o ser obeso, enfermedad crónica, alergenos, toxinas, azúcar y jarabe de maíz con alta fructosa, grasas saturadas y trans, infecciones crónicas, alcohol, tabaco, drogas.

Una vez que usted haya hecho la lista de los factores de estrés, trate de pensar en modos de eliminarlos. En algunos casos es fácil. Por ejemplo, si siente que toma demasiado en las noches y que esto puede ser un factor de estrés, tome menos. En otros casos, será más difícil. Si usted está lidiando con un asunto de salud o psicológico crónico, probablemente requerirá de mucha energía para solucionar esto. Pero recuerde, siempre puede actuar para reducir la cantidad de estrés en su vida.

Paso 2: Practique la relajación activa

Incluso si no puede eliminar todos los factores de estrés de su vida, hay maneras en las que usted puede hacer que el cuerpo y el cerebro se relajen intencionalmente cuando usted enfrenta una situación de estrés. Lo que sigue es un sencillo ejercicio de respiración que puede utilizar para relajarse de forma consciente y recomendaciones para usar la sauna. Pero antes de empezar, quiero darle unas pocas recomendaciones sobre cómo y cuándo practicar la relajación.

Primero, debe practicar la relajación consistentemente si puede. Es importante hacer esto tanto por el peso como por la salud.

Procure hacer de dos a tres sesiones de 30 minutos de relajación por semana, si quiere. Su peso depende de esto. Además, una vez que empiece le parecerá que se siente mejor de lo que esperaba.

Asegúrese de estar encerrado y de que no lo vayan a interrumpir durante los períodos de relajación.

Antes de empezar con cualquiera de los ejercicios, tome un momento para respirar y centrarse. Simplemente respire profundo unas pocas veces o utilice el ejercicio de respiración profunda que está más abajo.

Adicionalmente, no debe tratar de levantarse rápidamente y volver al trabajo inmediatamente después de relajarse. Esto desharía casi todo el progreso que usted haya alcanzado. Tome un tiempo para salir del ejercicio y volver a lo que lo rodea. Muévase despacio cuando haya terminado. Sienta su cuerpo. Mire alrededor de la habitación. Sienta cómo está de relajado. Y entonces, vuelva a su vida.

Ahora que tiene alguna información sobre la relajación, vamos a los ejercicios. Empezaremos con el de respiración profunda porque es fundamental y es fácil de hacer.

Activar la reacción de relajación

Un gran antídoto contra el estrés físico o psicosocial es hacer actividades de lo que Herbert Benson, M.D., del Instituto de Harvard del cuerpo y la mente, llama "la reacción de relajación". Hay una variedad de técnicas que logran el mismo estado de relajación: meditación, yoga, entrenamiento autógeno (una técnica de relajación que se basa sobre la conciencia de las sensaciones corporales), relajación muscular progresiva (tensar y relajar sistemáticamente diferentes grupos de músculos), imágenes guiadas (concentrarse y guiar los pensamientos y las imágenes mentales), e hipnosis. Reír, escuchar bella música y hacer el amor, todos causan la misma reacción. Un estudio reciente en *Alternative Therapies* encontró que aquellos que hacían yoga regularmente perdieron más peso que los que no lo hicieron[8]. Esta investigación demostró el papel tan significativo que el manejo del estrés puede jugar en la pérdida de peso.

Usted puede elegir una técnica que le parezca buena. La reacción de relajación puede experimentarse al practicar cualquiera de las siguientes de la manera adecuada.

* Meditación
* Ciertas clases de oraciones
* Entrenamiento autógeno
* Relajación muscular progresiva
* Imágenes guiadas
* Ejercicios Lamaze de respiración
* Yoga
* Tai qi quan
* Qi gong

Abajo, ofrezco unas formas simples para empezar a relajarse ya; ¡puede utilizar su respiración o incluso una sauna!

Respiración profunda

Empiece por colocarse en una posición cómoda. Si está en casa, siéntese en su silla favorita o acuéstese en algún sitio cómodo. Si está en la oficina, siéntese confortablemente en su silla con los pies en el suelo, la espalda derecha, y las manos sobre el regazo.

Puede desabotonarse el primer botón de la camisa o aflojar un poco los pantalones. Haga lo que sea necesario para sentirse cómodo. Cuando esté listo, cierre los ojos y comience el proceso de relajación.

Con calma fije su atención en la respiración. Dése cuenta de cómo respira. ¿Está respirando por la nariz o por la boca? ¿Toma bocanadas de aire grandes o superficiales? ¿Dónde siente la respiración? ¿En el pecho o en el estómago?

Una vez que tenga un sentido de su respiración, comience a inhalar despacio por la nariz y a exhalar despacio por la nariz. No se apresure. No hiperventile. Sencillamente respire con calma para adentro y para afuera por la nariz.

Mientras hace esto, trate de respirar profundamente hasta el abdomen. Coloque una mano en el estómago y al respirar haga que la mano suba y baje. Coloque la otra mano en el pecho, si quiere. A medida de que respira más profundamente hacia el abdomen, sentirá que el estómago se extiende más que el pecho.

Sienta que su cuerpo se relaja mientras usted respira profundamente. Ahora cuando exhale, piense en la palabra *relájese*. Inhale. Exhale. *Relájese*. Inhale. Exhale. *Relájese*

Siga este proceso por cinco o diez minutos, si quiere. Sencillamente concéntrese en respirar hasta el abdomen y decirse a sí mismo que se relaje. Sienta qué pasa en el cuerpo. Deje que los lugares donde siente tensión se relajen. Deje que el cuerpo se sienta como una cuerda floja. Relájese físicamente.

Cuando esté listo, vuelva despacio al momento presente. Mire alrededor de la habitación en que está. Gradualmente, vuelva a sus actividades con esta nueva actitud de relajación.

Versión corta de la respiración profunda

Puede utilizar esta técnica en una versión corta siempre que se sienta tenso. Puede ser que ya tenga experiencia con esto. Cuando se siente estresado, respira profundamente y suspira para liberar la tensión un poco. Convertir esto en una oportunidad consciente de relajarse puede ser una experiencia poderosa.

Cuando esté estresado, sencillamente cierre los ojos y respire de cinco a diez veces hasta el estómago y, en silencio, diga *relájese* mientras exhala. Dése cuenta de la sensación de relajación que siente en el cuerpo cuando hace esto. Permitirse estos momentos de relajación puede ser una poderosa herramienta para dominar el estrés.

Tome saunas o baños turcos (o de vapor)

Tomar saunas o baños turcos es muy efectivo para reducir el estrés y crear equilibrio en el sistema nervioso autónomo. Mejoran la circulación, ayudan a bajar de peso, equilibran el azúcar en la sangre y mejoran la desintoxicación.

Además, las saunas reducen las complicaciones y mejoran el funcionamiento cardiaco en pacientes del corazón. Cuando el sistema nervioso autónomo está bajo estrés crónico, los latidos del corazón son menos variables. Normalmente, hay una sutil variabilidad entre latidos. Si hay más variabilidad en el ritmo de latido a latido, el corazón y el sistema nervioso están saludables. Un ritmo menos sano tiene menos variabilidad, una línea recta. Las saunas y los baños turcos aumentan la variabilidad y salud del sistema nervioso[9]. Aunque no está claro el mecanismo exacto, se debe a sus efectos calmantes sobre el sistema nervioso, relajando los músculos, e incrementando la circulación. Puede deberse también a efectos directos sobre el centro de control del cerebro, el hipotálamo, que se afecta con la temperatura. También ayudan a eliminar toxinas que activan el estrés.

Para tomar una sauna o un baño turco, siga estas guías:

* Encuentre una sauna cercana.
* Comience despacio con cinco a diez minutos por sesión.
* Siga hasta 30 ó 60 minutos con períodos de enfriamiento o una ducha fría en la mitad.
* Permanezca bien hidratado durante las sesiones; lleve una botella de vidrio con agua a la sauna o al baño turco.
* Piense en comprar una sauna de infrarrojo para uso en casa.
* Asegúrese de tomar un buen suplemento multimineral cuando haga tratamientos de sauna (si es que no lo está

tomando ya) para reemplazar los minerales que se pierden al sudar.

✳ Aunque las saunas se han usado para tratar la enfermedad coronaria y la diabetes, si usted tiene alguna condición crónica, consulte con su médico antes de empezar terapia en sauna

---

Paso 3: Coma alimentos que reducen el estrés y evite los alimentos que producen estrés

---

Los principios básicos de la alimentación saludable que se delinean en el Capítulo 16 están diseñados para reducir el estrés y sanar el metabolismo. Siga esas guías para las comidas que se pueden disfrutar y las que se deben evitar.

Hay un número de alimentos que le ayudarán a relajarse y a reducir los síntomas del estrés crónico y otros que debe evitar para que no le causen más daño al cuerpo. El apoyo nutricional es muy importante para dominar el estrés. Mejorar el azúcar en la sangre y el control de la insulina al reducir el consumo de azúcares refinadas y carbohidratos (carbohidratos de alta carga glicémica) y aumentar el consumo de grasas omega-3, fibra y vitaminas específicas, como complejo de vitamina B, zinc, vitamina C y otros antioxidantes es muy importante. Niveles altos de azúcar en la sangre y de insulina son parte del círculo vicioso de la estimulación de las glándulas adrenales y la producción de hormona de estrés.

Los nutrientes también son importantes para ayudar a los sensores de las hormonas esteroides, como el cortisol, a que funcionen correctamente. Estos incluyen B6, B12 y ácido fólico. Estas vitaminas también son importantes para desintoxicar el cuerpo del exceso de adrenalina y cortisol.

Otras que pueden ser útiles son la vitamina B5 o ácido pantoténico y la vitamina C. El potasio y el magnesio también equilibran las glándulas adrenales. Se encuentran en las verduras de hojas oscuras y en muchas frutas, verduras y granos enteros. Aumentar el consumo de grasas omega-3 de pescado silvestre y semillas o aceite de linaza puede reducir la inflamación y sus efectos negativos sobre el eje hipotálamo-pituitaria-adrenal.

Los antioxidantes, también encontrados en las frutas y verduras, ofrecen defensa adicional contra los efectos del estrés. El estrés causa oxidación (vea el Capítulo 12), así que los antioxidantes como las vitaminas E y C y la coenzima Q10 y el ácido lipoico pueden ser útiles. Una buena multivitamina y suplementos minerales pueden ayudar en casi todas estas situaciones (vea el Capítulo 16).

Paso 4: Use hierbas para reducir el estrés

Ciertas hierbas pueden ayudarle con el estrés. Si quiere añadir otra dimensión a su programa de reducción de estrés, pruebe los remedios herbales. Puede reducir la hiperactividad y aumentar la resiliencia de su sistema al usar hierbas equilibrantes o adaptógenos (llamadas así porque pueden ayudarle a adaptarse al estrés). Estas incluyen:

* Ginseng
* Rhodiola
* Ginseng de Siberia
* Ashwagandha
* Regaliz

Paso 5: Use suplementos que reducen el estrés

Si le interesa añadir suplementos para el régimen de reducción de estrés, hay algunos que han demostrado ser útiles para los factores físicos de estrés. Estos son:

* Vitaminas de complejo-B
* Magnesio
* Vitamina C
* Zinc

Paso 6: Piense en medir su estrés por medio de exámenes

Hay exámenes específicos que ayudan a identificar su reacción de estrés y si es demasiado activa o poco activa y pueden ser útiles para seguir el tratamiento adecuado.

Índice adrenal de estrés

Son cuatro exámenes separados de cortisol en la saliva en cuatro momentos diferentes del día. Algunos laboratorios hacen este examen que ayuda a identificar si su reacción de estrés está funcionando normalmente, si usted está acelerado, o desgastado. Cada hallazgo significa un tratamiento diferente.

Examen de cortisol urinario de 24 horas

Es una medida de la hormona de estrés en la orina. Cuando está muy elevada, se considera una enfermedad (el síndrome de Cushing), pero si es moderadamente alta, es un gran indicador de una reacción de estrés muy activa. Hacer este examen y encontrar niveles altos ha sido una de las mejores maneras de mostrarle a la gente por qué no bajan de peso y por qué necesitan relajarse.

Examen de IGF-1

Es una medida de la hormona del crecimiento, que decae siempre que sube el estrés o el cortisol. La hormona del crecimiento es importante para desarrollar músculo y mantenerse joven.

El estrés y el programa del UltraMetabolismo

Para abrir las claves del UltraMetabolismo se requiere ver todo el cuerpo como un sistema. El estrés afecta todo y casi todo lo que hacemos causa estrés, como la privación de sueño o comer azúcar o sentirse sobrepasado por la vida. Trabajar diligentemente para arreglar estos problemas puede marcar una gran diferencia en la salud y en el peso a través del tiempo.

Siempre con sueño

Joseph tenía menos de 55 años y pesaba 140 kilos. Era un ejecutivo de una corporación que había hecho grandes avances en su carrera. Había trabajado incesantemente para subir en la compañía, pero a medida que él subía, su peso también.

Se alimentaba cuando podía: siempre que había una oportunidad, él comía, sin ninguna planeación. De repente se sentía hambriento y se comía todo lo que encontraba: una bolsa de pretzels, una gaseosa, o algún otro refrigerio de carbohidratos bajos en grasa y altamente refinados. La máquina que vendía paquetes en su oficina era su aliada. Tomaba café como una infusión para mantenerse activo a lo largo del día.

Cuando lo vi por primera vez, estaba en una dieta baja en grasa, vegetariana y sin sal para tratar de controlar su peso, la tensión arterial alta y el alto nivel de colesterol. Los médicos le habían dado un cóctel de medicinas para ayudar: Lipitor para el colesterol y tres medicinas para la tensión arterial. Sin embargo, a pesar del tratamiento, tenía síndrome metabólico y era impotente.

A medida que se engordaba alrededor de la cintura, se sentía más cansado. Incapaz de sentarse y trabajar en el escritorio sin caer dormido, tenía un escritorio para trabajar de pie y así trabajaba la mayor parte del día. Desarrolló várices.

Su esposa estaba en el consultorio en la primera entrevista. "¿Ronca?", le pregunté. "¿Ronca?", contestó ella. Sus ronquidos eran tan fuertes que lo habían mandado a dormir a otra habitación. Parecía que el peso, la prediabetes, la tensión arterial alta y el colesterol se producían por falta de sueño. La privación crónica del sueño perturba todas las hormonas que controlan el peso y los antojos de azúcar y carbohidratos almidonados y lleva a todas las complicaciones de la tensión arterial alta, el colesterol y la diabetes. Después de que le di la máquina especial para la apnea del sueño, le pedí que dejara su dieta y lo puse en una dieta de alimentos reales, integrales. Se le quitó la impotencia, los triglicéridos bajaron de 259 a 80 mg/dl y el nivel de HDL subió de 38 a 59 mg/dl (ambos en un rango ideal). Los niveles de azúcar e insulina volvieron a lo normal y finalmente pudo trabajar sentado sin caer dormido.

La apnea del sueño

La apnea del sueño es un desorden en el cual una persona deja de respirar por la noche, quizás cientos de veces, por lapsos de diez segundos o más. En la mayoría de los casos la persona no se da cuenta, aunque a veces se despierta ahogado. Las personas que tienen apnea del sueño pueden no saberlo, pero inevitablemente causa somnolencia diurna, aumento de peso, enfermedad del corazón y los pulmones, tensión arterial alta y resistencia a la insulina. A menudo no se diagnostica. Si usted ronca (simplemente pregunte a su compañero) y tiene sobrepeso, pídale a su médico que le haga un estudio de sueño.

Resumen

* El estrés hace que se segregue cortisol, una hormona que dispara en el torrente sanguíneo una cadena de eventos que lo hacen subir de peso. Puede echar este proceso para atrás si practica la relajación.

Capítulo 11

Apague el fuego de la inflamación:

Fuegos ocultos que lo engordan

El cuerpo en fuego: La conexión grasa-inflamación

Jill era una de mis pacientes "holísticas". Tenía 52 años cuando vino a verme por primera vez y traía una larga lista de quejas. Parecía tener todas las enfermedades: fatiga crónica, fibormialgia, síndrome de colón irritable, enfermedad inflamatoria intestinal, artritis reumatoidea, reflujo, sinusitis crónica, hipotiroidismo, colesterol alto, resistencia a la insulina, alergias a alimentos, asma y una extraña enfermedad de inmunodeficiencia. Y tenía sobrepeso, que era lo que la mortificaba en verdad.

Siempre había sido muy delgada y había subido más de 20 kilos durante su enfermedad. Tomaba un frasco diario de medicinas, una píldora para cada enfermedad, prescritas por innumerables médicos quienes trataban de curar cada una de las enfermedades. Durante años, ella y yo luchamos juntos y ensayamos todo lo que sé, hicimos todos los exámenes, en busca de pistas y causas y encontramos muchas: mercurio, alergia a algunos alimentos, desequilibrios hormonales, deficiencias nutricionales y estrés, todos los cuales contribuían al estado de inflamación general. Tenía más enfermedades inflamatorias que cualquier otro paciente que he visto. ¿Cómo podía una persona tener tantos problemas de inflamación?

El intestino, las articulaciones, los conductos nasales y los pulmones estaban inflamados. Tratamos todos los problemas y mejoraba ligeramente, sólo para recaer de nuevo. Un día vino a verme desesperada, después de meses de antibióticos para la sinusitis crónica, el aumento de peso, la fatiga intolerable y el dolor en las articulaciones. Incluso, recibía mensualmente inyecciones intravenosas de anticuerpos que le recetaba el doctor para el sistema inmune, porque no le funcionaba bien. Estaba dispuesta a hacer cualquier cosa.

Le aconsejé hacer un estricto programa antiinflamatorio de desintoxicación por dos semanas: sólo proteína de arroz antialérgico (vendido en polvo concentrado), arroz, verduras y pescado al vapor. Tuvo una notable mejoría de casi todos los síntomas. Ahí, me di cuenta de que ella no había eliminado completamente lo que habíamos identificado años atrás como un problema: el gluten.

Ella había tratado de eliminarlo, pero siempre se colaba entre los alimentos y por eso era que ella recaía y recaía. Le mandé un correo electrónico muy fuerte y le dije que tenía que eliminar el gluten completamente, ciento por ciento, durante tres meses. Ella entendió. La intolerancia al gluten (que está en el trigo, la cebada, el centeno y la avena) y las alergias a los alimentos causan inflamación, retención de líquidos, y aumento de peso. El gluten es una de las más frecuentes causas sin diagnosticar de la inflamación y promueve el aumento de peso.

La siguiente vez que la vi, yo estaba dando una conferencia en un teatro en Nueva York. Oí que alguien me llamaba: "Mark, ¿eres tú?" Me di vuelta y vi a una mujer en un bello vestido de noche, radiante y esbelta. Me tomó un minuto antes de darme cuenta que era Jill, con 16 kilos menos y completamente saludable.

Todas las enfermedades inflamatorias y autoinmunes las causaba la enfermedad celíaca. Esta se caracteriza por la intolerancia a una proteína de los granos llamada gluten, que se encuentra en el trigo, la cebada, el centeno, la avena, el spelt y el kamut. Es una condición alérgica que afecta a muchos, aunque a pocos se les ha diagnosticado porque toma formas muy diferentes, una de las cuales es aumento de peso o la incapacidad de bajar de peso.

Cuando se liberó por completo del gluten, le cambió el mundo. Cuando la vi esa noche, su esposo me dijo: "Gracias por devolverme a mi esposa".

¿Qué es la inflamación?

¿Qué es la infamación y qué tiene que ver con el sobrepeso?[1] La investigación reciente vincula la obesidad con la inflamación. Tener sobrepeso promueve la inflamación y la inflamación promueve la obesidad en un círculo vicioso terrible. Más de la mitad de los norteamericanos están inflamados y la mayoría de ellos no lo sabe. Ir a la raíz de la inflamación y curarla es clave para reducir la epidemia de obesidad y la talla de la cintura.

¿Qué es la inflamación, entonces? La mayoría de nosotros sabemos qué es la inflamación. Los signos clásicos son dolor, hinchazón, enrojecimiento y calor, como la irritación de garganta o una uña infectada. Esto es bueno porque nos defiende de invasores extraños de todo tipo.

La inflamación es parte del sistema natural de defensa del cuerpo contra la infección, la irritación, las toxinas y otras moléculas extrañas. Para defenderlo a usted de invasores extraños, una cascada de eventos específicos ocurre: los glóbulos blancos y químicos específicos (citoquinas) se movilizan.

Pero algunas veces el equilibrio natural del sistema inmune, que produce apenas la inflamación necesaria para mantener bajo control las infecciones, los alergenos, las toxinas y otros factores de estrés, se perturba. El sistema inmune cambia a un sistema crónico de alarma o inflamación y el cuerpo siente un fuego continuo. Este fuego en el corazón causa la enfermedad cardiaca, en el cerebro causa demencia y la enfermedad de Alzheimer, en todo el cuerpo causa cáncer, en los ojos causa ceguera y, como apenas estamos descubriendo, en nuestras células grasas causa obesidad.

Aunque este proceso inflamatorio es protector, puede volverse perjudicial, no sólo en individuos con enfermedades inflamatorias como la artritis sino también en personas sanas cuyos estilos de vida y/o ambientes los exponen a sustancias que el cuerpo percibe como irritantes, tales como infecciones leves por enfermedad de las encías, alergenos de los alimentos, toxinas, e incluso alimentos inflamatorios como el azúcar y la grasa animal.

De igual manera, la inflamación algunas veces es obvia, como cuando un área se hincha, se enrojece y está caliente al tacto, pero lo que la ciencia nos está enseñando es que la inflamación puede ocurrir silenciosa e insidiosamente, sin ningún síntoma. Está surgiendo como una causa importante de la enfermedad del corazón, de la diabetes, del cáncer, la enfermedad de Alzheimer y del envejecimiento en general. También está conectada con el aumento de peso. La inflamación es un asesino silencioso y a menos que se trate adecuadamente puede tener efectos desastrosos sobre el peso y la salud.

Cualquier cosa que cause inflamación puede hacerlo subir de peso y cualquier aumento de peso puede causar más inflamación. Las causas más comunes de la inflamación sistémica son nuestra dieta moderna (azúcar, grasa animal, alimentos procesados o la dieta con alta carga glicémica que la mayoría de los norteamericanos comen), y la falta de ejercicio. Otras cosas contribuyen en menor grado como los alimentos (particularmente el gluten) y alergenos del ambiente, infecciones, estrés y toxinas.

Para ayudarle a saber si usted sufre o no de inflamación crónica, tome el siguiente examen.

¿Está usted inflamado?

Anote un punto cada vez que conteste "sí" a las preguntes siguientes y marque la caja de la derecha. Vea la página 85 para acordarse de cómo interpretar el puntaje.

	sí
¿Tiene alergias por la estación o por el ambiente?	☐
¿Tiene alergias a algunos alimentos o se siente mal después de comer (pereza, dolor de cabeza, congestión, confusión)?	☐
¿Trabaja en un ambiente mal iluminado, con químicos, y mala ventilación?	☐
¿Está expuesto a pesticidas, químicos tóxicos, ruido alto, metales pesados y jefes y compañeros tóxicos?	☐
¿A menudo tiene resfriados e infecciones?	☐
¿Tiene una historia de infecciones crónicas como hepatitis, infecciones de la piel, úlceras bucales, y fuegos en la boca (Herpes simple)?	☐
¿Tiene sinusitis y alergias?	☐
¿Tiene asma o bronquitis?	☐
¿Tiene dermatitis (eczema, acné, sarpullidos)?	
¿Tiene artritis (osteoartritis/ desgaste degenerativo)?	☐

¿Tiene enfermedades autoinmunes (artritis reumatoidea, lupus)? ☐

¿Tiene colitis o enfermedad inflamatoria intestinal? ☐

¿Tiene síndrome de colón irritable (colón espástico)? ☐

¿Tiene problemas como ADHD (desorden de atención e hiperactividad), autismo, mal genio, o problemas de comportamiento (parte de una familia de problemas llamados neuritis)? ☐

¿Tiene enfermedad cardiaca, o le ha dado un infarto? ☐

¿Tiene diabetes o está en sobrepeso (IMC mayor de 25)? ☐

¿Tiene enfermedad de Parkinson o tiene historia familiar de Parkinson o Alzheimer? ☐

¿Siente mucho estrés en su vida? ☐

¿Hace ejercicio menos de 30 minutos tres veces por semana? ☐

Si usted está inflamado por cualquier razón, es muy importante que encuentre la causa y reduzca la inflamación, no solamente para bajar de peso sino porque es una causa importante de todas las enfermedades degenerativas de la civilización moderna: enfermedad cardiaca, demencia, diabetes y cáncer. Ahora que sabe si usted está inflamado, puede actuar para apagar el fuego que le quema el cuerpo. Este capítulo le enseñará cómo hacerlo.

La red corporal: Determine las causas de la inflamación

El hecho de que la medicina esté dividida en especializaciones no tiene nada que ver con la manera como el cuerpo está organizado. Crear especializaciones como la endocrinología, la cardiología, la inmunología y demás, era cómodo cuando no sabíamos muy bien cómo funciona el cuerpo. Ahora sabemos que trabaja como una red en la que todo está conectado.

Usar las siete claves puede ayudarlo a entender lo que pasa pero ellas son sólo una manera de describir el sistema interconectado muy complejo que es el cuerpo. Tendemos a concentrarnos en sistemas particulares o síntomas particulares como reflejos de problemas con algunas partes del cuerpo, pero la verdad es que el cuerpo es una red intrincada*. Cada parte afecta las demás. La inflamación es un excelente ejemplo de esto.

Si cualquiera otra de las seis claves para el UltraMetabolismo está desequilibrada, puede causarle inflamación. Esto significa que todo lo que usted ha aprendido en este libro y todo lo que tiene que aprender contribuye a la inflamación. Una dieta desequilibrada, un mal estilo de alimentación, estrés, falta de ejercicio, oxidación, una tiroides desequilibrada y un hígado graso, tóxico; todos estos factores pueden hacer que usted se inflame.

Las dietas altas en grasas saturadas o grasas animales o grasas trans también aumentan los niveles totales de inflamación[2], igualmente el consumo de falsos alimentos y muchas calorías. Una dieta con alta carga glicémica incrementa poderosamente la inflamación. De hecho, los últimos avances en la investigación sobre la obesidad han identificado la inflamación como un culpable importante de aumento de peso, especialmente cuando está relacionada con desequilibrios del azúcar en la sangre causados por la resistencia a la insulina o la prediabetes (y, como sabe por el Capítulo 10, la resistencia a la insulina se dispara por una dieta con alta carga glicémica). Según un estudio, la inflamación aumenta el riesgo de diabetes en 1.700 por ciento[3,4].

Hágase un examen de proteína C reactiva para la inflamación

Si esta preocupado por el nivel de inflamación, le recomiendo que hable con su médico sobre un examen que mida los niveles de proteína C reactiva (CRP, sigla en inglés). Esta es una proteína

---

* Para doctores y aquellos interesados en la ciencia que apoya este nuevo paradigma médico, les recomiendo *The Textbook of Functional Medicine* (El libro de texto de la medicina funcional).

que se encuentra en la sangre y es la que señala la inflamación. Su presencia es el mejor indicador de que tenemos un alto estado de inflamación corporal. Entre más información tenga sobre la inflamación en su sistema, estará en mejor posición para reaccionar.

Mientras tanto, miremos más de cerca cómo ocurre la inflamación en el cuerpo y exploremos maneras de contrarrestarla desde ya.

Fuego en el estómago: Las células grasas avivan las llamas

Sus propias células grasas, las que tiene en la cintura, son a menudo la principal fuente de inflamación. Esto es porque las células grasas (llamadas adipocitos) sirven para algo más que sostener los pantalones u ofrecer energía almacenada para una fecha futura cuando usted esté muriendo de hambre. Producen hormonas como leptina, que reduce el apetito; resistin, que lo hace resistente a la insulina; y adiponectina que lo vuelve más sensible a la insulina y baja el azúcar en la sangre. Adicionalmente, producen las hormonas estrógeno, testosterona y cortisol. Recientemente hemos descubierto que las células grasas también producen moléculas antiinflamatorias (recuerde las citoquinas) como IL-6 y TNF-Alfa. Como puede ver, las células grasas viven ocupadas controlando el apetito, el equilibrio hormonal y la inflamación.

Los adipocitos, el término médico para las células grasas, producen adipocitoquinas, otro término para las moléculas inflamatorias o citoquinas que vienen de las células grasas. Puede que esté confundido. ¿Las células grasas producen hormonas o citoquinas? ¿Son parte del sistema endocrino o parte del sistema inmune? La respuesta es ¡todas las anteriores!

Las moléculas producidas por las células grasas crean el caos en el metabolismo al aumentar la inflamación, aumentar el apetito, disminuir el quemado de grasa y aumentar las hormonas de estrés. Existen en abundancia cuando el sistema está desequilibrado por excesivo estrés, demasiada azúcar, demasiadas grasas trans, o exposición a una sobrecarga de toxinas, alergenos o infecciones.

Estas moléculas tienen nombres raros como IL-1-beta, IL-6, TNF-alfa, resistin, leptina, adiponectina y más. La grasa alrededor de la cintura, el VAT, prende un fuego en su estómago que se extiende por todo el sistema y manda estas moléculas mensajeras inflamatorias por todo el cuerpo. Y el fuego en el resto del cuerpo crea más fuego en el estómago y se crea un círculo vicioso de inflamación, estrés oxidativo y cambios metabólicos que conducen al aumento de peso y al síndrome metabólico o prediabetes.

La conclusión es: las células grasas promueven la inflamación, lo que lleva a más células grasas, lo que promueve más inflamación hasta que usted está muy inflamado y tiene mucho sobrepeso. Librarse de la inflamación le ayuda a perder grasa y perder grasa le ayuda a librarse de la inflamación.

Los PPAR, el interruptor para la inflamación y el aumento de peso. El vínculo entre la dieta y los genes

Un grupo de receptores que abundan en la superficie del núcleo de las células grasas y hepáticas llamados la familia PPAR (alfa, beta y gamma)[5] es importante para entender la conexión inflamación-metabolismo-peso. Los PPAR son pequeños puertos en las células que se comunican con el ADN para activar o desactivar el metabolismo. Ciertos alimentos (en particular cierta clase de grasa) activan los receptores PPAR y otros alimentos los desactivan.

Esto explica por qué la inflamación produce aumento de peso y nos muestra cómo podemos usar antiinflamatorios naturales para bajar de peso.

Los alimentos les hablan a los genes. Específicamente, le hablan a la familia de receptores PPAR y les dicen que lo hagan subir o bajar de peso, apagan la inflamación o aumentan el fuego. Claro que necesitamos tanto la habilidad de crear la inflamación para luchar contra las infecciones o el daño como la habilidad de reducir la inflamación.

Este equilibrio es la clave de la salud. Una de las moléculas inflamatorias producidas por las células grasas cuando comemos demasiado azúcar, demasiada grasa saturada o simplemente muchas calorías se llama factor de necrosis tumoral-alfa (o TNF-alfa). Se une a los PPAR dentro de las células y los bloquea.

Esta molécula inflamatoria disminuye el metabolismo, vuelve al cuerpo resistente a los efectos de la insulina y causa aumento de peso. Comer alimentos de mala calidad (azúcar, grasas trans, grasa saturada, etcétera) que no encajan en nuestras necesidades evolutivas hace que el cuerpo mande mensajes inflamatorios, invalidando el metabolismo y haciendo subir de peso. Esta no es simplemente una teoría; ahora sabemos cómo estos alimentos les hablan a los genes.

Una de las investigaciones más interesantes de los últimos años se ha centrado sobre cómo los mismos alimentos que ayudan a bajar de peso (grasas omega-3 que se encuentran en el pescado, el aceite de linaza, las verduras y las frutas ricas en antioxidantes y fitonutrientes) también inhiben la inflamación.

¿Drogas o alimentos? Trabajar con o contra el cuerpo

Se gastan enormes cantidades de dólares en investigación para encontrar drogas nuevas que activen o desactiven los receptores PPAR y crear una píldora "mágica" para bajar de peso. Una clase nueva de drogas llamadas TZD (tiazolidinedionas), que se usan para la diabetes para mejorar la sensibilidad a la insulina y reducir la inflamación, plantea promesas en esta área.

Como siempre, el énfasis está sobre un compuesto sintético que interferirá de alguna manera con la función corporal. Los investigadores médicos creen que las drogas son la única arma contra la enfermedad; por lo tanto, son las únicas herramientas que se investigan, aun cuando los alimentos, el estilo de vida o los productos naturales puedan ser más efectivos.

Pero las drogas no son la solución. Los receptores PPAR no están en las células para que un día una compañía farmacéutica gane billones de dólares al encontrar la molécula que los activa. Están ahí para regular la energía de nuestro metabolismo al usar las señales a las que estuvimos expuestos todo el día: ¡alimentos y ejercicio! El aceite de pescado se une a los receptores

PPAR para hacer lo mismo que estas drogas tratan de hacer y lo hace mejor que las medicaciones a un costo sustancialmente reducido (una droga TZD cuesta $164 dólares al mes, una botella de aceite de pescado cuesta $10 o $20 dólares al mes).

De hecho, un estudio reciente de *British Medical Journal* contradijo otro estudio que promovía una "polipíldora" que podía darse a todo el mundo para prevenir la enfermedad cardiaca. Darles a todos una píldora con una dosis baja de aspirina, estatina, un beta-bloqueador, un inhibidor de la enzima convertidora de la angiotensina (IECA) y ácido fólico, declaraba el primer investigador, podía significar la reducción de la enfermedad cardiaca.

El estudio nuevo mostró que una "policomida" era aun mejor; cuatro onzas de pescado silvestre (por ejemplo, salmón), cinco onzas de vino rojo, tres y media onzas de chocolate oscuro, dos y media onzas de almendras, 400 gramos de frutas y verduras (como una libra, o dos manzanas y dos tercios), y un diente de ajo al día podían reducir en 75 por ciento todas las enfermedades cardiacas y aumentar la expectativa de vida en siete años al mandar los mensajes adecuados a los genes. No hay efectos secundarios.

Las drogas tienen efectos secundarios; los alimentos no

¿Se ha tomado el tiempo para leer el inserto que viene con todas las medicinas recetadas? Lo hace a uno pensar qué es peor, la enfermedad o los posibles efectos secundarios al ingerir "la cura". Siempre habrá consecuencias fisiológicas por tomar medicinas. Estas son leyes biológicas inevitables de causa y efecto. Las escuelas de medicina y farmacología les enseñan esto muy pronto a sus estudiantes: sea que aparezcan o no, todos los medicamentos son tóxicos para el cuerpo en

diferentes grados y con frecuencia resultan en consecuencias involuntarias.

Los medicamentos tienen un papel en la medicina,
pero deben ser el último recurso para tratar una enfermedad, no el primero. Las drogas bloquean o interfieren con nuestra biología de algún modo. Estas son las
antidrogas, los inhibidores y bloqueadores de nuestro
botiquín: antiinflamatorios, antidepresivos, antibióticos, beta-bloqueadores, calcioantagonistas, inhibidores
de la enzima convertidora de la angiotensina (IECA) y
más. Están diseñados para trabajar contra el cuerpo y
no con él y, por lo tanto, tienen potenciales y significativos efectos secundarios y riesgos.

La primera pregunta no debe ser: "¿Cuál es la mejor
droga para este problema?" Sino, "¿cómo está diseñado
el cuerpo y cómo se puede trabajar con él para volver a
un estado de equilibrio y función óptima?"

El cuerpo está diseñado brillantemente para que
funcione bien cuando se le dan todos los ingredientes adecuados. Los genes reciben mensajes del medio
a cada momento. Los alimentos y las moléculas que
contienen poseen toda la información para activar los
genes que restauran el funcionamiento normal, sin
efectos secundarios. Los mensajes especiales de los
alimentos actúan en los mismos lugares de las células que los medicamentos, pero en lugar de bloquear
algo, facilitan la fisiología normal y activan o desactivan mensajes que devuelven el equilibrio, la salud y el
metabolismo óptimo.

Apagar la inflamación

Muchos estudios muestran que los cambios en la dieta, el estilo
de vida y el ejercicio pueden reducir la inflamación. Una dieta

más alta en fibra, aceite de oliva y carbohidratos de baja carga glicémica, más baja en grasa saturada y colesterol y alta en grasas omega-3 reduce la inflamación y mejora la sensibilidad a la insulina[6]. Solamente un consumo incrementado de fibra, baja la inflamación y los niveles de proteína C-reactiva[7].

El doctor David Jenkins de la Universidad de Toronto, ha demostrado que comer una dieta combinada de alimentos de soya, fibra viscosa o soluble (glucomanano o konjak), almendras y esteroles vegetales (grasa vegetal encontrada en pequeñas cantidades en las frutas, las verduras y las nueces) baja tanto el colesterol como la inflamación igual que las populares drogas con estatinas que se promueven tanto para bajar el colesterol como la inflamación[8]. Los alimentos de soya también reducen la inflamación.

Adicionalmente, eliminar las causa de la inflamación y añadir remedios herbales y suplementos a la receta del Ultra-Metabolismo puede mejorar sustancialmente el estado corporal inflamado. Para apagar el fuego en el cuerpo, use este protocolo de seis pasos:

* **Paso 1:** Elimine los factores que causan inflamación.
* **Paso 2:** Dirija sus genes para que desactiven las señales de inflamación.
* **Paso 3:** Coma alimentos que reduzcan la inflamación y evite los alimentos que la causan.
* **Paso 4:** Use hierbas para reducir la inflamación.
* **Paso 5:** Use suplementos para reducir la inflamación.
* **Paso 6:** Hágase exámenes para saber si tiene inflamación y por qué.

Si tiene problemas con esta clave del UltraMetabolismo y tiene fuego en el cuerpo, puede controlar la inflamación siguiendo estos pasos. Al hacerlo, personalizará la receta del UltraMetabolismo para satisfacer sus necesidades propias y activará los genes que lo hacen bajar de peso y desactivará los que lo han estado haciendo subir. Si su puntaje es alto en el cuestionario de este capítulo, trate de hacerse los exámenes delineados en el Paso 6 y busque también ayuda médica profesional. Miremos cómo puede hacer exactamente para que este proceso funcione para usted.

Paso 1: Elimine los factores que causan inflamación

Tenemos que encontrar los factores que aumentan la inflamación y librarnos de ellos. Usted puede tomar todos los medicamentos antiinflamatorios que quiera (o comer todo el aceite de pescado y los trocitos de chocolate que quiera), pero si no se libra de la causa simplemente estará tapando los síntomas.

Es como el adagio de mi mentor, Sydney Baker, M. D.: "Si está parado sobre una puntilla, tiene que tomar mucha aspirina para sentir alivio. El tratamiento para estar parado sobre una puntilla es quitar la puntilla". El tratamiento para la inflamación está en los alimentos y en los zapatos. Lo que come y el ejercicio que hace son los factores más importantes que controlan la inflamación.

Encontrar las causas de la inflamación no es fácil. Las más comunes y obvias son la dieta y el sedentarismo. Pero hay muchos factores y a veces se necesitan exámenes especializados para encontrar las causas ocultas.

Los factores de la dieta como el exceso de azúcar, los carbohidratos refinados, las grasas saturadas o trans, o simplemente muchas calorías también causan inflamación. A veces, la causa puede ser una infección oculta, algo que come o respira y a lo cual es alérgico, o una toxina del ambiente.

El estrés también causa inflamación. Y estar sentado sin hacer nada también causa inflamación; el ejercicio regular es uno de los mejores antiinflamatorios del planeta[9]. Las multivitaminas también son una gran herramienta natural antiinflamatoria[10].

Al identificar las causa de la inflamación – azúcares y carbohidratos refinados de alta carga glicémica que se absorben rápidamente; las grasas saturadas y trans; la falta de ejercicio; el gluten; alergias a los alimentos; el moho en sótanos húmedos o en cuartos de baño mohosos, u oculto en las paredes; una infección oculta como un virus, parásito o bacteria que no cause inmediatamente síntomas obvios; o un medicamento que usted esté tomando – y librarse de ellas, usted puede detener la inflamación crónica.

Algunas veces esto requiere un trabajo de detective, exámenes y trabajar con un doctor experimentado, pero los resultados para el peso y la salud valdrán el esfuerzo.

Paso 2: Dirija sus genes para que desactiven las señales de inflamación.

Para apagar la inflamación del cuerpo, se necesita mandarles el mensaje adecuado a los genes. La falta de ejercicio (vea el Capítulo 13) y el estrés (como aprendimos en el Capítulo 10), más una dieta procesada de alta carga glicémica (vea el Capítulo 9), todo esto les dice a los genes que produzcan inflamación.

El mensaje clave de este libro es que *los alimentos se comuniquen con los genes*. Los alimentos afectan el peso (y todo lo demás) al mandar mensajes de quemar o almacenar grasa. Esto lo hacen a través de algo llamado los factores de trascripción. Estos son proteínas reguladoras que inician la trascripción de ciertos genes cuando se ligan al ADN. Esto significa que estas pequeñas proteínas hacen que ciertas partes del código genético se puedan leer y no toman en cuenta otras partes. Dependiendo de qué partes del ADN decodifiquen estos factores de trascripción, el cuerpo recibe mensajes de subir de peso o de quemar la grasa más rápido. Estos factores de trascripción se regulan en parte por lo que comemos. Así es como los alimentos "les hablan" a los genes y les dicen que activen los genes que causan la inflamación y el sobrepeso o que activen los genes que reducen la inflamación y el sobrepeso.

Uno de los factores de trascripción más importantes se llama factor nuclear kappa B (NF-κB). Esta pequeña molécula crea mucho daño. Si se activa por estrés emocional, toxinas o radicales libres o ciertos alimentos tóxicos, inflamatorios o alérgicos, puede desencadenar la producción de más de 125 moléculas inflamatorias: una explosión de inflamación que afecta todo el sistema.

La buena noticia es que los antioxidantes en los alimentos y los suplementos pueden apagar esto. Volveremos con nuestro nuevo amigo NF-KB en el capítulo sobre el estrés oxidativo, pero lo menciono ahora porque el estrés oxidativo es una de las causas mayores de inflamación y es el estrés oxidativo el que activa el NF-KB, e inicia el ciclo terrible de la inflamación.

Coma las grasas adecuadas

Uno de los mejores modos de mandar mensajes correctos a los genes, reducir la inflamación y quemar grasa es comer las grasas adecuadas: las grasas omega-3 (EPA y DHA) que se encuentran en el aceite de pescado[11]. Se ha descubierto una grasa nueva que controla también la energía del metabolismo y la inflamación a través de los receptores PPAR: OEA (oleoylethanolamide)[12] (hallada comúnmente en la mantequilla de cocoa, el chocolate oscuro o los trocitos de cocoa; vea más abajo para mayor información).

Activar los receptores PPAR con aceite de pescado, antioxidantes o el chocolate, cierra el NF-KB y reduce la inflamación y el estrés oxidativo. Además de aceite de pescado y mantequilla de cocoa, que se encuentra en el chocolate oscuro o los trocitos de cocoa, los antioxidantes también activan los receptores PPAR. Por lo tanto, los antioxidantes también ayudan a volverse más sensible a la insulina, a quemar más grasa y a reducir la inflamación. Los antioxidantes en los alimentos y los suplementos pueden ayudar a regular el peso y usted aprenderá más sobre esto en el Capítulo 12.

Coma chocolate oscuro

Los alimentos que son altos en fitonutrientes tienen un amplio rango de antioxidantes y acciones antiinflamatorias.

Algunos de estos fitonutrientes, llamados flavonoles, se encuentran en frutas y verduras tales como bayas, uvas (de ahí los beneficios del vino rojo), té y cocoa. El chocolate[13] (del oscuro) contiene fitonutrientes llamados polifenoles*. Estos son antioxidantes naturales y moléculas antiinflamatorias que apagan la inflamación y ayudan a protegerse contra la obesidad. Es correcto. Lo dije. ¡El chocolate puede ser un alimento para bajar de peso!

---

*   Sustancias que se encuentran en muchas plantas que dan el color a algunas flores, frutas y verduras. Los polifenoles tienen poderosos antioxidantes y antiinflamatorios. Abundan en las bayas, el té verde y la cocoa.

Antes de que se levante a comprar chocolates, hay algunas advertencias. Primero, el chocolate debe estar libre de grasas saturadas añadidas y debe ser rico en cocoa. La cocoa es la planta de la que se hace el chocolate y es de donde vienen los antioxidantes y polifenoles antiinflamatorios.

Esta combinación de propiedades sólo puede hallarse en clases especiales de chocolate oscuro. Así que cuando vaya a comprar chocolates, tenga en cuenta lo siguiente: el chocolate debe tener sólo mínimas cantidades de azúcar adicional y debe tener tanta cocoa como sea posible. Muchos de los chocolates oscuros que hay en el mercado especifican en la etiqueta el contenido de cocoa. Debe buscar por lo menos el 70% de cocoa. Además, tenga en cuenta que incluso esta clase de chocolate oscuro debe comerse con moderación, aproximadamente una o dos onzas al día[14]. ¡No empiece a comer quince barras de chocolate al día pensando que esto va a mejorarle la salud!

También puede comer trocitos de cocoa: granos de cocoa enteros, sin procesar y asados. Son crujientes, deliciosos y llenos de polifenoles y OEA, una grasa especial que ayuda a quemar grasa.

Coma frutas y vegetales

Hay muchas más fuentes de fitonutrientes que el chocolate y la cocoa. Puede obtener muchos fitonutrientes antiinflamatorios si come alimentos vegetales con un alto índice de fitonutrientes (recuerde, esta es la medida de la cantidad total de químicos curativos en los alimentos vegetales). Si no come suficientes alimentos vegetales, nunca obtendrá esos nutrientes curativos. Un modo importante de reducir la inflamación del cuerpo es comer alimentos reales, enteros, sin procesar que tienen baja CG y alto PI. Si no come alimentos de alta calidad, seguirá inflamado y gordo.

Por ejemplo, hay estudios que han mostrado que la misma cantidad de calorías de las comidas rápidas crean más inflamación y estrés oxidativo que aquellas de las frutas y las verduras, que contienen estos importantes fitonutrientes. Así que una vez más, lo importante para bajar de peso y mantenerlo no es sólo cuestión de las calorías que come sino de dónde provienen, para crear un metabolismo sano y reducir la inflamación. Una dieta alta en fitonutrientes es crítica si quiere bajar de peso. La receta del UltraMetabolismo es justamente esa dieta.

Mueva el cuerpo

Nuestros ancestros jamás hicieron ejercicio. Cuando viajé a la China rural en 1984, nadie estaba haciendo *jogging*. Estaban muy cansados por cargar baldes de agua y aguas residuales, por trabajar en los campos todo el día y serruchar planchones de madera a mano. En un congreso sobre nutrición, sentado junto a Paul Ridker, M.D., el pionero de Harvard que ha comprobado el vínculo entre la inflamación y la enfermedad cardiaca, le pregunté por qué todos estábamos inflamados en el siglo veinte. Replicó que hacemos muchas menos cosas en términos de movernos y usar el cuerpo (lo que hoy se llama ejercicio) que las que nuestros ancestros hacían. De hecho, reducir la inflamación es probablemente la manera principal en que el ejercicio ayuda a prevenir la enfermedad cardiaca. Antes de que entre en pánico, recuerde que cualquier movimiento cuenta. En el Capítulo 13 aprenderemos sobre el ejercicio y las mitocondrias y cómo hacer ejercicio sin sentir dolor en cuanto es posible.

Domine el estrés

Ahora usted es un experto en estrés por haber leído el capítulo previo. Sabe de dónde viene y cómo manejarlo. Lo que quizá no sepa es cuánto puede el estrés aumentar la inflamación, ni cuánto puede la relajación y la reducción del estrés reducir la inflamación. Estudios tras estudios han mostrado que incluso en enfermedades como el asma, la artritis reumatoidea, sin mencionar la obesidad, la reducción del estrés tiene beneficios antiinflamatorios poderosos.

Paso 3: Coma alimentos que reduzcan la inflamación y evite los alimentos que la causan

La dieta es el factor más importante para ayudarle a reducir la inflamación. Las guías del UltraMetabolismo para una dieta óptima (vea el Capítulo 16) son antiinflamatorias. Además de las comidas típicas que aumentan la inflamación, como el azúcar, los alimentos procesados y las grasas trans, las causas comunes de problemas con el peso y el metabolismo pueden ser ciertas alergias a alimentos, sensibilidades y sensibilidad al gluten.

Alimentos que debe evitar porque causan inflamación

Además de seguir las guías básicas del Capítulo 16, algunos alimentos específicos pueden presentar problemas para algunas personas.

* *Alimentos alergenos* (los más comunes son el trigo, los lácteos, los huevos, el maíz, la soya y el maní). Eliminar y reintroducir estos alimentos, como en la Fase 1 de la receta del UltraMetabolismo, es la mejor manera de saber si usted reacciona a los mismos, aunque los exámenes también pueden ser una guía útil.
* *Gluten.* Hablo de este por aparte porque afecta al 1% o más de la población (millones de personas) y con frecuencia es una causa sin diagnosticar de la inflamación. Un examen puede confirmar si es un problema. Los granos que contienen gluten incluyen el trigo, el centeno, la cebada, el spelt, el kamut, y la avena.

Paso 4: Use hierbas para reducir la inflamación

Usar hierbas antiinflamatorias puede tener resultados notables. Añada estas hierbas a su régimen contra la inflamación sea en la dieta o en suplementos.

* Capsaicina (de la pimienta de cayena)
* Té verde
* Jengibre
* Quercetina (en la cáscara de las frutas y verduras)
* Cúrcuma (la especia amarilla que se encuentra en el curry)
* Cocoa

Paso 5: Use suplementos para reducir la inflamación

Una manera de disminuir los fuegos de la inflamación es tomar los siguientes suplementos. Añádalos a su régimen suplementario estándar de multivitaminas y minerales y aceite de pescado, los que son de por sí poderosos antitinflamatorios.

* Probióticos
* Enzimas (bromelina y otras enzimas proteolíticas)

Paso 6: Hágase exámenes para saber si tiene inflamación y por qué

Si su puntaje fue de moderado a alto en el cuestionario del principio del capítulo, usted puede señalar las causas de la inflamación y confirmar si en realidad es un problema si se hace los exámenes descritos abajo. Hay disponibles exámenes más avanzados. Además de los exámenes, le recomiendo fuertemente que busque ayuda médica profesional si su puntaje fue alto.

Examen de proteína C-reactiva ultrasensible

Este es el mejor examen para la inflamación. Mide el nivel general de inflamación pero no dice de dónde proviene. La razón más común para una alta proteína C-reactiva es el síndrome metabólico o la resistencia a la insulina. La segunda razón más común es alguna reacción a los alimentos: sensibilidad, una verdadera alergia o una reacción autoinmune, como ocurre con el gluten.

Los exámenes especiales que siguen pueden ayudar a identificar problemas con los alimentos y reacciones al gluten. Una advertencia sobre la proteína C-reactiva: si es alta (y alta es cualquier valor sobre 1.0), puede estar seguro de que está inflamado, pero si es normal, no puede estar 100% seguro de que no haya una inflamación en brasas en alguna parte (¡Si tan solo la medicina fuera una ciencia exacta!).

Examen de sensibilidad a los alimentos IgG

Aunque estos exámenes causan controversia todavía, estudios bien controlados[15] han mostrado que son útiles para identificar alimentos problemáticos y que su eliminación reduce los problemas de la inflamación. Yo los veo como guías imperfectas aunque útiles para localizar alimentos problemáticos.

Exámenes ELISA/RAST IgE
(exámenes para moho y alergias ambientales)

Este es el clásico examen de sangre que hacen los alergistas para las alergias agudas. Sin embargo, la exposición crónica al moho y las alergias, particularmente en edificios "enfermos", son un problema creciente que lleva a la inflamación y la mala salud.

Exámenes de intolerancia al gluten y enfermedad celiaca

Estos exámenes ayudan a identificar varias formas de alergia o sensibilidad al gluten o el trigo. El diagnóstico puede ser difícil. Abajo están los exámenes de sangre más comunes que se usan para identificar este problema, que puede causar una cantidad de enfermedades inflamatorias, desde las enfermedades autoinmunes hasta la obesidad, la demencia y aun el cáncer.

* Anticuerpos antigliadina IgA
* Anticuerpos antigliandina IgG
* Anticuerpos antiendomisio IgA

*   Anticuerpo anti-transglutaminasa tisular (IgA y, en caso de duda, IgG)

*   Antigliadina fecal IgA y tTG, un equipo casero para examinar la alergia al trigo o al gluten

*   Genotipos HLA DQ2 y DQ8, examen genético para la enfermedad celiaca o el gen de la sensibilidad al gluten

---

La inflamación: La causa escondida de la pérdida de peso y muchas enfermedades crónicas

---

Hay que hacer mucho énfasis en la importancia de buscar la causa y tratar la inflamación. Es algo que la mayoría de los médicos no están entrenados para hacer. Como usted ha aprendido, hay una manera de identificar si tiene inflamación con un examen de proteína C-reactiva. Entonces usted puede encontrar las causas en la dieta y el ambiente y corregirlas. Usted también puede hacer muchas cosas para ayudar a reducir la inflamación al incluir alimentos, hierbas y suplementos antiinflamatorios en la dieta, hacer ejercicio y relajarse. A medida que se enfría la inflamación, usted bajará de peso y toda la salud mejorará al mismo tiempo.

El aumento de peso menopáusico de 20 kilos

Shauna llegó a mi consultorio desesperada. Después de la menopausia, su vida estaba hecha pedazos. Llorando me contó cómo había subido 20 kilos en los últimos seis años y su matrimonio se estaba desbaratando. Se sentía deprimida, frustrada, cansada e incapaz de bajar de peso. Quería sentirse mejor y quería hacer ejercicio y comer mejor, pero se sentía exhausta todo el tiempo y cuando hacía ejercicio, se cansaba muy rápido.

Todo había empezado seis años atrás. Shauna fue donde el médico por los "calores" de la menopausia. El doctor le recetó Premarin, la forma más común de estrógeno (derivado de la orina de una yegua embarazada), que era el tratamiento estándar en ese momento. Poco después empezó a retener líquidos y desarrolló tensión arterial alta.

Para tratar la tensión alta, el doctor le recetó otra droga llamada Tenormin, un beta-bloqueador. Esta clase de medicamento disminuye el ritmo cardiaco y la tensión arterial y puede causar depresión, fatiga, disminución de la libido y más. Uno de los peores efectos secundarios es que el metabolismo del azúcar se vuelve más difícil. Como resultado, el cuerpo produce más insulina para que el azúcar entre en las células. Esto, a su vez, tiene un efecto dominó y causa más aumento de peso, mayor tensión arterial, más antojo de azúcar y más fatiga. Así que después de estar sana toda la vida, Shauna subió 20 kilos en dos o tres años, se deprimió y adquirió prediabetes, todo por una consulta sobre los calores.

Cuando hicimos exámenes, encontramos algo muy interesante. Yo sabía que sus abuelas eran diabéticas y aunque yo esperaba que fuera prediabética o resistente a la insulina, nos asombramos cuando encontramos que tenía incendiado el sistema. Medimos la proteína C-reactiva y encontramos algo asombroso. Normalmente debe ser de menos de 1.0 mg/L (miligramos por litro); sobre 3.0 mg/L se considera muy alta. Su nivel era de 22.0 mg/L lo que indicaba que había una cantidad enorme de inflamación en el cuerpo. La inflamación oculta interfería aún más con el metabolismo y conducía a mayor resistencia a la insulina y aumento de peso. ¿Pero cuál era la causa de la inflamación?

Era la hormona que tomaba, Premarin. Esa hormona aumenta la inflamación, la retención de líquidos y la tensión arterial, causa aumento de peso y hace necesaria la medicación para la tensión arterial.

Dos años después de que Shauna empezara la receta del UltraMetabolismo, había bajado los 20 kilos que antes había subido. Cuando le pregunté qué era lo que ella pensaba que había sido más efectivo, contestó: "Dejar de tomar Premarin y el beta-bloqueador. Mientras estuviera tomando esas medicinas, no podría bajar de peso". Después de que descontinuó las drogas que aumentaban la inflamación e interferían con el metabolismo, por fin, ella pudo detener el círculo vicioso de fatiga, antojos de azúcar y aumento de peso y pudo comer mejor y hacer más ejercicio.

Los calores desaparecieron y la tensión arterial volvió a lo normal. Su proteína C-reactiva bajó de 22.0 a 1.8mg/L y el colesterol bueno subió hasta 30 puntos. Ahora, dos años después, está feliz, su matrimonio ha encontrado un terreno más estable y se ve diez años menor.

Nota: Asegúrese de nunca dejar de tomar cualquier medicación sin la supervisión de su médico.

Resumen

* La inflamación está conectada con todas las amenazas contra la salud que enfrentamos hoy. Es en gran parte la responsable de la enfermedad cardiaca, el cáncer, la diabetes, la enfermedad de Alzheimer, la artritis, las enfermedades alérgicas y todos los desórdenes autoinmunes.

* La inflamación y la obesidad están íntimamente ligadas. Crean un círculo vicioso donde la inflamación conduce al aumento de peso y el aumento de peso lleva a más inflamación.

* Usted puede echar hacia atrás este proceso al modificar la dieta y el estilo de vida.

Capítulo 12

Prevenga el estrés que oxida:

Evite que los radicales libres se apoderen del sistema

Encontrar la causa de la oxidación

*C*onocí a Florence en uno de sus muchos viajes a Canyon Ranch, donde fui co-director médico durante nueve años. Siempre era una paciente deseosa de aprender la información sobre comer bien y hacer ejercicio. Tenía quizás de tres a cinco kilos de sobrepeso y más o menos 45 años. Aunque había tenido una menopausia prematura y había perdido hueso, era saludable.

El estrés de un divorcio difícil y ser madre trabajadora sola la habían deprimido ligeramente. No toleraba el Prozac que su médico le había recetado, así que trabajamos con alternativas. Poco después de su divorcio había cambiado de casa. Ahí fue que las cosas enloquecieron. Desarrolló fatiga crónica y disfunción de la tiroides y subió más y más de peso hasta tener casi 30 kilos de sobrepeso.

A pesar de que hacía ejercicio y trataba de comer bien, el hígado se le volvió graso, los niveles de azúcar en la sangre, insulina y colesterol subieron y las hormonas de estrés se dispararon. El apetito aumentó y no podía controlar sus deseos de azúcar. Obtuvo una incapacidad en su trabajo como maestra. Algo grave estaba pasando. Sus exámenes mostraron muchas cosas, incluido un alto nivel de estrés oxidativo u "óxido" y ADN dañado.

Las cosas empeoraron. Buscamos alergias a los alimentos, sacamos el mercurio de su sistema, ensayamos con antioxidantes y muchos suplementos. Ella mejoraba un poquito pero no respondía como yo quería. Entonces a su hija le dio artritis reumatoidea juvenil que se alivió cuando se fueron de vacaciones. Se aclaró todo; era algo en el ambiente.

Examinamos en busca de mohos y dimos en el clavo. Encontramos anticuerpo para esos mismos mohos en la sangre y también anticuerpos *para las toxinas de moho. Su cuerpo trataba repetidamente de luchar contra estas toxinas y con el tiempo estos esfuerzos aumentaron el estrés oxidativo, inflamaron el hígado y todo el cuerpo, y condujeron al aumento de peso porque habían dañado los centros de control del peso en el cerebro.*

Sus niveles de leptina eran altos: un signo de resistencia a la leptina lo que hace que no funcione el mecanismo normal de control del apetito. Y tenía niveles muy bajos de uno de los mayores frenos del apetito, un neurotransmisor llamado la hormona estimulante de melanocitos alfa (α-MSH).

Su compañía de seguros estuvo de acuerdo en tumbar la casa y construir una nueva. Se cambió, la mayoría de síntomas mejoraron, y finalmente perdió 20 kilos en cuatro meses.

La oxidación conduce al aumento de peso

Los radicales libres se toman el poder; por eso estamos aumentando de peso. Pero los radicales libres no son un grupo político de izquierda que quedó de la década de 1960. Son una causa central y a la vez un resultado de la obesidad.

Los radicales libres, o especies reactivas del oxígeno (ERO), causan una condición llamada estrés oxidativo, u oxidación. En el mundo visible se nota en la herrumbre de un automóvil o una manzana cortada que se vuelve color café. También es responsable de las arrugas de la cara cuando uno se ha expuesto mucho al sol a lo largo del tiempo. El problema es que el óxido no existe solamente en el mundo visible o externo, también nos oxidamos por dentro. Esto contribuye a un mal metabolismo, al aumento de peso y al envejecimiento. Piense en él como las arrugas interiores.

Veamos si usted está oxidado. Conteste el siguiente cuestionario para saber si usted está desequilibrado en esta clave del UltraMetabolismo.

¿Se está oxidando?

Anote un punto cada vez que conteste "sí" a las preguntas siguientes y marque la caja de la derecha. Vea la página 85 para recordar cómo se interpreta el puntaje.

	sí
¿Está fatigado casi siempre?	☐
¿Es sensible al perfume, al humo, u otros químicos?	☐
¿Tiene regularmente dolor muscular profundo o dolor en las articulaciones?	☐
¿Está expuesto a un nivel significativo de contaminantes ambientales o químicos en la casa o en el trabajo?	☐
¿Fuma productos de tabaco?	☐
¿Está expuesto al humo de segunda mano?	☐
¿Bebe más de tres bebidas alcohólicas a la semana?	
¿Se expone al sol o a la luz ultravioleta (cámaras de bronceado) más de una hora a la semana?	☐
¿Hace ejercicio menos de treinta minutos tres veces a la semana?	☐
¿Toma drogas recetadas, de venta libre, y/o de recreación?	☐
¿Describe su estrés diario como alto?	☐
¿Come alimentos fritos, margarina, o alimentos altos en grasa?	☐
¿Come menos de cinco a nueve porciones (cada una de ½ taza) de verduras de color profundo y frutas al día?	☐
¿A menudo come demasiado?	☐

La oxidación, como cualquier problema de los que se presentan en este libro, se puede controlar para que no interfiera con su programa de bajar de peso. Este capítulo le enseñará cómo.

Reducir el óxido = Reducir el peso

La oxidación es una reacción química básica que se encuentra en toda la naturaleza. Es una parte natural de nuestra biología pero una que se convierte en un gran problema si está fuera de control. Cuando algo se oxida, el oxígeno lo daña. Pero no la clase de oxígeno que respiramos, O_2, con el cual estamos familiarizados. La oxidación la causa una clase de oxígeno solitario llamado simplemente O.

Las moléculas de oxígeno van en pares. Les gusta tener dos electrones. Los radicales libres son una forma de oxígeno que contiene sólo una molécula de oxígeno, así que van por el cuerpo buscando un electrón para robárselo a otra molécula. Entonces la molécula a la que se le quitó un electrón se daña (u oxida) y esta, a su vez, corre por ahí buscando un electrón que pueda robar. Este proceso deja destrucción tras de sí: ADN dañado, membranas celulares dañadas, colesterol rancio, arterias tiesas que se parecen a una tubería herrumbrosa y arrugas. Los tejidos y células oxidados no funcionan normalmente. Parte de la disfunción es que promueven el aumento de peso y un metabolismo dañado. Sigue una lista de síntomas comunes a todas las personas que tienen alto nivel de oxidación. Si usted sufre de cualquiera de ellos, puede pensar en reducir el óxido en el cuerpo.

* Fatiga
* Disfunción mental y cognitiva
* Baja resistencia a la infección (quizás resfríos frecuentes o sinusitis)
* Debilidad muscular
* Dolores en los músculos y en las articulaciones
* Problemas digestivos (reflujo, síndrome de colón irritable, úlceras)
* Ansiedad
* Depresión
* Dolores de cabeza
* Hipoglicemia (baja azúcar en la sangre; los síntomas pueden incluir mareo, ansiedad, sudor o náusea y pueden ocurrir si pasa más de una hora o dos entre comidas o refrigerios)

✳ Alergias
✳ Irritabilidad
✳ Mareo

La oxidación se equilibra mediante un proceso llamado reducción. El papel de los antioxidantes, tanto de aquellos obtenidos en la dieta o en suplementos como de aquellos producidos en el cuerpo naturalmente, es reducir el número de radicales libres, disminuyendo así el daño en las células y en el metabolismo.

Óxido e inflamación: otro círculo vicioso

El estrés oxidativo y la inflamación están conectados íntimamente. La oxidación lleva a la inflamación y la inflamación lleva a la oxidación. Cualquier cosa que reduzca la oxidación reduce la inflamación y cualquier cosa que reduzca la inflamación reduce la oxidación. Los dos son causa y efecto del otro en el cuerpo. Este proceso de oxidación e inflamación puede salir de control y conduce al envejecimiento, la enfermedad cardiaca, el cáncer y la demencia, así como a un metabolismo desequilibrado y a la obesidad.

Si se reducen las moléculas oxidadas en el cuerpo, usted será más saludable y reducirá el peso, además de reducir las arrugas. El balance dietario entre los antioxidantes (que se encuentran primordialmente en los alimentos vegetales de color y en los suplementos) y los oxidantes (producidos mayormente por alimentos bajos en nutrientes, refinados y procesados, con demasiadas calorías, como las gaseosas y los alimentos horneados) controla, en últimas, todo el proceso de envejecimiento y enfermedad crónica, incluidos el peso y el metabolismo. ¿Pero de dónde vienen estos radicales libres y cómo podemos controlar el estrés oxidativo?

Muchas calorías y pocos antioxidantes: por qué los radicales libres están tomándose el poder

En los humanos, la mayor parte de la oxidación o producción de radicales libres ocurre durante el proceso natural del metabolismo, que convierte las calorías o energía de los alimentos y el oxígeno del aire en energía que el cuerpo utiliza. Esto es normal y está limitado normalmente porque históricamente hemos comido alimentos llenos de antioxidantes, tales como las bayas y las nueces.

Este ya no es el caso en la sociedad moderna, donde subsistimos con grandes cantidades de alimentos con calorías vacías ("vacías", porque no contienen antioxidantes ni nutrientes). Este equilibrio entre oxidantes y antioxidantes es central para la salud porque controla muchos mensajes celulares, incluidos los que se relacionan con el peso.

Los antioxidantes y oxidantes controlan el peso a través de su efecto sobre los genes. Señalan a los genes que aumenten o dañen el metabolismo a través de su efecto sobre receptores como PPAR y los factores de trascripción como NF-KB. Los antioxidantes protegen contra la pérdida de peso, la inflamación y la diabetes; los radicales libres u oxidantes disparan una cascada que lleva mensajes de activación a los genes que promueven el aumento de peso, detienen el metabolismo, aumentan la inflamación y causan diabetes.

La dieta es el factor más importante que se puede controlar para regular el estrés oxidativo en el cuerpo. Consumir demasiadas calorías y pocos antioxidantes de alimentos vegetales de color (incluidos los polifenoles en el chocolate oscuro) da como resultado la producción de demasiados radicales libres.

Los radicales libres se generan en las fábricas de energía de las células llamadas mitocondrias. Las mitocondrias están hechas para convertir las calorías y el oxígeno en energía que el cuerpo pueda usar; la adenosina trifosfato (ATP). Los radicales libres son un efecto secundario de este proceso.

Nuestras células contienen un total de 100.000 trillones de mitocondrias, que consumen el 90% de nuestro insumo de oxígeno. Este oxígeno es necesario para quemar las calorías que comemos en los alimentos. Pero se producen los radicales libres como un producto secundario de la combustión, como el humo que sale del exhosto del automóvil. Tenemos los sistemas antioxidantes para protegernos, pero estos sistemas pueden ser fácilmente sobrepasados por una dieta tóxica, baja en nutrientes y de altas calorías. Los antioxidantes que hacemos (llamados catalasa (CAT), superóxido dismutasa (SOD) y glutatión peroxidasa) dependen de nutrientes dietarios esenciales para funcionar bien, incluidos el zinc, el cobre, el manganeso, la vitamina C y el selenio.

Tenemos problemas con los radicales libres por dos razones. Primero, comemos una dieta que causa un aumento de los radicales libres porque tiene demasiadas calorías vacías y pocos antioxidantes. Segundo, nuestro consumo reducido de nutrientes en la forma de vitaminas y minerales limita la habilidad de hacer nuestros propios antioxidantes, que necesitan nutrientes como el zinc y el selenio para funcionar adecuadamente. Por esto es que los antioxidantes hechos por nosotros mismos no son suficientes para protegernos.

Pero hay una manera de aumentar la cantidad de antioxidantes en el cuerpo y reducir los efectos del óxido. Usted puede personalizar la receta del UltraMetabolismo si sigue este protocolo de cinco pasos:

* **Paso 1:** Elimine las causas de oxidación.
* **Paso 2:** Coma alimentos que reduzcan el óxido y evite los que lo causan.
* **Paso 3:** Use hierbas para reducir la oxidación.
* **Paso 4:** Use suplementos para reducir la oxidación.
* **Paso 5:** Piense en hacerse exámenes para determinar oxidación en el cuerpo.

Si tiene problemas con esta clave del UltraMetabolismo y el cuerpo se le está oxidando, puede voltear las cosas si sigue estos pasos. Al hacerlo personalizará la receta del UltraMetabolismo para satisfacer sus necesidades particulares y permitirá que se activen los genes que lo hacen bajar de peso y desactivar los que lo han estado haciendo subir. Si su puntaje fue alto en el cuestionario de este capítulo, trate de hacerse los exámenes delineados en el Paso 5 y busque ayuda médica profesional. Miremos exactamente cómo puede hacer que este proceso de cinco pasos le funcione.

Paso 1: Elimine las causas se la oxidación

Debe eliminar de su dieta, estilo de vida y ambiente los factores que causan la oxidación. Lo que sigue es una lista de maneras en las que usted puede eliminar los factores ocultos que causan la oxidación.

* **Evite sobrealimentarse.** El exceso de consumo calórico contribuye al estrés oxidativo. Cuando come demasiadas calorías, crea más "gases de exhosto" en su metabolismo. Estos son productos de desecho normales producidos por las mitocondrias cuando queman los alimentos. Estos productos de desecho son los radicales libres. La habilidad del cuerpo para lidiar con los radicales libres se sobrepasa y estos corren sin control, dañando el metabolismo.
* **Evite los alimentos asados a la brasa.** Estos alimentos contienen hidrocarburos policíclicos aromáticos (PAH). Es la parte negra y crujiente de los alimentos asados la que genera más radicales libres en el cuerpo.
* **Evite el exceso de azúcar y carbohidratos refinados.** Son calorías "vacías". Se queman con más calor y generan más radicales libres.
* **Evite el exceso de alcohol.** Puede llevar a un aumento de las citoquinas (moléculas inflamatorias) y de los radicales libres. Cinco onzas de vino pueden ser benéficas, pero quince onzas pueden ser perjudiciales. En el caso del alcohol, si un poco es bueno, más no es mejor.
* **Reduzca la exposición a toxinas y petroquímicos** (en cajas de plástico, agua del grifo y pesticidas) y **metales pesados** (como en los pescados contaminados). Es importante eliminar estos elementos del ambiente y de la dieta. Beba

agua filtrada y coma alimentos orgánicos, frutas, verduras, y productos animales criados sin hormonas, antibióticos ni pesticidas.

* **Minimice la exposición a radiación iónica.** Esto incluye la radiación ultravioleta por exponerse demasiado al sol, los rayos-X y el radón: examine su casa en busca de estos.

* **Reduzca la exposición al humo del tabaco** (de primera o segunda mano). El humo del cigarrillo tiene más de 400 químicos tóxicos que conducen al estrés oxidativo acelerado.

* **Reduzca los contaminantes del aire.** Coloque filtros de aire (disponibles comercialmente) en su casa. Los alergenos y partículas de la contaminación industrial aumentan la oxidación e irritan el sistema inmune.

* **Evite el ejercicio excesivo o insuficiente.** Si se ejercita vigorosamente más de 60 minutos al día casi todos los días, se considera excesivo. Por otra parte, menos de 30 minutos cinco veces por semana es insuficiente. Hay más información sobre el ejercicio en el Capítulo 13.

* **Duerma por lo menos de siete a nueve horas todas las noches.** La privación de sueño es otro estrés y cualquier estrés aumenta el estrés oxidativo y promueve el aumento de peso.

* **Trátese las infecciones crónicas.** Las infecciones ocultas o crónicas promueven el estrés oxidativo.

* **Reduzca las causas internas del estrés oxidativo.** Los desequilibrios dietarios de los alimentos procesados y alimentos de alta glicemia, demasiadas calorías y niveles anormales de bacterias intestinales o levadura son formas de estrés oxidativo.

* **Mejore la desintoxicación del hígado y del intestino.** Como aprenderá en el Capítulo 14, si el hígado está sobrecargado con toxinas de alimentos (demasiado azúcar o grasas trans) o toxinas del ambiente como pesticidas o mercurio, se inflama y produce más radicales libres. Amar su hígado es la clave para mantener los radicales libres bajo control.

✳ **Reduzca la exposición a toxinas fungosas.** Estas incluyen mohos y hongos ambientales e internos. Mucha gente trabaja en edificios "enfermos" o tiene sótanos y cuartos de baño mohosos. Los mohos producen toxinas que aumentan el estrés oxidativo en el cuerpo. Es importante identificar las fuentes ambientales de los mohos.

✳ **Reduzca el estrés.** El cortisol y el estrés aumentan la inflamación. Cualquier clase de estrés para el cuerpo, como extremos de frío y calor, herida o trauma, exceso o deficiencia de ejercicio y el estrés psicológico, todos generan la misma reacción corporal: inflamación y oxidación.

✳ **Mejore su respiración y oxigenación.** Ofrezca más oxígeno a sus tejidos y células a través de la respiración profunda y el yoga. Aunque parezca que el oxígeno es el problema, todos sabemos que no podemos vivir sin él. Al traer más oxígeno a los tejidos a través de la respiración profunda y el yoga, se van del cuerpo las toxinas y los dañinos radicales libres y las moléculas inflamatorias.

Paso 2: Coma alimentos que reduzcan el óxido y evite los que lo causan

---

Los antioxidantes dietarios (vitaminas, minerales, polifenoles y fitonutrientes) son los factores más importantes para proteger las células del daño del estrés oxidativo y un mal metabolismo. Una dieta baja en nutrientes, rica en calorías, con alta carga glicémica, deficiente en antioxidantes aumenta el estrés oxidativo a través de los mensajeros celulares como el NF-KB[1] y dispara señales que lo hacen subir de peso.

Por esto es que los antioxidantes son una parte clave del sistema corporal para bajar de peso y mantenerse. Si usted se está oxidando, se está engordando.

Para reducir el estrés oxidativo, debe empezar por aumentar el insumo de una variedad de alimentos vegetales coloridos y que contengan antioxidantes[2], ricos en fitonutrientes como flavonoides y polifenoles (que se encuentran en los tés, el vino rojo y la cocoa)[3,4].

Su plato debe verse como una pintura impresionista llena de azules, verdes, rojos, amarillos y morados. Si es así, usted está comiendo alimentos con alto índice de fitonutrientes (PI) y que son ricos en los antioxidantes que necesita para estar saludable y bajar de peso. Este es el mejor modo de luchar contra el óxido y estar saludable a largo plazo, así que asegúrese de que está comiendo buenos carbohidratos con un alto PI que venga de alimentos vegetales enteros, sin procesar y frescos. Las guías alimenticias básicas del UltraMetabolismo en el Capítulo 16 describen una manera de comer que elimina las fuentes dietarias más importantes del estrés oxidativo y maximizan el consumo de antioxidantes.

Paso 3: Use hierbas para reducir la oxidación

Añada los siguientes remedios de hierbas a su programa antioxidante. Trate de añadir estas hierbas a sus comidas o tómelas como suplementos.

* Gingko
* Jengibre
* Polifenoles del té verde
* Pycnogenol o extracto de semilla de uva
* Cardo mariano
* Romero
* Cúrcuma

Paso 4: Use suplementos para reducir la oxidación

Añadir estos suplementos a su régimen estándar puede ser de poderosa ayuda para reducir los efectos de la oxidación y así bajar de peso y estar saludable.

Una nota sobre los suplementos: hay muchos suplementos especiales que tienen muchos beneficios a lo largo de múltiples claves. Esto pasa porque el cuerpo funciona con materias primas muy específicas y cuando las cosas se ponen difíciles (como con la enfermedad o la obesidad) se necesitan más de estas materias primas para satisfacer la demanda. Sólo recuerde que algunos suplementos especiales tienen beneficios múltiples y pueden ayudarle a reducir el estrés oxidativo y la inflamación, mejorar la función mitocondrial y ayudarlo a desintoxicarse.

Estos suplementos, sugeridos para la inflamación (Capítulo 11), desintoxicación (Capítulo 16) y metabolismo mitocondrial (Capítulo 13), son todos excelentes antioxidantes.

✳   Glutatión reducido, el más importante antioxidante y desintoxicante de nuestro cuerpo.
✳   N-acetilcisteína (NAC), un aminoácido que mejora la producción de glutatión
✳   Ácido alfa-lipoico, un súper antioxidante que ayuda a reducir el azúcar en la sangre y mejora la producción de energía en las mitocondrias.
✳   Coenzima Q10, un antioxidante y parte clave de la energía en la mitocondria.
✳   NADH, parte del ciclo de producción de energía de las mitocondrias

---

Paso 5: Piense en hacerse exámenes para determinar oxidación en el cuerpo

---

Los siguientes exámenes ayudan a confirmar si hay altos niveles de oxidación y a señalar las causas del óxido. Si su puntaje fue de moderado a alto en el cuestionario al principio de este capítulo, le recomiendo fuertemente que se haga estos exámenes básicos. También debe buscar ayuda médica profesional si el puntaje fue alto.

Productos de peroxidación lipídica (TBARs) en examen de orina o suero

Esta es una medida de grasas rancias en el cuerpo y está ligada a la enfermedad cardiaca y a muchas enfermedades crónicas.

Examen urinario de 8-hydroxy-2-desoxyguanosine

Este es un examen de orina del ADN dañado por los radicales libres y uno de los mejores modos de identificar el estrés oxidativo.

Examen para evaluar una sobrecarga de hierro

Uno de los desórdenes heredados más comunes hace que almacenemos demasiado hierro y conduce literalmente a una oxidación acelerada del cuerpo.

Examen de sangre para niveles de antioxidantes

Estos pueden ser útiles incluidos la vitamina A, la vitamina E, CoQ10, el glutatión reducido y el beta-caroteno.

Menos óxido = Menos peso

Encontrar las causa del estrés oxidativo u óxido, causado primariamente por las calorías vacías y la contaminación, reducir estas causas, y comer muchos alimentos antioxidantes, tanto como añadir hierbas especiales y suplementos, le permitirá protegerse de la invasión de los radicales libres, bajar de peso y vivir más tiempo.

El estrés de los alimentos procesados

Priscilla, de 49 años, tenía estrés, estrés oxidativo. Había luchado por años para bajar de peso y siempre había usado las versiones procesadas y empacadas de los planes de dieta. Comía las comidas congeladas listas para servir. Todo lo que necesitaba era una caja, un paquete y un horno microondas. Ocupada, trabajando, con tres niños y un esposo, y víctima de una infancia traumática durante la cual había tenido que comer verduras cocinadas sin sabor y alimentos preparados, no sabía cómo cocinar alimentos reales, enteros. Esto la condujo a un aumento progresivo de peso y a frustraciones tratando de reducirlo. El estómago se le volvió enorme, sus antojos aumentaban y desarrolló más síntomas de desequilibrio de azúcar, incluida la hipoglicemia, la fatiga después de comer y, cuando yo la vi, la prediabetes.

Sus exámenes de sangre mostraron grasa rancia y ADN dañado, resultados de la sobreproducción de radicales libres. Estos también dañaron su habilidad para controlar el azúcar en la sangre y la creciente inflamación, lo cual contribuía a implacables dificultades para bajar de peso. Ella no se daba cuenta de que al comer todos esos alimentos en cajas, paquetes y latas, aunque fueran "alimentos para bajar de peso", se perdía de los ingredientes más importantes en la dieta, que sí ayudan a bajar de peso: los antioxidantes, que sólo vienen en empaques frescos y coloridos, o sea las frutas y las verduras.

Cuando aprendió a preparar la comida real y dejó a un lado los alimentos procesados, demasiado cocinados y el microondas, Priscilla pudo apagar el estrés oxidativo, lo que detuvo el ciclo de más inflamación y problemas con el azúcar, y pudo bajar de peso fácilmente.

Resumen

---

*   La oxidación es un proceso natural, tanto en el cuerpo como en toda la naturaleza.

*   Cuando la oxidación se tuerce, las células sufren daños que llevan al envejecimiento rápido, la enfermedad y el aumento de peso.

Capítulo 13

Convierta las calorías en energía:

Aumente su poder metabólico

La lucha por el oxígeno: caliente el horno

John siempre había tenido problemas de peso. A los 50 años, estaba fatigado por esa lucha. Había ido a todos los spas y había ensayado cada moda. El peso subía y bajaba a los largo de los años. En otros aspectos, era notablemente saludable. Decía que hacía ejercicio, pero no era claro cuánto ni por cuánto tiempo ni si era consistente.

Era diligente para seguir las sugerencias de dieta que le hice y perdió 10 kilos. Faltaban otros 15 kilos, así que lo pusimos en un caminador especial que mide la tasa metabólica mientras se hace ejercicio.

Medimos la cantidad de oxígeno que consumía y la cantidad de dióxido de carbono que exhalaba mientras hacía ejercicio, lo que nos dio una medida indirecta de cuán activo era su metabolismo. La habilidad de quemar calorías depende de la salud, el número y la eficiencia de las mitocondrias, las pequeñas fábricas que producen energía en cada célula. Toman los alimentos que usted come, los combinan con el oxígeno y los queman; así es cómo usted produce energía. Es el núcleo del metabolismo.

La cantidad de oxígeno que usted puede respirar por minuto está ligada directamente con el número de calorías que puede quemar por minuto. Cuando respira más oxígeno puede quemar más calorías. Por eso es que al medir el consumo de oxígeno de John nos podíamos dar cuenta de la eficiencia de su metabolismo. Cuando lo pusimos en el caminador metabólico, encontramos que consumía mucho menos oxígeno del que debería, basados sobre su edad, altura, peso y sexo. Sus pobrecitas mitocondrias no quemaban suficiente oxígeno.

Lo mandé donde un fisiólogo del ejercicio, quien le dio un programa llamado entrenamiento a intervalos. Este es un poco como los ejercicios que se hacían en el bachillerato, donde uno corría rápidamente por un par de minutos, se detenía y repetía el proceso una y otra vez.

Este tipo de entrenamiento ayuda a que el cuerpo se vuelva más eficiente para inhalar el oxígeno, lo que a su vez causa que las células musculares produzcan más mitocondrias y hace que las mitocondrias sean más eficientes. Esto ayuda a quemar más calorías, no solamente cuando se hace ejercicio, sino también en reposo. Aumenta el fuego metabólico.

Después de cuatro meses John volvió con 15 kilos menos. Cuando revisamos su metabolismo de nuevo, el consumo de oxígeno (y el metabolismo) había aumentado casi 50%.

Subir el termostato metabólico

Cuando la casa se enfría, usted simplemente sube el termostato. ¿No sería maravilloso si al ganar kilos de más usted simplemente pudiera subir el termostato metabólico? Pero no es tan fácil.

La investigación nueva revela información interesante sobre cómo quemamos calorías y por qué algunos almacenan más de lo que queman.

¿Cómo podemos evitar volvernos gordos y viejos? La respuesta está en una palabra: mitocondrias, las fábricas de energía de las células. En el capítulo anterior aprendió que el estrés oxidativo es primariamente un producto secundario de quemar calorías y oxígeno dentro de las mitocondrias para crear energía. Más o menos cinco por ciento del oxígeno que consumimos da como resultado la producción de radicales libres. Estos dañan las mitocondrias y llevan a una producción desequilibrada de energía, lo que causa una reducción del poder metabólico y de la habilidad de quemar calorías.

Pero las buenas noticias son que usted puede dar reverso al daño de las mitocondrias y encender el fuego metabólico. Eso es exactamente lo que le voy a enseñar en este capítulo. Pero antes de empezar, conteste el siguiente cuestionario para saber si su motor metabólico funciona adecuadamente.

¿Su motor metabólico es poderoso?

Anote un punto cada vez que contesté sí a las preguntas siguientes y marque la caja a la derecha. Vea la página 85 para acordarse de cómo interpretar el puntaje.

	sí
¿Experimenta fatiga crónica o prolongada?	☐
¿Siente dolor muscular o incomodidad?	☐
¿Tiene problemas para dormirse o continuar durmiendo, o se despierta temprano?	☐
¿Se levanta cansado a pesar de haber dormido una cantidad normal de horas?	☐
¿No tolera mucho ejercicio con fatiga severa después?	☐
¿Tiene problemas para concentrarse o problemas de memoria?	☐
¿A menudo es irritable o de mal genio?	☐
¿Le impide la fatiga hacer cosas que quisiera hacer?	☐
¿Interfiere la fatiga con su trabajo, su familia o la vida social?	☐
¿Ha estado bajo estrés prolongado?	☐
¿Le empezaron los síntomas de fatiga después de un estrés severo de cualquier clase, una infección o un trauma?	☐
¿Le han diagnosticado síndrome de fatiga crónica o fibromialgia?	☐
¿Tiene historia de infecciones crónicas?	☐
¿A menudo come demasiado?	☐
¿Está usted frecuentemente expuesto a químicos ambientales o metales pesados (pesticidas, agua sin filtrar, alimentos que no son orgánicos, atún, pez espada o amalgamas dentales)?	☐
¿Le han diagnosticado enfermedades neurológicas como Alzheimer, Parkinson o Esclerosis Lateral Amiotrófica (ALS, sigla en inglés)?	☐

Hay algo que usted puede hacer acerca de la eficiencia de la función mitocondrial. Hágase una sincronización metabólica. Sólo tiene que aprender cómo hacerlo.

Una sincronización metabólica

Hay algo que reduce el estrés de las mitocondrias, aumenta significativamente la vida y nos hace bajar de peso. ¿Qué es? ¡La restricción de calorías![1]

¿Pero acaso esto no va en contra del mito de la inanición de la Parte I? No exactamente. Idealmente, la restricción de calorías significa comer suficientes calorías para satisfacer las necesidades metabólicas, pero no más. Las dietas que son efectivas son restringidas en calorías pero altas en nutrientes. Las ratas de laboratorio a las que se hacían estos estudios, satisfacían sus necesidades nutricionales pero comían solamente lo suficiente para satisfacer los requisitos metabólicos más esenciales.

En cualquier caso, no suena divertido. Será más delgado y vivirá más pero usted y todos los que lo rodean serán muy infelices porque tendrá hambre todo el tiempo. ¿Hay alguna alternativa? Sí. Es el secreto mejor guardado del pasado reciente, uno del que nadie habla. Hay uno modo de hacer una sincronización metabólica sin morirse de hambre.

Para entender cómo puede aumentar el poder metabólico, necesita entender cómo funcionan las mitocondrias y cómo queman las calorías. Después debe aprender lo que puede fallar y detener el metabolismo. Una vez que haya identificado las causas de sus problemas mitocondriales, los podrá arreglar y producir una sincronización metabólica. Así, quemará las calorías más eficientemente y bajará de peso con mayor facilidad.

Cómo funcionan las mitocondrias y cómo determinan su tasa metabólica

Las mitocondrias son las partes de la célula que combinan las calorías que usted consume con el oxígeno y convierten esta mezcla en energía, usada para que todo funcione en el cuerpo. Una sola célula puede tener desde 200 hasta 2.000 o más mitocondrias. Las células que más trabajan, como las del corazón, el hígado, o los músculos, tienen el mayor número. Usted no podría respirar ni caminar hasta la puerta si no fuera por estas pequeñas fábricas de energía. Son las responsables de mantenerlo vivo.

La tasa a la que las mitocondrias transforman los alimentos y el oxígeno se llama la tasa metabólica y está determinada por dos factores: el número de mitocondrias que usted tiene y su eficiencia para quemar oxígeno y calorías. Entre más mitocondrias tenga y ellas consuman oxígeno más eficientemente, más rápida será la tasa metabólica, el cuerpo tendrá mayor facilidad para quemar calorías y usted tendrá mayor energía.

Afortunadamente, existe la habilidad para influir fuertemente sobre estos dos factores. La respuesta está en una palabra: ejercicio.

Muévase

Sé que usted esperaba que yo no hablara de esto, pero es tan inevitable como la muerte o los impuestos. Además de desayunar, el ejercicio es la única cosa que se correlaciona con una baja de peso sostenida, a largo plazo. Esto es por una razón esencial: la mejor manera de aumentar el número de mitocondrias en el cuerpo y mejorar el funcionamiento de las que ya existen es hacer ejercicio.

Cuando usted hace ejercicio, aumenta la masa muscular y su insumo de oxígeno. Estos dos son factores importantes para afectar positivamente las mitocondrias. Al aumentar la masa muscular, usted aumenta el número de células del cuerpo que contienen la mayor cantidad de mitocondrias (recuerde que los músculos tienen una de las mayores concentraciones de mitocondrias).

Cuando aumenta el insumo de oxígeno, usted hace que sus mitocondrias procesen el oxígeno más rápido. Cuando hace ejercicio, ellas se ejercitan. Eso quiere decir que se vuelven más y más eficientes en el consumo de oxígeno. En breve, el ejercicio aumenta el poder metabólico.

Esto tiene ramificaciones importantes que van más allá del número de calorías que quema mientras hace ejercicio. Lo que la mayoría de la gente no sabe es que estas calorías son sólo una parte de la historia. Las calorías que quema cuando está en reposo son igualmente importantes. Al aumentar el número y la función de las mitocondrias en el cuerpo, aumenta la habilidad de quemar calorías en reposo; por tanto, usted aumenta el número de calorías quemadas incluso cuando está sentado frente al computador y mira su correo electrónico o cuando duerme.

Por qué los que hacen dietas yoyo no pueden bajar de peso

La pérdida de músculo es una de las razones por las que los que hacen dietas yoyo no pueden bajar de peso. Bajan y suben una y otra vez. Esto es molesto de por sí, pero el gran problema es que cuando bajan de peso, pierden mitad músculo y mitad grasa (el cuerpo retiene la grasa preferencialmente como un mecanismo de supervivencia) y cuando recuperan el peso todo lo que recuperan es grasa por varias razones. Ya que el músculo es más activo metabólicamente y quema 70 veces más calorías que las células grasas, perder músculo hace lento el metabolismo y hace que sea más fácil subir de peso y más difícil bajar, aunque los dos consuman igual número de calorías.

Desafortunadamente, es más fácil acumular grasa que músculo y mientras que bajar de peso conlleva trabajo, perder músculo no requiere (literalmente) ningún esfuerzo. La pérdida de músculo ocurre después de los 35 años si usted no hace nada para prevenirla (pequeñas pérdidas pueden ocurrir antes si la persona es sedentaria). Esta pérdida de músculo tiene un impacto tremendo sobre la habilidad de bajar de peso. Por esto es que a las personas mayores se les dificulta bajar de peso.

Sarcopenia = Pérdida de músculo – El vínculo con el envejecimiento y la obesidad

Una máquina especial llamada DEXA ofrece un examen de composición corporal que mide la cantidad de músculo y grasa en las personas. A menudo, muestra pérdida de músculo, conocida como sarcopenia (sarco=carne y penia=pérdida). Aunque algunas personas están sobrepasadas de peso de manera obvia y se espera que tengan mayor nivel de grasa, hay otras que llamamos "personas flacas gordas" porque se ven delgadas pero tienen muy poco músculo.

Lo que causa mayor impacto sobre la salud es la relación de grasa y músculo y la apariencia externa de alguien puede ser engañosa a este respecto.

Supongamos que usted pierde 10 onzas de músculo al año. Incluso si sube 10 onzas de grasa al año durante este tiempo, el peso en la balanza puede no cambiar significativamente y la ropa le quedará bien. En otras palabras, ¡a los 70 años usted podría tener el mismo peso que tenía a los 20 pero el doble de grasa porque el tejido muscular fue reemplazado por la grasa! Llamamos a esto "obesidad metabólica" o "síndrome de flaco gordo". Tiene las mismas consecuencias peligrosas para la salud que la obesidad. Cuando pierde músculo, pierde mitocondrias y su metabolismo se hace lento.

> Más músculo = más mitocondrias, lo que es vital para aumentar el poder metabólico.

Los genes de la gordura:
Las mitocondrias lentas causan diabetes y aumento de peso

Es claro que las personas obesas tienen menor número de mitocondrias y que estas son menos eficientes que en la gente delgada. Quizá por esto es que la gente delgada se mantiene delgada y que la gente obesa se mantiene obesa. Pero, ¡puede ser que no sea así! Recientes descubrimientos científicos nos dicen que los parientes delgados de las personas con diabetes tipo 2 tienen mitocondrias más pequeñas y que queman con más lentitud que otras personas delgadas. Este hallazgo tan sorpresivo ha puesto de cabeza nuestras percepciones y creencias[2]. Nos dice que aquellos que tienen menos mitocondrias o que funcionan mal genéticamente son más propensos a subir de peso y a tener diabetes.

La diabetes y la función mitocondrial están ligadas y algunos científicos dicen que la causa principal de la diabetes es el daño de las mitocondrias[3]. Demasiado azúcar, jarabe de maíz con alta fructosa (HFCS), carbohidratos de alta carga glicémica o que se absorben muy rápidamente y demasiadas grasas trans o saturadas, dañan las mitocondrias y llevan hacia la diabetes tipo 2.

Así que cualquier cosa que interfiera con el sistema: oxidantes y radicales libres, azúcar, grasas trans, inflamación y el círculo vicioso de mensajes hormonales contraproductivos que salen de las células grasas mismas, lo pone a usted en una rueda loca de metabolismo dañado y aumento de peso.

El mensaje básico es que, aunque usted pueda tener los genes que lo predisponen a la resistencia a la insulina y la obesidad, usted puede desactivar la actividad de esos genes a través del ejercicio. También puede aumentar su función mitocondrial y lograr una sincronización metabólica si adopta principios de nutrición clave y toma suplementos especiales que desactivan los genes del metabolismo lento y activan los que favorecen el metabolismo.

Sea que usted esté predispuesto genéticamente para aumentar de peso o no, usted puede activar su poder metabólico si sigue las recomendaciones de este capítulo. Siga estos cinco pasos para personalizar la receta del UltraMetabolismo de acuerdo con sus necesidades personales:

* **Paso 1:** Elimine las causas de daño mitocondrial.
* **Paso 2:** Haga ejercicio con inteligencia.
* **Paso3:** Consuma alimentos que activen su metabolismo y evite alimentos que lo desactiven.
* **Paso 4:** Use suplementos para producir una sincronización metabólica.
* **Paso 5:** Hágase exámenes de sus mitocondrias.

Si usted tiene problemas con esta clave del UltaMetabolismo y no tiene el poder metabólico que necesita, puede dar marcha atrás a los efectos de sus mitocondrias dañadas si sigue estos pasos. Miremos cómo puede hacer exactamente para que este proceso le funcione.

Paso 1: Elimine las causas del daño mitocondrial

Para aumentar el poder metabólico, es crítico eliminar o reducir las cosas que les hacen daño a las mitocondrias y usar alimentos y suplementos que ayuden a mejorar su función y ofrezcan una sincronización metabólica. Como lo mencionamos en el Capítulo 12, el mayor factor de daño para las mitocondrias es el estrés oxidativo o los radicales libres. Demasiadas calorías y pocos nutrientes (y fitonutrientes) en la dieta van a aumentar el daño. La solución: comer una dieta densa en nutrientes, rica en fitonutrientes, sin refinar, sin procesar, real e integral.

Esta manera de comer es el corazón de la receta del Ultra-Metabolismo. Si sigue el programa alimenticio de la Parte III mantendrá sanas las mitocondrias.

También necesita identificar otras causas del daño para las mitocondrias. Estas pueden incluir problemas de la hormona tiroidea (veremos esto en el Capítulo 14); toxinas que dañan las mitocondrias, como el mercurio (vea el Capítulo 15); infecciones crónicas (vea el Capítulo 11); cualquier cosa que cause inflamación; y tomar ciertas medicinas (como las estatinas, que reducen la coenzima Q10, un nutriente importante para el metabolismo de la energía). Si usted hace un esfuerzo por equilibrar estos elementos al utilizar el programa de este libro y todavía tiene problemas, debe buscar la ayuda de un doctor para hacerse exámenes avanzados en las áreas que tienen potencial de dañar las mitocondrias.

Paso 2: Haga ejercicio con inteligencia

Estamos diseñados genéticamente para movernos, para usar el cuerpo. Así es como florecen nuestros cuerpos. Si usted quiere aumentar el fuego metabólico, necesita hacer ejercicio. Si actualmente no hace ejercicio, comience a hacerlo. Si ya está haciendo ejercicio, haga más.

Debo confesarlo: odio el ejercicio. Nunca me encontrarán en un gimnasio. Pero me encanta jugar tenis y béisbol, esquío, monto en bicicleta por las colinas de Berkshire, salto en el trampolín, escalo montañas con mis amigos, bailo al compás del Rhythm and Blues, lucho con mis hijos y corro con el perro y un iPod, pero hacer ejercicio, nunca.

La clave es encontrar algo que a usted le encante hacer, o cien cosas que le encante hacer y hacerlas. Nuestros ancestros jamás hicieron ejercicios, pero su vida estaba llena de movimiento. Los genes dependen del movimiento para producir mensajes que lleven a un metabolismo saludable. Entre más vigorosa sea la actividad, mejor, pero solamente con librarse del control remoto del televisor y levantarse cada vez que quiera cambiar de canal usted puede bajar de peso significativamente a lo largo del tiempo.

La investigación ha encontrado que 30 minutos de ejercicios aeróbicos cinco veces por semana le ayudan a adquirir muchos beneficios para la salud pero que lo que se necesita para bajar de peso son 60 minutos cinco veces por semana.

No tema: hay maneras más inteligentes, no más largas, de hacer ejercicio y adquirir más beneficios. Con el tiempo usted puede querer combinar una rutina de ejercicio aeróbico con la ciencia del entrenamiento a intervalos y con un buen régimen de aumento de fuerza. Pero antes de que empiece, me gustaría mostrarle cómo moverse en su vida diaria, simplemente, puede traer beneficios para bajar de peso a largo plazo.

Muévase un poco todos los días

Un estudio en la prestigiosa revista *Science* con el título técnico de "Variación interindividual en la colocación de la postura"[4], o moverse de aquí para allá, reportó que solamente con pararse del asiento se queman como 350 calorías adicionales por día. Esto puede llegar a bajar 15 kilos en un año.

En el estudio, diez voluntarios delgados y diez obesos usaban sofisticados sensores de movimiento desarrollados por la NASA. Sus movimientos se registraron cada medio segundo por diez días. Los individuos con sobrepeso se movieron, en promedio, menos de dos horas al día. Estaban perdiéndose de un factor muy importante para bajar de peso, la termogénesis de la actividad sin ejercicio (NEAT, sigla en inglés): no se movían suficientemente. Hay muchas maneras de aumentar las actividades diarias. ¡Muévase, levántese a cambiar el canal, o mejor aún, deje la televisión y limpie el sótano! Un modo sencillo de registrar su actividad diaria es con un contador de pasos. Póngaselo en el cinturón y el aparato cuenta los pasos que usted da. Trate de llegar a 10.000 pasos todos los días. ¡Recuerde ajustar la "colocación de su postura" y baje de peso!

He aquí unos pasos sencillos recomendados por el Departamento de salud y servicios humanos de Estados Unidos. Elija cinco y trate de usarlos esta semana.

* Haga sentadillas (o cualquier otra forma de actividad) frente al televisor.
* Camine durante la hora de almuerzo.
* Camine en lugar de conducir siempre que pueda.
* Tome un paseo familiar después de cenar.
* Consiga un perro y sáquelo a pasear.
* Únase a un grupo de ejercicio.
* Trabaje en el jardín.
* Bájese del tren o autobús una parada antes y camine.
* Haga trabajo de limpieza en la casa.
* Monte en bicicleta hasta la tienda en lugar de conducir.
* Camine media hora en lugar de mirar televisión.
* Lave su automóvil a mano.
* Estacione lejos de la tienda y camine.
* Pídale a un amigo que haga ejercicio con usted.
* Haga ejercicios bajo techo con un video si el clima no es favorable.
* Camine en vez de fumar o tomar café.
* Juegue con sus hijos 30 minutos diarios.
* Baile.
* Tome las escaleras normales en vez de las eléctricas.
* Camine hasta el escritorio de un colega en lugar de mandar un coreo electrónico.
* Cuando camine, suba las colinas en lugar de rodearlas.

Respire más para fortalecer su motor metabólico: entrenamiento aeróbico

El entrenamiento aeróbico es una parte importante de su régimen de ejercicios. Aumenta el suministro de oxígeno al cuerpo, y hace que las mitocondrias sean más eficientes para consumir oxígeno. Esto incrementa el motor metabólico. Cualquier cosa que acelere la respiración y el ritmo cardiaco cuenta como ejercicio aeróbico. Caminar, correr, montar en bicicleta, nadar y jugar tenis son sólo unos ejemplos.

Idealmente, usted debería hacer algún tipo de entrenamiento aeróbico de 30 a 60 minutos cinco días a la semana. Adicionalmente, debería aumentar el pulso de 70 a 85 por ciento del máximo de su ritmo cardiaco. Esto se puede calcular fácilmente restando su edad de 220 y multiplicando la cantidad resultante por 0.70 y 0.85 para obtener el rango de su ritmo cardiaco. Por ejemplo, yo ahora tengo 45 años, así que resto 45 de 220, lo que da 175, y entonces multiplico eso por 0.70 y por 0.85 y encuentro que el rango de mi ritmo cardiaco es de 122 a 148.

Esta es la meta del ritmo cardiaco cada vez que usted hace ejercicio. Alcanzarla le dará grandes beneficios de salud y aumentará considerablemente su habilidad de bajar de peso. Pasarse de la meta del ritmo cardiaco no es malo. De hecho, es esencial durante el entrenamiento a intervalos. Esforzarse más por cortos períodos tiene efectos notables. Es un modo más inteligente de hacer ejercicios y de obtener más beneficios en el tiempo en que usted se ejercita.

Si no ha estado ejercitándose, deberá empezar despacio e ir mejorando con el tiempo. Le recomiendo empezar con no más de diez minutos de aeróbicos de bajo impacto diariamente si ha estado llevando una vida sedentaria. Esto puede ser tan sencillo como dar una vuelta a la manzana. Con el tiempo, usted aumentará sus esfuerzos. Por ejemplo, si empieza con diez minutos por día durante una semana, puede aumentar a 15 ó 20 la semana siguiente. Continúe con este patrón hasta que llegue al nivel diario óptimo.

Ayuda variar de rutina para que usted no se aburra (esta es una de las ventajas de incorporar el entrenamiento a intervalos;

vea más abajo). Usted quiere todo el refuerzo positivo y aburrirse no ayuda para nada.

Piense en entrenar con un amigo, en oír música mientras hace ejercicio o en conseguir un entrenador privado. Cualquier cosa que haga para motivarse a hacer ejercicio vale la pena. Si se ejercita consistentemente, se sentirá más liviano, se verá mejor y tendrá más energía.

También le recomiendo fuertemente incorporar el entrenamiento a intervalos en su rutina diaria. Este es un estilo particular de ejercicio aeróbico que tiene efectos increíbles en la habilidad de bajar de peso.

Queme más gasa mientras duerme: la ciencia del entrenamiento a intervalos

Todo el mundo sabe que al hacer ejercicio se queman calorías, lo que promueve la pérdida de peso. Pero, ¿hay un modo de quemar más calorías después de ejercitarse, durante el reposo o el sueño? ¿Hay una forma de ejercitarse menos y obtener más beneficios?

La respuesta es sí. La clave es el entrenamiento a intervalos, períodos cortos de ejercicio de alta intensidad seguidos de períodos más largos de ejercicio más suave: lo que hacíamos en el colegio o lo que los suecos llaman *fartlek*, o "juego de velocidad". El entrenamiento a intervalos se diseñó para ayudar a los atletas profesionales a maximizar su potencial, pero la persona promedio puede obtener grandes beneficios también.

El Dr. Martin Gibala, Ph.D., de la Universidad McMaster de Canadá, ha mostrado que se puede hacer ejercicio de forma más inteligente, no más larga y obtener más beneficios. Esto quiere decir unos pocos períodos cortos de una actividad fuerte (el 90% de su capacidad; 100% es lo que usted se ejercita al huir de un tigre) por 30 a 60 segundos con un período de descanso de tres minutos a un 50 ó 60% de su capacidad máxima entre cada período corto. Su capacidad máxima es 220 menos su edad a menos de que usted esté tomando medicamentos beta-bloqueadores. Esto da como 20 ó 30 minutos de entrenamiento a intervalos por dos o tres días a la semana. Puede mejorar de forma impresionante su capacidad y conduce a quemar más grasa que los ejercicios de resistencia tradicionales.

Cuando un grupo de investigadores canadienses de la Universidad Laval[5] comparó la resistencia normal o condicionamiento aeróbico al entrenamiento a intervalos, descubrió algo muy notable. El primer grupo (entrenamiento de resistencia) se ejercitó por un período más largo (20 semanas comparadas con las 15 del entrenamiento a intervalos), hizo sesiones de ejercicio más largas (45 minutos comparados con 30), hizo más sesiones completas (90 sesiones comparadas con 60), y quemó el doble de las calorías durante los períodos de ejercicio individual (120 millijoules versus 59).

Por simples leyes de la física, el grupo de resistencia debió haber bajado más grasa que el grupo de los intervalos. Pero al ejercitarse solamente la mitad, el grupo a intervalos redujo su grasa corporal nueve veces más que el grupo de resistencia.

¿Será verdad? ¿Lo que controla la pérdida de grasa corporal no es acaso insumo y gasto de calorías? De nuevo, vemos que esto es un mito. La ciencia nos dice varias cosas importantes sobre los beneficios de incluir el entrenamiento a intervalos en nuestra rutina de ejercicios.

1. Mejoramos nuestra capacidad, nuestra habilidad de utilizar el oxígeno. Y entre más oxígeno usemos, más calorías quemamos.
2. Aumentamos el gasto de calorías y el quemado de la grasa, incluso durante el reposo o el sueño.
3. Hacemos ejercicio por menos tiempo y obtenemos mayor capacidad y pérdida de peso.
4. Podemos aumentar naturalmente los niveles de hormonas del crecimiento, lo que produce mayor quemado de grasa y construcción de músculo; ¡nada mal!

¿Así que cuáles son los pros y los contras del entrenamiento a intervalos? En el lado positivo, el ejercicio muy intenso es eficiente en términos de tiempo y más efectivo para bajar de peso que el ejercicio aeróbico. Usted necesita hacerlo dos o tres días a la semana y lo puede hacer por períodos más cortos. Tiene los mismos beneficios que el ejercicio aeróbico y quizá más. Conduce a mayor pérdida de grasa. Además, variar la intensidad del ejercicio (algo inherente a todo programa a intervalos) hace que la rutina sea más atractiva y menos aburrida.

Por el lado negativo, se experimenta dolor. Llegar hasta el 80 ó 90% de su capacidad máxima hace perder el aliento y causa fatiga en los músculos de las piernas. Si usted tiene más de 30 años, debe hacerse un examen físico completo antes de empezar un programa de entrenamiento a intervalos. Si usted es completamente sedentario deberá comenzar con ejercicios más suaves por cuatro a doce semanas antes de comenzar el entrenamiento a intervalos. El calentamiento antes de los intervalos es crítico, para prevenir el desgarre o daño muscular.

Finalmente, los enormes beneficios sobrepasan por mucho algunos segundos de dolor aquí y allá. Le recomiendo instituir el siguiente programa de intervalos tan pronto como le sea posible.

Guías para el entrenamiento a intervalos

Lo que sigue es una mirada paso a paso al entrenamiento a intervalos. Hay una versión para personas que apenas están empezando a ejercitarse y también una para los que están algo más avanzados y ya han venido ejercitándose regularmente. Si usted no está en ninguna de esas dos categorías (por ejemplo, no puede caminar por 30 minutos a 5.5 kilómetros por hora) debe desarrollar el programa de ejercicio aeróbico antes de empezar con el entrenamiento a intervalos.

Principiante (para alguien que pueda caminar 30 minutos a 5.5 kilómetros por hora):

1. Calentamiento: camine cinco minutos a 5.5 kilómetros por hora.
2. Apresúrese y camine a 6.5 kilómetros por hora durante 60 segundos.
3. Camine lentamente a 4.5 kilómetros por hora durante 75 segundos.
4. Repita los pasos 2 y 3 cinco veces.

5. Termine caminando cinco minutos a un ritmo cómodo para enfriarse.

Programa avanzado de entrenamiento a intervalos

1. Calentamiento: cinco minutos de correr o montar en bicicleta al porcentaje más bajo posible de su esfuerzo total.

2. Correr o montar en bicicleta durante 60 segundos al 80 ó 90% de su esfuerzo total. Los músculos de las piernas se fatigan en un minuto, (básicamente, la velocidad a la que usted correría o montaría en bicicleta para salvar su vida corresponde al 100% de su esfuerzo total. De ahí, ajuste la velocidad y fortaleza del ejercicio para que se refleje el porcentaje recomendado).

3. Baje al 50% de su esfuerzo total durante 75 segundos, (asegúrese de bajar a este ritmo muy suavemente).

4. Repita los pasos 2 y 3 cinco veces.

5. Termine con cinco minutos al 30% de su esfuerzo total para enfriarse.

Desarrolle músculo para bajar de peso: entrenamiento de fuerza

Con el entrenamiento a intervalos usted hace que las células sean más inteligentes, que mejore la eficiencia de las mitocondrias y que, incluso, se creen algunas nuevas. Pero también tiene que hacer algo para detener la pérdida inevitable de músculo que sucede con la edad. Un ejercicio que le pido a mis pacientes que hagan en el consultorio es que se levanten de un asiento sin inclinarse hacia delante ni usar los brazos. Es increíble cuánta gente (incluso gente joven) ha perdido tanto músculo en los muslos que no pueden levantar de un asiento el peso del cuerpo sin alguna ayuda. Ensaye usted ahora.

El entrenamiento de fuerza ayuda a aumentar el tamaño y fuerza de los músculos, aumenta el número de mitocondrias en el cuerpo y puede elevar la tasa metabólica. Encuentre algo que le guste, varíelo, pero ensaye algo. Usar el propio peso corporal al hacer una actividad como el yoga, subir escaleras, hacer flexiones, flexionar las rodillas y tratar de sentarse (en el aire), todos sirven. Levantar pesas en un gimnasio también desarrolla músculo. Si nunca ha levantado pesas, déjese guiar por un entrenador para evitar algún daño.

Idealmente, usted debería hacer dos conjuntos de diez repeticiones de un peso que lleve a fatigar cada grupo de músculos. Una sesión dos o tres veces a la semana puede ser suficiente. ¿Quién no tiene 40 ó 60 minutos por semana para invertir en la salud y el aumento del metabolismo?

Todas las cosas en este libro son acumulativas y funcionan juntas. He tenido pacientes que bajan cantidades significativas de peso sin ejercicio. Pero en algún momento se detienen, parece que no pueden bajar los últimos 4 ó 6 kilos y necesitan algo que los baje de ese estado, y el entrenamiento aeróbico, incluidos los intervalos y el entrenamiento de fuerza, llevan a la gente hasta el final.

También reduce el apetito y pone en movimiento todos los químicos equilibrantes de hormonas, cerebro y sistema inmune que promueven un peso y un metabolismo saludables. De hecho, el ejercicio es uno de los antiinflamatorios y antioxidantes más potentes (sin mencionar que ayuda a controlar las señales de hambre, quema los químicos del estrés, mejora la función tiroidea y ayuda a que el hígado se desintoxique).

Paso 3: Consuma alimentos que activen el metabolismo y evite alimentos que lo desactiven

Algunos alimentos ayudan a activar el metabolismo; otros dañan las mitocondrias y lo desactivan. Si sigue las guías de la receta del UltraMetabolismo, sabrá cuáles alimentos comer y cuáles evitar para quemar grasa y ser saludable.

Paso 4: Use suplementos
para producir una sincronización metabólica

Si añade los suplementos correctos a su régimen diario puede darse una sincronización metabólica. Ensaye estos suplementos para aumentar el poder metabólico:

*   **N-acetilcisteína (NAC):** ayuda a restaurar el glutatión en las células, el antioxidante corporal más poderoso.
*   **Acetil-L carnitine:** transporta la grasa hacia las mitocondrias.
*   **Ácido alfa-lipoico:** ayuda a proteger las mitocondrias de la oxidación.
*   **Coenzima Q10:** Ayuda a incrementar la producción de energía.
*   **NADH:** Ayuda a incrementar la producción de energía.
*   **Polvo de creatina:** ayuda a proveer de energía las células musculares y el metabolismo.
*   **Aminoácidos (arginine y ácido aspártico):** materias primas que se usan en el metabolismo celular y se necesitan para las mitocondrias.
*   **D-ribose:** Materia prima para la producción de energía y la creación de ATP en las células.

Paso 5: Hágase exámenes de sus mitocondrias

Hacer exámenes de mitocondrias es altamente especializado. En mi carrera he usado dos herramientas que no son de uso común pero se están volviendo asequibles. La primera es un examen de estrés cardiometabólico; la otra es un perfil urinario de ácidos orgánicos. Hay otros medios más sofisticados de examinar las mitocondrias, si se necesitan, hay especialistas en músculos que pueden hacerlos. Estos exámenes no son críticos para arreglar las mitocondrias, pero los uso en mi consulta para refinar mis recomendaciones.

Examen de estrés cardiometabólico

Este examen mide la tasa a la que se consume y se quema el oxígeno. Es muy sencillo: entre más oxígeno se queme, más calorías se queman. VO_2 max es una medida del oxígeno consumido durante el ejercicio, lo que está directamente relacionado con el buen estado físico y la capacidad de quemar calorías. Debe ser administrado por un médico con especialización en fisiología del ejercicio o medicina deportiva. Una forma modificada de este examen se puede conseguir en gimnasios más costosos.

Examen de ácidos orgánicos

Este es un examen de ácidos orgánicos en la orina que mide los productos secundarios del metabolismo, las deficiencias nutricionales y más. Los exámenes cardiometabólicos miran indirectamente el número y poder de las mitocondrias, los ácidos orgánicos miran su eficiencia bioquímica. Sólo unos pocos laboratorios especializados hacen estos exámenes y son difíciles de interpretar, pero a menudo ofrecen claves notables para problemas metabólicos y nutricionales.

La receta del UltraMetabolismo y el motor metabólico

Lograr que el motor metabólico funcione óptimamente es una manera importante de aumentar la capacidad de bajar de peso y, por lo común, es la solución para bajar esos últimos kilos. Esto se logra con el ejercicio, con la alimentación de la receta del UltraMetabolismo; se eliminan los factores que dañan las mitocondrias y se añaden suplementos al régimen diario. Los suplementos pueden ayudar a proteger las mitocondrias y a equilibrar las hormonas y el azúcar en la sangre. Entender el papel de las mitocondrias en la pérdida de peso y el envejecimiento y aprender a arreglar los problemas es una de las áreas nuevas más emocionantes de la medicina.

La conexión mitocondrias/diabetes: arreglar el metabolismo dañado

Diana tenía casi 70 años cuando vino a verme. Era viuda, vivía sola y estaba apartada de su familia pero tenía unos pocos amigos cercanos. Tenía diabetes hacía diez años y también artritis reumatoidea, alergias, hipotiroidismo, reflujo y angina. Y siempre estaba cansada y deprimida, aunque no es difícil imaginar por qué.

Pesaba más de 120 kilos y medía 1.64 cm y había subido y bajado de peso muchas veces: la última vez había bajado 45 kilos pero no se había mantenido así por mucho tiempo. Tomaba un cóctel de las "mejores" píldoras para sus enfermedades: una píldora para la diabetes, un antidepresivo, una píldora para bajar el colesterol, píldoras para la tensión arterial, para alergias, para artritis y para la tiroides. Inclusive tomaba estrógeno para la menopausia. Ningún síntoma quedaba sin tratar. Pero todavía se sentía mal.

Se tranquilizaba con una dieta llena de pan, pasta, panecillos y helado y se fatigaba mucho para hacer ejercicio. Sus exámenes de sangre no eran mejores que su dieta. Revelaron que los niveles de azúcar en la sangre y de insulina estaban altos a pesar de las medicinas, los triglicéridos estaban elevados y el hígado estaba graso. Tenía también un nivel muy alto de inflamación con un examen de proteína C-reactiva de 10 mg/L (el normal es menos de 1).

Muchos diabéticos tienen problemas para quemar las calorías que consumen, lo que promueve la acumulación de grasa en las células por dos razones. La primera, puede ser la presencia en la dieta de carbohidratos de rápida absorción, como el pan blanco y los panecillos. La segunda es que la "línea de producción" puede estar atascada. Las pequeñas fábricas (las mitocondrias) que queman alimentos se detienen y la grasa en línea para la combustión se acumula. Puede haber predisposición genética en este problema, pero una vez identificado puede arreglarse con tratamiento. Con exámenes especiales se mira la función de las mitocondrias al evaluar los ácidos orgánicos en la orina; esto identifica qué pasos del proceso de quemado de grasa se están moviendo muy despacio.

Hicimos exámenes a Diana y encontramos que tenía muchos problemas para procesar las grasas y los carbohidratos a través de las mitocondrias. Aunque había ensayado muchos tratamientos para el peso y la diabetes, ninguno le había ayudado a largo plazo. Redujimos el azúcar en la dieta, arreglando así el daño de las mitocondrias, le recomendamos ejercicio moderado y le dimos suplementos especiales, incluidos el ácido lipoico, CoQ10 y carnitine[6], y fue capaz de hacer que las mitocondrias quemaran toda esa grasa. También pudo dejar de tomar algunas de sus medicinas.

Un año después había bajado 22 kilos, ya no tenía inflamación, el hígado ya no estaba graso, el azúcar en la sangre y los triglicéridos estaban normales y ya no tenía diabetes. Más importante, había recuperado su vida, con energía y alegría. Cuando examinamos el metabolismo de grasas, carbohidratos y energía, había vuelto a ser normal.

Resumen

---

* Las mitocondrias son la parte de las células que convierte las calorías en oxigeno y energía. Entre más tenga y sean más eficientes, más calorías se queman con ejercicio y en reposo.

* Una de las razones por las que las dietas yoyo no funcionan es porque se pierde músculo y se reemplaza con grasa. Cuando esto pasa, el poder metabólico se reduce a la mitad.

Capítulo 14

Fortifique la tiroides:

Maximizar la hormona más importante del metabolismo

Depresión y obesidad: no ver lo obvio

*M*elissa era una inversionista de Wall Street, soltera, de 38 años, y trabajaba en un horario loco. Después de septiembre 11 de 2001, como mucha gente, se sintió deprimida y su doctor le recetó un antidepresivo. Subió 17 kilos. Comía bastante bien, un huevo en la mañana y no comía dulces aunque le encantaban los carbohidratos.

Melissa hacía ejercicio con regularidad, tenía muchos amigos, y gozaba de la vida. Sin embargo, estaba cansada y estreñida, se quejaba de irregularidad en sus períodos y tenía síndrome pre-menstrual (SPM) con hinchazón e irritabilidad antes de los períodos. Su doctor trataba esto con una píldora anticonceptiva. Tenía altísimo el colesterol en 275mg/dl, tenía inflamación y un alto nivel de insulina.

Veamos: fatiga, estreñimiento, depresión, problemas para bajar de peso, aumento de peso, SPM, colesterol, insulina y azúcar en la sangre altos, e inflamación. ¿Cómo se relacionan? Ninguno de los doctores que había consultado había mirado en el lugar adecuado: su tiroides. El examen de la tiroides o TSH era "normal", pero ella tenía anticuerpos que estaban trabajando en contra de su glándula tiroides (el cuerpo la trataba como si fuera un invasor enemigo) y la hormona activa, la más importante, T3, era muy baja.

Pocos meses después de tomar Armour Thyroid (una combinación de todas las hormonas tiroideas, incluidas la activa T3 y la inactiva T4), perdió 13 kilos y todos sus problemas de salud se evaporaron.

Un doctor "holístico": conectar la larga lista de quejas

Los síntomas crónicos, más sutiles, a menudo se pasan por alto porque los médicos están entrenados para buscar "la enfermedad verdadera" (con "síntomas de libro de texto"), síntomas que pueden diagnosticarse y combinar con una medicina recetada. Pero aquellos síntomas son las claves para el misterio más profundo de qué es lo que pasa. Muchos de ustedes habrán ido a ver al doctor, con quejas de varios síntomas como fatiga, depresión, calambres musculares, dificultad para bajar de peso, estreñimiento, problemas de memoria, o dolor en las articulaciones. Quizá les recetaron un antidepresivo, les dijeron que era por la edad o, peor, que comieran menos e hicieran más ejercicio.

Yo digo que soy un doctor "holístico" porque trato pacientes con largas listas de problemas. Y los pacientes con las listas más largas son aquellos cuyos sistemas tiroideos no están funcionando bien. Muchos de ustedes pueden sufrir de algunos o todos los síntomas mencionados y son las pistas de una tiroides baja.

El sistema tiroideo juega un papel crítico en el metabolismo. Junto con el cortisol y la insulina, la hormona tiroidea es una de las tres grandes hormonas que controlan el metabolismo y el peso. Veinte por ciento de todas las mujeres (y cerca del diez por ciento de los hombres) tiene una tiroides perezosa, que hace lento el metabolismo y la mitad están sin diagnosticar. Para empeorar las cosas, muchos de aquellos que están diagnosticados no tienen un tratamiento óptimo.

Además de entender si usted tiene los síntomas mencionados antes, conteste el siguiente cuestionario para tener una idea de si tiene o no problemas con la tiroides.

¿Contribuyen los problemas de tiroides a su lucha contra el peso?

Anote un punto cada vez que conteste "sí" a las preguntas siguientes y marque la caja de la derecha. Vea la página 85 para recordar cómo se interpreta el puntaje.

	sí
¿Tiene gruesas la piel y las uñas?	☐
¿Tiene piel seca?	☐
¿Tiene la voz ronca?	☐
¿Se le cae el pelo o lo tiene áspero?	☐
¿Siente frío cuando todos lo demás sienten calor?	☐
¿Tiene manos y pies fríos?	☐
¿Su temperatura basal es de menos de 39.4 grados en la primera hora de la mañana? (Se pueden conseguir termómetros de temperatura basal en la mayoría de las droguerías).	☐
¿Siente fatiga muscular, dolor o debilidad?	☐
¿Tiene mucho sangrado menstrual, empeoramiento del síndrome premenstrual, otros problemas menstruales, y/o infertilidad?	☐
¿Ha experimentado un descenso del deseo sexual (libido disminuida)?	☐
¿Tiene síntomas menopáusicos severos (como calores o cambios de estado de ánimo)?	☐
¿Ha experimentado retención de líquidos (hinchazón de manos y pies)?	☐
¿Experimenta fatiga?	☐
¿Tiene tensión arterial y ritmo cardiaco bajos?	☐
¿Tiene elevado el colesterol?	☐
¿Tiene problemas con la memoria y la concentración, o "niebla cerebral"?	☐
¿Se levanta cansado y tiene problemas para levantarse por las mañanas?	☐
¿Se le ha caído o adelgazado la tercera parte exterior de las cejas?	☐
¿Tiene problemas para bajar de peso, o ha experimentado una reciente subida de peso?	☐
¿Experimenta depresión y apatía o ansiedad?	☐
¿Experimenta estreñimiento?	☐
¿Le han diagnosticado enfermedades autoinmunes (enfermedad celiaca, artritis reumatoidea,	☐

esclerosis múltiple, lupus), alergias o aumento de levaduras, todo lo cual puede afectar la función tiroidea?

¿Se ha expuesto o está expuesto a tratamientos de radiación? ☐

¿Se ha expuesto o está expuesto a toxinas del ambiente? ☐

¿Tiene historia familiar de problemas con la tiroides? ☐

¿Bebe agua con cloro o con fluoruro? ☐

La disfunción tiroidea es un problema que a menudo requiere exámenes adicionales y la ayuda de un médico. Es útil estar informado sobre cuáles son estos exámenes. Además, hay algunas cosas que usted puede hacer para ayudar a sanar la tiroides. Este capítulo le dará todas esas herramientas.

Diagnóstico de problemas de tiroides: Los médicos no siguen las pistas sutiles

Cuando estudié medicina, pensaba que el diagnóstico y el tratamiento de la función baja de la tiroides eran claros y sencillos. Un paciente llega con los síntomas clásicos: cansancio, frío, hinchazón, sobrepeso, piel seca, uñas blandas, pérdida de pelo, estreñimiento, calambres musculares, fallas de memoria y depresión. Sus exámenes de sangre para la tiroides son anormales. Le recetamos Synthroid, el tratamiento clásico para la enfermedad tiroidea, que es solamente la hormona tiroidea inactiva que se llama T4. Se arregla el problema y todos tan contentos. Estaba equivocado.

Después de 20 años de práctica médica, ahora sé que diagnosticar y tratar los problemas de tiroides es una de las cosas más complicadas y difíciles que hago; y cuando lo hago bien, tiene efectos más profundos que cualquiera de los tratamientos que prescribo sobre la salud, el peso y el metabolismo total de una persona.

Los tratamientos para la tiroides también son una de las áreas más controvertidas de la medicina actual. El protocolo para la disfunción tiroidea clara está muy bien definido, pero los médicos no se ponen de acuerdo sobre cuáles son el mejor diagnóstico y tratamiento para personas con problemas tiroideos sutiles. Las guías cambian con frecuencia y hay demoras en incluir la información en la práctica médica.

Parcialmente, esto ocurre porque la investigación en el área es controvertida e incomprendida. Algunos de los que pudieran ser los tratamientos más efectivos no han formado parte aún de la práctica médica general. Lo que yo he aprendido viene de estudiar cientos de horas, de hacer miles de exámenes para problemas de la tiroides y de tratar a miles de pacientes con ese problema.

La función de la glándula tiroides y la importancia de la nutrición

La glándula tiroides es una pequeña glándula endocrina en el cuello que produce dos importantes hormonas tiroideas: el 93% es T4, la forma inactiva, y el 7% es T3, la forma activa. La T4 producida en la glándula tiroides se convierte en T3 en el hígado.

Muchos factores dietarios, así como factores ambientales y de estilo de vida, afectan este proceso. La tiroides es parte del sistema endocrino u hormonal. El principal papel de la hormona tiroidea es estimular el metabolismo y afecta casi todas las funciones del cuerpo. Por eso causa tantos síntomas diferentes. La hormona tiroidea interactúa, o "conversa", con todas las otras hormonas del cuerpo, incluidas el cortisol, la insulina y las hormonas sexuales.

La producción y liberación de las hormonas tiroideas en la glándula tiroides se regula por un sistema de retroalimentación en el cerebro: el hipotálamo y la glándula pituitaria, que hacen la hormona liberadora de tirotropina (TRH, sigla en inglés) y la hormona estimulante de tirotropina (TSH, sigla en inglés), respectivamente. Si todo funciona bien, se producirá lo que se necesite y la T4 se convertirá en T3.

La T3 actúa entonces sobre receptores especiales (como la familia PPAR de la que hemos hablado) sobre el núcleo de la célula que envía un mensaje al ADN para activar el metabolismo, aumentar el quemado de grasa en las mitocondrias y, en general, hacer funcionar todos los sistemas corporales a la velocidad correcta. Por esto es que la T3 baja el colesterol, mejora la memoria, lo conserva delgado, promueve el crecimiento del pelo en caso de pérdida, alivia los dolores musculares y el estreñimiento, e incluso cura la infertilidad en algunas pacientes.

Si usted produce muy poca T3, o la T4 que produce no se convierte adecuadamente en la hormona tiroidea activa, el sistema entero se enloquece. El metabolismo y las mitocondrias no obtienen las señales adecuadas, se sube de peso y se sufre de los síntomas descritos anteriormente. Adicionalmente, usted puede inflamarse más, desarrollar más problemas con los niveles de insulina y tener más dificultad para metabolizar el azúcar en la sangre, todo lo cual compromete aún más su salud y su capacidad de bajar de peso. Un estudio mostró que el hipotiroidismo subclínico (vea la sección siguiente) causa tanto altos niveles de proteína C-reactiva como de insulina[1], indicadores de que la estabilidad de de la tiroides puede tener un grandísimo impacto sobre la salud.

Esto no sería tan problemático si los desórdenes de la tiroides pudieran diagnosticarse y tratarse rápidamente. Pero no es así. El hipotiroidismo, el nombre de la baja producción de la hormona tiroidea, es un problema mayormente sin diagnosticar en Estados Unidos.

El hipotiroidismo: Una epidemia sin diagnosticar

¿Por qué es tan difícil diagnosticar y tratar el bajo funcionamiento de la tiroides? La razón principal es que los síntomas no son muy específicos y a menudo se presentan por muchas razones además de los desórdenes tiroideos.

Cualquiera puede diagnosticar un ataque cardiaco si ve a alguien pálido y sudoroso y con las manos en el pecho, quejándose de terrible dolor en el pecho y en el brazo izquierdo. Los problemas de la tiroides son completamente diferentes. Aun si usted tiene todos los síntomas de baja función tiroidea, pueden pasarse por alto fácilmente. Puede que usted ni se dé cuenta de que sus problemas son con la glándula tiroides.

Incluso si tiene la visión de ir donde el médico, él puede usar los exámenes típicos para problemas de tiroides y encontrar que la tiroides parece estar funcionando dentro de un rango normal. Pero muchas veces los doctores no piden los exámenes adecuados o no hacen suficientes exámenes; por lo tanto, los problemas de tiroides pasan desapercibidos. A usted le pueden decir que está en el borde de los problemas de tiroides o que tiene enfermedad tiroidea subclínica y que su doctor estará vigilante. ¿Vigilando qué? ¿Qué usted se enferme gravemente?

Los problemas tiroideos son extremadamente comunes. Más del 10% de la población total y el 20% de las mujeres de más de 60 años tienen hipotiroidismo subclínico. "Subclínico" quiere decir sin síntomas y exámenes de tiroides ligeramente anormales. ¡Lo que de verdad quiere decir es que son síntomas sutiles de los que no se dan cuenta los doctores!

Incluso las personas que tienen resultados de tiroides "normales" pero sufren de síntomas pueden beneficiarse del tratamiento para la tiroides. Sólo depende de cómo se defina "normal". Si usted es un jugador de básquetbol de 2.10 m puede ser normal que pese 135 kilos, pero no si usted es una mujer de 1.65 m. Si usted fuera un marciano que aterrizara en Estados Unidos, pensaría que es normal tener sobrepeso porque más del 60% de la población lo tiene. ¡Pero eso no lo hace normal!

Los valores normales en medicina están descendiendo a medida que reconocemos que lo que pensábamos era normal, no lo es. En 1998, el peso normal era un índice de masa corporal (IMC: kilos por metro al cuadrado) de 27; ahora es de 25. Antes del año 2001, el colesterol normal era de 240 mg/dl; ahora es de 200. El LDL normal era de 140 mg/dl; ahora es de 100. El azúcar en la sangre normal era de 140 mg/dl; ahora es de menos de 100. La tensión arterial normal era de 140/90 mm Hg; desde agosto de 2004 es de 115/75 (basado en el *Séptimo reporte del comité nacional conjunto para la prevención, detección, evaluación y tratamiento de la presión arterial alta*).

¿Por qué sucede esto? Sencillamente sabemos y reconocemos más que los cambios sutiles en el funcionamiento pueden tener consecuencias de salud significativas. Lo mismo pasa con la enfermedad tiroidea, pero la medicina convencional todavía no se da cuenta. Nosotros los médicos necesitamos repensar cómo enfocar los problemas de tiroides:

1. Reconocer el problema por medio del análisis de la historia médica del paciente.
2. Utilizar los exámenes adecuados.
3. Diagnosticar y tratar correctamente las causas de la disfunción tiroidea.
4. Apoyar el funcionamiento de la tiroides con cambios de estilo de vida, dieta y suplementos.
5. Recetar preparaciones de hormona tiroidea y dosis diseñadas específicamente para pacientes individuales.

En estos momentos, la comunidad médica en general no hace estas cosas.

No obstante, hay unas pocas cosas que usted puede hacer para mejorar el funcionamiento de la tiroides.

Arreglar la tiroides: un enfoque integral

Corregir los problemas de la tiroides es crucial para tener un metabolismo saludable. Implica algo más que tomarse una pastilla de tiroides. Implica apoyo nutricional, ejercicio, reducción del estrés, suplementos, reducción de la inflamación y, algunas veces, eliminar ciertos alimentos y desintoxicarse de metales pesados (como el mercurio y el plomo) y de toxinas petroquímicas (como los pesticidas y PCB).

Para integrar todos estos elementos y crear un conjunto exitoso de técnicas para lidiar con los problemas de tiroides, usted puede seguir el modelo de seis pasos que se expone en este capítulo.

✳   **Paso 1:** Eliminar las causas de los problemas de tiroides.

✳   **Paso 2:** Ejercitarse y tomar saunas.

✳   **Paso 3:** Comer alimentos que provean apoyo nutricional para la tiroides y evitar aquellos que no lo hacen.

✳   **Paso 4:** Usar suplementos que apoyen la tiroides.

✳   **Paso 5:** Hacerse exámenes de tiroides.

✳   **Paso 6:** Elegir el reemplazo adecuado de la hormona tiroidea.

Si usted tiene problemas con esta clave del UltraMetabolismo y su tiroides no funciona como debiera, puede echar atrás los efectos de una tiroides desequilibrada si sigue estos pasos.

Paso 1: Eliminar las causas de los problemas de tiroides

Lo primero que hay que hacer es considerar cuidadosamente las cosas que pueden interferir con el funcionamiento de la tiroides y eliminarlas. Algunos alimentos están ganando la reputación de jugar un papel en la disfunción tiroidea, pero esta reputación no está conectada necesariamente con la evidencia científica disponible.

De los alimentos de soya y la familia del brócoli (brócoli, repollo, kale, repollitos de Bruselas y hojas verdes de berza) se dice que causan disfunción tiroidea, pero también tienen muchos otros beneficios para la salud. Además, la investigación sobre estos alimentos no es concluyente. En un estudio, las ratas alimentadas con grandes concentraciones de soya tenían problemas de tiroides. El mensaje básico: si usted es una rata, no coma tofu. Los estudios con humanos no han mostrado efectos significativos cuando la soya se consume en cantidades normales[2].

Por otra parte, hay grupos de alimentos para los cuales hay evidencia sustancial que apoya su vinculación con una enfermedad autoinmune de la tiroides que hace lento el metabolismo. El gluten es uno de ellos[3]. Si usted cree que tiene problemas de tiroides, necesita hacerse un examen de sangre (vea el Capítulo 11, Paso 6) para identificar cualquier reacción oculta al gluten que se encuentra en el trigo, la cebada, el centeno, la avena, el kamut y el spelt.

La sensibilidad al gluten o alergia puede causar muchos síntomas diferentes, desde migrañas y fatiga hasta aumento de peso. Además de hacerse el examen de sangre, elimine el gluten de su dieta durante tres semanas. Si los síntomas desaparecen, tiene una pista de que a su sistema no le gusta este alimento. Si quiere ir más allá en este autoexamen, reintroduzca el gluten en su dieta y vea si los síntomas recurren. Si es así, hay otra pista importante.

Este sistema es parte de la receta del UltraMetabolismo. En las tres primeras semanas del programa, le pido eliminar el gluten de su dieta. Una de las razones es porque le permitirá ver si hay un impacto negativo del gluten sobre su salud y su capacidad de bajar de peso.

Hacerse exámenes para alergias a alimentos es otro paso importante y lo tendrá que hacer en conjunto con un médico.

Las toxinas hacen lenta su tiroides. Es esencial hacerse exámenes de mercurio y sacarlo del sistema y del ambiente[4]. Evite el fluoruro, que se ha vinculado a los problemas de la tiroides[5]. No beba agua con cloro. Examinar en busca de pesticidas es más difícil, pero es útil apoyar el sistema de desintoxicación del cuerpo por medio del consumo de alimentos orgánicos, filtrar el agua y comer alimentos que desintoxican.

El estrés también afecta negativamente el funcionamiento de la tiroides. Los cadetes militares de fuerzas especiales que se han entrenado bajo condiciones de estrés intenso tenían mayores niveles de cortisol y de inflamación, testosterona reducida, TSH alta y muy baja T3. Tratar la tiroides sin arreglar el estrés crónico puede causar más problemas.

Una forma común de estrés crónico llamada desgaste de las glándulas adrenales es muy peligrosa a este respecto. El desgaste de las glándulas adrenales ocurre cuando las glándulas adrenales no soportan las necesidades fisiológicas causadas por el estrés. Asegúrese de incorporar los ejercicios de relajación discutidos en el Capítulo 10 para reducir los efectos del estrés crónico en la tiroides y el metabolismo.

Paso 2: Ejercitarse y tomar saunas

Hay dos elementos más que debe incorporar a su estilo de vida para tratar bien su tiroides: ejercicio y saunas.

El ejercicio estimula la secreción de la glándula tiroidea y aumenta la sensibilidad a las hormonas tiroideas en todo el cuerpo. El régimen de ejercicios que se delineó en el Capítulo 13 y de nuevo en el Capítulo 16 es una manera excelente no sólo de quemar calorías y aumentar el metabolismo, sino también de dar más apoyo a la tiroides.

Además de ser un modo maravilloso de relajar los músculos y la mente, las saunas o los baños turcos son una buena manera de limpiar el sistema de pesticidas que puedan contribuir al problema de la tiroides. Las saunas son una ayuda importante para bajar de peso y reparar la tiroides porque mientras se baja de peso, el tejido graso libera toxinas guardadas como los PCB y los pesticidas (organochlorines)[6]. Estas toxinas bajan los niveles de T3 y, por consiguiente, bajan la velocidad de la tasa metabólica en reposo e inhiben la capacidad de quemar grasa[7]. Por tanto, desintoxicarse es una parte importante para mejorar el funcionamiento de la tiroides. Si usted no se desintoxica, disminuye la capacidad de bajar de peso por los efectos negativos de las toxinas liberadas sobre el funcionamiento de la tiroides.

El cuerpo entero es un sistema, una red y hay que poner atención a cada una de las siete claves del UltraMetabolismo. Una clave puede ser más importante que otra para una persona en particular. No estamos hechos de partes distintas. Por eso es que su médico en el futuro debe ser un médico súper general, en lugar de un súper especialista. Una vez que se libre de las causas, mejore su nutrición, haga ejercicio, reduzca el estrés y tome los suplementos adecuados, si todavía se siente mal, no puede bajar de peso y tiene muchos síntomas de baja tiroides, ¿qué puede hacer? Lo siguiente sería un ensayo con una preparación de tiroides recetada. Para esto, debe ver a un médico con experiencia en desórdenes sutiles de la tiroides.

Identificar y corregir los problemas sutiles de la tiroides es esencial para un metabolismo y una vida sanos. Hay millones de personas sin diagnóstico ni tratamiento que sufren de muchos achaques vagos y comunes, incluido el problema para bajar de peso a pesar de consumir una dieta rica en nutrientes y de hacer ejercicio.

Paso 3: Comer alimentos que provean apoyo nutricional a la tiroides y evitar aquellos que no lo hacen

Cada paso en el camino hacia la curación y la pérdida de peso depende de la nutrición adecuada y de utilizar los alimentos para comunicar la información correcta a los genes[8]. Tratarse la tiroides no es una excepción. Además de las guías del Capítulo 16, siga estas sugerencias para ayudar a sanar la tiroides.

Coma alimentos que ofrezcan apoyo nutricional a la tiroides

La producción de hormonas tiroideas requiere yodo y ácidos grasos omega-3; convertir la inactiva T4 en la activa T3 requiere selenio; la unión de la T3 con el receptor del núcleo y la activación de este requieren vitaminas A y D y zinc. Todos estos elementos se hallan en una buena dieta de alimentos integrales.

Una dieta limpia y orgánica de alimentos integrales ayudará a darle el apoyo nutritivo necesario. Estos son algunos pocos alimentos que son particularmente buenos para los problemas de tiroides:

✳ Algas marinas y vegetales marinos que contengan yodo.
✳ Pescado (especialmente las sardinas y el salmón) que contengan yodo, grasas omega-3 y vitamina D.
✳ Hojas verdes de diente de león, de mostaza y otras hojas oscuras que contengan vitamina A.
✳ El eperlano, el arenque, las almejas y las nueces del Brasil tienen selenio.

Evite los alimentos que puedan interferir con el funcionamiento de la tiroides

Algunos pocos alimentos inhiben el funcionamiento de la tiroides. Para maximizar el efecto que la dieta tiene sobre la tiroides, evite los siguientes alimentos:

* **Gluten**, la proteína del trigo, la cebada, el centeno, la avena, el kamut y el spelt.

* **Demasiada proteína de soya,** un exceso de proteína de soya en la dieta interfiere con el funcionamiento de la tiroides sólo en pacientes con hipotiroidismo y que toman medicación para la tiroides.

Paso 4: Usar suplementos que apoyen la tiroides

Los nutrientes clave para el funcionamiento de la tiroides están todos incluidos en las recomendaciones de los suplementos básicos, incluidas las multivitaminas y minerales que contengan selenio, yodo, zinc, vitaminas A y D, y las grasas omega-3 (aceite de pescado), los cuales son críticos para mantener el funcionamiento normal de la tiroides.

Una advertencia es que si tiene las glándulas adrenales exhaustas por un estrés prolongado, tratar la tiroides sin apoyar las glándulas adrenales con relajación o hierbas adaptogénicas (como el ginseng, la rhodiola, o el ginseng siberiano) puede hacerlo sentir peor. Consulte las sugerencias de los seis pasos del Capítulo 10 para equilibrar la respuesta al estrés.

Paso 5: Hacerse exámenes de tiroides

No hay un modo perfecto, ni un síntoma o resultado de exámenes, que diagnostique propiamente la función baja de la tiroides o el hipotiroidismo. La clave es mirar el panorama completo: los síntomas y los exámenes de sangre, y decidir. Los doctores diagnostican típicamente los problemas de tiroides con exámenes de niveles de TSH y algunas veces el nivel de T4 libre.

Pero algunos doctores y clínicos han cuestionado los niveles "normales" de esos exámenes. El diagnóstico de hipotiroidismo "subclínico" depende de tener un nivel de TSH mayor que 5 mIU/ml y menor que 10. Pero las guías nuevas del Colegio norteamericano de endocrinólogos sugieren que cualquier cosa sobre 3 es anormal[9]. Este número es una mejoría pero puede fallar para mucha gente que tenga exámenes normales y un sistema tiroideo disfuncional.

Para obtener el panorama completo, recomiendo mirar un rango más amplio de funciones:

1. Hormona estimulante de la tirotropina (TSH) (el ideal es entre 1 y 2 mIU/ml).
2. T4 y T3 libres (las hormonas inactiva y activa).
3. Anticuerpos antitiroideos (TPO), buscar una reacción autoinmune que por lo general pasa sin diagnosticar si los otros exámenes están normales, ya que los doctores no están acostumbrados a mirar esto.
4. A veces, un examen llamado prueba de secreción TSH tras estímulo con TRH.
5. Incluso el examen de orina de 24 horas en busca de T3 puede ser útil para casos difíciles de diagnosticar.

Para un médico experimentado en hacer estos exámenes, ellos ofrecen un mayor panorama del funcionamiento de la tiroides. La conclusión es que si usted cree que tiene un problema de tiroides sin diagnosticar, debe insistir para que su doctor le haga estos exámenes o encontrar otro médico que sí los haga. Son esenciales para armar el rompecabezas cuya solución no se encuentra en los exámenes estándar que se están usando.

Paso 6: Elegir el reemplazo adecuado de la hormona tiroidea

En última instancia, para balancear una tiroides que está seriamente desequilibrada, usted tendrá que tener un tratamiento con hormonas. Hay ciertas cosas que usted puede hacer si cambia su dieta y su estilo de vida, pero si la tiroides no funciona propiamente es posible que tenga que tomar hormonas tiroideas adicionales como suplemento. Saber qué está disponible y qué preguntar le permitirá tomar mejores decisiones sobre su salud.

Cuando estuve en la facultad de medicina e hice mi residencia, aprendí sobre un único tratamiento para la baja función tiroidea: Synthroid, una forma sintética de T4, una droga de marca que sólo fue recientemente aprobada por el FDA. ¿Por qué la recetan los doctores? Porque se les ha enseñado que eso es lo que deben recetar. Pero no es el mejor tratamiento para todos.

Mucha gente se beneficia de este tratamiento. Pero hay casos en los que los síntomas no desaparecen usando sólo T4, incluso si sus exámenes se vuelven normales. ¿Así que cuál es el tratamiento adecuado? La respuesta es… depende. Parte de la belleza (y del dolor de cabeza) de la revolución actual de la medicina es que no hay un tratamiento correcto para todos.

Se necesita una combinación de experiencia, exámenes y ensayo y error para llegar al tratamiento correcto. Sin embargo, he encontrado que a la mayoría de mis pacientes les sirve un tratamiento de combinación de hormonas que incluya tanto la T4 como la T3. Synthroid es solamente la hormona inactiva T4. La mayoría de los doctores supone que el cuerpo la convertirá en T3 y todo estará bien. Desafortunadamente, los pesticidas, el estrés, el mercurio, las infecciones, las alergias, y las deficiencias de selenio pueden bloquear ese proceso. Ya que el 100% de nosotros tenemos pesticidas en el cuerpo, todos tendríamos problemas con el Synthroid.

El tratamiento más común que yo uso es Armour Thyroid[10], una combinación de hormonas tiroideas incluidas la T4, la T3, y la T2[11] (un producto no muy conocido del metabolismo tiroideo que puede ser muy importante). Armour es una droga de venta con receta hecha de tiroides disecada (seca) porcina. Contiene todo el espectro de las hormonas tiroideas, incluidas la T4, la T3 y la T2. Puede parecer paradójico que la hormona de un cerdo pueda hacerle bajar de peso, pero así es. La dosis correcta es de 15 a 180 miligramos, dependiendo de la persona.

Muchos doctores todavía creen que la preparación es inestable y que la dosis es difícil de monitorear. Esto era cierto con la preparación vieja de Armour, no con la nueva. Algunas veces la única forma de saber si hay un problema de tiroides es ensayar algo como Armour por tres meses. Si usted se siente mejor, si sus síntomas desaparecen y usted baja de peso, es la decisión correcta. Una vez que se empieza, no tiene que tomarse de por vida (un percepción errada muy común). Algunas veces, una vez todos los factores que perturban la tiroides se han corregido, se puede disminuir o descontinuar la dosis.

Como con cualquier tratamiento, trabaje siempre con un médico experimentado al usar medicinas para la tiroides. Un monitoreo cuidadoso es esencial. Tomar demasiada hormona tiroidea o tomarla si no la necesita puede tener efectos secundarios indeseables, incluidos el insomnio, las palpitaciones y, a largo plazo, pérdida de hueso.

Elegir el medicamento correcto

Estos medicamentos deben ser usados sólo bajo supervisión de un médico. Las opciones incluyen:

Preparaciones combinadas

* Armour Thyroid
* Thyrolar
* Nature-Thyroid
* Westhroid

Preparaciones de T4

* Synthroid
* Levoxyl
* Levothoid
* Levothyroxine (genérico)

Preparaciones de T3

* Cytomel
* T3 liberado en forma gradual

Encontrar un problema oculto de la tiroides

Muchos de mis pacientes tienen la esperanza de que la respuesta a su lucha contra el peso sea que tienen "un metabolismo lento" o una tiroides perezosa. Esto no es cierto para todo el mundo, pero es cierto para una de cada cinco mujeres.

Es importante hacer trabajo de detective y lidiar con factores que afectan negativamente la tiroides, particularmente el mercurio y el gluten; mejorar la nutrición; tomar multivitaminas y aceite de pescado; y hacerse los exámenes adecuados y el tratamiento correcto si es necesario. Esta puede ser en verdad la respuesta a sus problemas de salud y de peso.

Tengo un estilo de vida perfecto: ¿Por qué no puedo bajar de peso?

Amanda era una mujer de 28 años brillante, activa, exitosa y determinada. No tenía sobrepeso de acuerdo con los estándares internacionales, con un IMC de 23 (recuerde, pasado de peso es >25 y obeso>30) pero quería bajar los ocho kilos extras de peso que tenía.

Ella era tenaz en todo. Cinco días a la semana a las 5:30 a.m. se encontraba con su entrenador y hacía 40 minutos de aeróbicos y media hora de pesas. Su estado físico era excelente. Desayunaba con avena, un batido de proteínas, un panecillo de trigo integral o yogurt con frutas. El almuerzo era ensalada, pavo en tajadas y fríjoles. Cenaba tarde pero sólo comía pescado y verduras. No tomaba, no fumaba y no comía azúcar.

Con todo esto, es comprensible que no se sintiera bien con la dificultad de bajar el peso extra. Debería ser muy delgada. Pero cuando examinamos la grasa corporal, era de más del 30%. ¿Cómo podía ser?

Profundicé en su historia y encontré grandes pistas pasadas por alto por todos los doctores que había visto. La pista más grande era que no había tenido nunca un período normal y había tomado píldoras anticonceptivas desde muy joven para regular la menstruación. También tenía presión arterial muy baja, sentía frío todo el tiempo. Sufría de estreñimiento y se sentía más cansada de lo normal para su edad.

*Examinamos todo. Todos los exámenes estuvieron normales excep-
to dos: tenía niveles bajos en sus exámenes de tiroides y evidencia de
problemas para quemar la grasa en las mitocondrias, descubierta en un
examen de orina de ácidos orgánicos que identifica problemas con el
metabolismo (la hormona tiroidea estimula las mitocondrias para que
quemen más energía y calorías).*

*Aparte de sugerirle que cenara más temprano, no le aconsejé nin-
gún cambio en la dieta o programa de ejercicios. Todo lo que añadimos
fue la dosis más pequeña de Armour Thyroid, aceite de pescado, multivitaminas para ayudarle al funcionamiento de la tiroides y carnitine y
CoQ10 para ayudarles a las mitocondrias. También le dije que dejara
de tomar las píldoras anticonceptivas.*

*Después de tres meses tuvo un período normal por primera vez en
su vida, se sentía con más energía y había perdido los 8 kilos extras. Por
tratar a la persona y no los exámenes de laboratorio convencionales de
tiroides, pudimos ayudarla a vencer en una lucha de toda la vida con el
peso y le devolvimos su fertilidad.*

Resumen

✳   La tiroides es la hormona maestra del metabolismo. Si está
      desequilibrada, el metabolismo está desequilibrado.

✳   El hipotiroidismo es uno de los asuntos de salud más sub-
      diagnosticados en Estados Unidos. Es increíblemente co-
      mún, tiene un gran impacto sobre la salud y la mayoría de
      los doctores no saben cómo tratarlo bien.

✳   La dieta, las toxinas ambientales y el estrés afectan la fun-
      ción tiroidea.

✳   Hay exámenes que le puede pedir a su doctor que le haga si
      está preocupado por el hipotiroidismo.

✳   El tratamiento estándar para la tiroides, Synthroid, se en-
      carga sólo de una parte del problema. Hay recetas más so-
      fisticadas disponibles que se encargan del problema de la
      tiroides de forma más completa.

Capítulo 15

Ame su hígado:

Límpiese del peso tóxico

Toxinas y obesidad: ¿un eslabón perdido?

Joe trabajaba para una compañía automotriz. En 1985 contrajo hepatitis C por un encuentro sexual. En 1990 tuvo los primeros problemas con exámenes anormales del hígado, pero no cambió mucho su estilo de vida. Siguió fumando y bebiendo.

Su dieta era la típica de un trabajador de clase media: huevos con salchicha, rosquillas dulces, un bagel con margarina para el desayuno; sándwiches de carne, carnes frías y pizza de salchichón para el almuerzo. La cena era carne roja con vino, pan, papas y pasta. Las verduras aparecían ocasionalmente.

Había dejado de fumar y de beber un año antes de que yo lo tratara, pues la función hepática y la fatiga se habían empeorado. Tenía mucho estrés por la pérdida reciente de su esposa y su trabajo. Le estaban poniendo inyecciones de interferón, el último tratamiento médico para la hepatitis, pero el conteo de virus todavía estaba bastante alto. La tensión arterial, el azúcar en la sangre y los triglicéridos estaban subiendo.

Cuando se apareció en un taller que yo enseño llamado "Desintoxicarse de por vida", quería cambiar. Y estaba preocupado. El hígado presentaba comienzos de cirrosis en una biopsia reciente, las cosas empezaban a fallar, y él se estaba engordando en la cintura. No solamente tenía inflamación en el hígado por la infección crónica de la hepatitis, sino que también tenía hígado graso por todos los carbohidratos refinados y la comida chatarra que comía.

Joe estaba intoxicado. Años de fumar, tomar y comer mal le habían envenenado el cuerpo, especialmente el hígado. Después de cinco días en el programa de desintoxicación, que era una dieta sencilla de verduras, arroz, fríjoles, un batido de proteína de arroz desintoxicante, algunas hierbas para el hígado y fibra para limpiar el intestino, junto con saunas, yoga y descanso, se sintió mucho mejor.

Después del programa vino a verme y le aconsejé que cambiara la dieta para controlar la insulina y el azúcar en la sangre. También le recomendé que comiera ciertos alimentos especiales como brócoli, hojas de diente de león y alcachofas para fortalecer su sistema de desintoxicación y proteger el hígado. Añadí unos nutrientes especiales (N-acetilcisteína, ácido alfa-lipoico, y selenio) y hierbas (cardo mariano) para ayudar más aún a su hígado graso.

Después de tres meses, se sentía mejor, había bajado de peso más de diez kilos y sus conteos virales eran los más bajos en años. Aun con un hígado comprometido, la curación puede ocurrir.

Las toxinas del ambiente hacen subir de peso

Tanto las toxinas del cuerpo como las del ambiente contribuyen a la obesidad. Librarse de las toxinas y fortalecer el sistema desintoxicante natural son partes esenciales para bajar de peso a largo plazo y para un metabolismo sano. Después de años de práctica y de examinar la investigación científica, creo que estas conexiones no pueden pasarse por alto por más tiempo.

¿Puede ser que factores del ambiente aparte de los cambios en la dieta y el estilo de vida sedentario contribuyan a la epidemia de obesidad? [1] La respuesta es, desafortunadamente, sí. La ciencia de la desintoxicación puede ayudarle a sobreponerse a problemas asociados con la exposición a los niveles sin precedentes de químicos ambientales tóxicos y metales pesados a los que ahora estamos expuestos.

Veamos si usted está intoxicado. Responda las siguientes preguntas para saber si usted necesita concentrarse en esta clave.

¿Cómo está funcionando su sistema de desintoxicación?

Anote un punto cada vez que conteste "sí" a las preguntas siguientes y marque la caja de la derecha. Vea la página 85 para recordar cómo se interpreta el puntaje.

	sí
¿Está estreñido y va al baño cada tercer día o con menos frecuencia?	☐
¿Orina pequeñas cantidades de orina oscura, de olor fuerte, sólo unas pocas veces al día?	☐
¿Rara vez suda de verdad?	☐
¿Tiene uno o más de los siguientes síntomas: fatiga, dolores musculares, problemas de concentración o de memoria?	☐
¿Tiene fibromialgia o síndrome de fatiga crónica?	☐
¿Bebe agua del grifo o de un pozo?	☐
¿Manda su ropa a lavar en seco?	☐
¿Vive o trabaja en un edificio "estrecho" con mala ventilación o ventanas que no abren?	☐
¿Vive en una gran área urbana o industrial?	☐
¿Usa químicos para la casa o el jardín o ha hecho que un exterminador le limpie la casa de insectos?	☐
¿Tiene una o dos amalgamas de mercurio (calzas de "plata")?	☐
¿Come pescado grande (pez espada, atún, tiburón, o lofotátilo [blanquillo]) más de una vez por semana?	☐
¿Le molestan uno o más de los siguientes: vapores de gasolina o diesel, perfumes, olor de automóviles nuevos, almacenes de telas, lavanderías en seco, laca para el pelo u otros olores fuertes, jabones, detergentes, humo de tabaco, o agua con cloro?	☐
¿Tiene una reacción negativa cuando consume alimentos que contienen ajo o cebollas, MSG (Monosodium Glutamate), sulfitos (encontrados en el vino, los bares de ensaladas, la fruta seca), benzoato de sodio (un preservante), vino rojo, queso, bananos, chocolate, o incluso una cantidad pequeña de alcohol?	☐
¿Cuándo toma café u otras sustancias con cafeína, se siente nervioso, le aumentan los dolores en los músculos o articulaciones, o tiene	☐

síntomas de hipoglicemia (ansiedad, palpitaciones, sudor y mareo)?

¿Consume regularmente cualquiera de las sustancias o medicamentos siguientes: acetaminophen (Tylenol), drogas para bloquear el ácido (Tagamet, Zantac, Pepcid, Prilosec, Prevacid), medicinas de hormonas en píldoras (píldora anticonceptiva, estrógeno, progesterona, medicamentos para la próstata) ibuprofeno o naproxen, medicamentos para la colitis, o enfermedad de Crohn, medicamentos para dolores de cabeza recurrentes, síntomas de alergias, náusea, diarrea o indigestión?

¿Ha tenido ictericia (volverse amarillo) o le han dicho que tiene el síndrome de Gilbert (elevación de un examen hepático para bilirrubina)?

¿Tiene historia de cualquiera de las condiciones siguientes: cáncer de seno, cáncer del pulmón inducido por el cigarrillo u otro tipo de cáncer, problemas de la próstata, alergias a alimentos, sensibilidades o intolerancias?

¿Tiene historia familiar de Parkinson, Alzheimer, esclerosis lateral amiotrófica (ELA), u otras enfermedades neuromotrices o esclerosis múltiple?

Si contestó sí a las preguntas anteriores puede ser una alerta de que está expuesto a toxinas. ¿Son comunes las toxinas, y tienen algo que ver con la salud, el aumento de peso, o la enfermedad crónica?

El problema de vivir en un mar de toxinas

¿Por qué debemos preocuparnos por las toxinas? A menos de que trabajemos con químicos tóxicos o pesticidas de aerosol, ¿no es mínima nuestra exposición? Ojalá fuera así, pero no. Vivimos en un mar de toxinas. Cada persona y animal del planeta tiene en los tejidos residuos de químicos o metales tóxicos.

Desde el principio del siglo XX, se han introducido 80.000 químicos nuevos y la mayoría no han sido examinados por seguridad. Los centros de control de enfermedades y prevención, produjeron un reporte muy inquietante sobre la exposición humana a químicos ambientales. Examinaron niveles de 116 químicos en sangre y orina humanas (y había miles más para los que no se hicieron exámenes) como parte de la Encuesta nacional de exámenes, salud y nutrición[2].

Encontraron residuos tóxicos en cada muestra. Unas tenían altos niveles de toxinas, en otras el nivel era bajo. No obstante, las toxinas estaban presentes universalmente. Lo que es más, este estudio aislado no cuenta toda la historia. ¿Por qué? Porque estas toxinas químicas se mueven rápido de la sangre a otros sitios de almacenamiento, casi siempre el tejido graso, los órganos y los huesos, así que los niveles de sangre u orina subestiman seriamente nuestra carga tóxica total.

Cinco de los que conocemos como los químicos más tóxicos que han creado los hombres se encontraron en 100% de todas las muestras (OCDD, una dioxina, styrene, 1,4-diclorobenceno, xyleno, y etilfenol, químicos extremadamente tóxicos de la contaminación industrial que pueden causar daños serios en el hígado, corazón, pulmones y sistema nervioso). Otros nueve químicos se encontraron en 91 a 98% de las muestras, incluidos benceno, tolueno, etilbenceno, DDE (un subproducto del DDT, un pesticida prohibido en Estados Unidos desde 1972), tres dioxinas, y un furan. En el 83% de la población se encontraron bifenoles policlorinados (PCB).

Otro estudio en Michigan encontró DDT en más del 70% de los niños de cuatro años. Todos eran ciudadanos de Estados Unidos y, como se mencionó arriba, el DDT está prohibido desde 1972. ¿Cómo estuvieron expuestos estos niños a los químicos tóxicos? Probablemente a través de la leche materna. ¿Pero cómo lo adquirieron las mamás?

Con nuestra economía global, a menudo comemos alimentos de Guatemala, Indonesia o Asia, donde no hay las mismas restricciones para los pesticidas como en Estados Unidos. Muchos de estos químicos se almacenan en el tejido graso y así los productos animales se vuelven fuentes concentradas. El ciento por ciento de la carne de res está contaminado con DDT, como el 93% del queso procesado, los perros calientes, la mortadela, el pavo y el helado, porque el suelo todavía contiene residuos del pesticida prohibido hace tiempos.

Todos nos cocinamos en un caldo tóxico y no hay duda de que esto juega un papel importante en la actual obesidad epidémica de este país y en la capacidad de las personas de bajar de peso. ¿Pero cómo? ¿Qué son las toxinas? ¿De dónde vienen? ¿Cómo entran al cuerpo? Veamos.

¿Qué son las toxinas y de dónde vienen?

Una toxina puede definirse, en el más amplio sentido, como cualquier cosa que no nos sienta bien. Podemos estar expuestos a relaciones, ambientes laborales o nuestros propios pensamientos tóxicos, que hacen que el cuerpo reaccione con una respuesta de estrés tóxico. Pero la mayoría de nosotros pensamos en las toxinas como venenos que contaminan el cuerpo de un modo u otro. Pueden ser toxinas que vengan de nuestras funciones corporales, y sabemos que las eliminamos por los riñones (a través de la orina) y por la bilis (a través del hígado y las heces).

Por lo general, podemos lidiar con estas toxinas excepto cuando fallan el hígado o los riñones. Sin embargo, en los últimos cien años hemos recibido un número sin precedentes de toxinas y la carga total de todas las toxinas; pesticidas, químicos industriales, mercurio y más, ha excedido la capacidad el cuerpo para librarse de ellas, y esto conduce a la enfermedad. También contribuye, creo yo, a problemas metabólicos que promueven el aumento de peso y previenen la pérdida de peso.

¿De dónde vienen estas toxinas?

De dos lugares. Uno es el ambiente (toxinas externas). El otro es nuestro propio intestino (toxinas internas). Los subproductos del metabolismo (toxinas internas) deben procesarse. Todas hacen que el hígado se estrese.

Las toxinas externas incluyen las toxinas químicas y los metales pesados. Los metales pesados que causan más enfermedades son el plomo, el mercurio, el cadmio, el arsénico, el níquel y el aluminio. Los culpables químicos son los químicos tóxicos y los compuestos orgánicos volátiles (COV), los solventes (materiales de limpieza, formaldehído, tolueno, benceno), las drogas, el alcohol, los pesticidas, los herbicidas y los aditivos en los alimentos.

La mayoría de las drogas no son toxinas verdaderas, pero ciertos medicamentos tienen efectos tóxicos y causan aumento de peso y pueden considerarse como toxinas externas. Los medicamentos psicotrópicos, en particular los inhibidores de la MAO, el litio, el valproate, Remeron, Clozaril, Zyprexa y en algunos casos los inhibidores selectivos de recaptación de serotonina (ISRS), como Prozac, Zoloft y Paxil, promueven el aumento de peso a través de varios mecanismos.

Se gastan billones de dólares en la investigación de una droga para la obesidad con el fin de encontrar una píldora mágica que queme la grasa o reduzca el apetito. Es claro que los químicos extraños como los medicamentos pueden afectar el peso o el funcionamiento del organismo en algunas personas. Si las drogas pueden afectar el peso, entonces otros químicos extraños, incluidas las toxinas del ambiente, pueden causar aumento de peso.

Las toxinas internas incluyen los compuestos microbianos (de las bacterias, la levadura u otros organismos) y los subproductos del metabolismo normal de proteínas (como la urea o el amoniaco). Las bacterias y la levadura en el intestino también producen desechos, productos metabólicos y sobrantes celulares que pueden interferir con muchas funciones corporales. Estos elementos tóxicos pueden llevar a aumento de inflamación y estrés oxidativo. Estas bacterias producen endotoxinas, aminos tóxicos, derivados tóxicos de la bilis y varias sustancias carcinogénicas, como la putrescina y la cadaverina (ya se imaginarán por qué se llaman así).

Todas estas toxinas afectan la capacidad para bajar de peso. Porque almacenamos la mayoría de las toxinas en el cuerpo, subir de peso es una clase de efecto tóxico. Cuando se quema la grasa, las toxinas salen y si no se procesan correctamente pueden causar problemas adicionales. Además, nuestra carga tóxica total puede frustrar los intentos de bajar de peso al dañar dos órganos metabólicos clave: el hígado y la tiroides, y dañar las fábricas de energía: las mitocondrias.

¿Ya se ha asustado bastante? No le estoy dando esta información para atemorizarlo sino para que tenga conciencia de lo que pasa en su interior y a su alrededor para que vea lo importante que es reducir al mínimo la exposición a toxinas y maximizar su excreción. Pero antes de enseñarle a hacer esto, veamos más cuidadosamente qué le hacen las toxinas al cuerpo, particularmente al hígado, a la tiroides y a las mitocondrias.

Las toxinas perturban las señales de control de peso y desactivan el motor metabólico

¿Qué es lo que no nos deja avanzar hacia nuestras metas de bajar de peso y qué interfiere con nuestro metabolismo? Vale la pena revisar un estudio que cité brevemente en el Capítulo 14. El título del estudio es "Equilibrio de energía y contaminación por organochlorines y bifenilos policlorados"[3], publicado en *Obesity Review* en el año 2003. La conclusión es que los pesticidas (organochlorines) y PCB de contaminación industrial se liberan del tejido graso, donde han estado almacenados, envenenan el metabolismo e impiden la pérdida de peso.

Los autores concluyen que deberíamos bajar algo de peso para reducir el riesgo de enfermedades cardiovasculares y degenerativas, pero no demasiado porque podríamos envenenar el metabolismo. Si no hubiera manera de librarse de las toxinas, yo estaría de acuerdo, pero hay muchas maneras de desintoxicarse.

¿Cómo interfieren exactamente estas toxinas químicas con el metabolismo? Los investigadores en el estudio mencionado, Pelletier, Imbault y Tremblay, revisaron 63 estudios científicos sobre el vínculo entre las toxinas químicas y la obesidad y describieron muchos mecanismos.

Primero, las personas con alto IMC (Índice de masa corporal) almacenan más toxinas porque, por lo general, tienen más grasa. Esas toxinas interfieren con muchos aspectos del metabolismo, incluidos los niveles reducidos de hormona tiroidea y la excreción progresiva de hormona tiroidea a través del hígado. Las toxinas también compiten con las hormonas tiroideas al bloquear los receptores de la tiroides (los sitios de la célula donde las hormonas tiroideas afectan el metabolismo y también buscan las proteínas tiroideas trasportadoras, de modo que las hormonas tiroideas no pueden llegar a su lugar de acción.

En conclusión, los pesticidas y otras toxinas industriales (PCB) bajan el nivel de las hormonas tiroideas, interfieren con su funcionamiento y, en consecuencia, hacen lento el funcionamiento metabólico.

En un segundo estudio, un grupo de investigadores de Laval University en Québec encontró que aquellos que liberaban más pesticidas de su almacenamiento graso tenían el metabolismo más lento después de bajar de peso[4]. La explicación para la quema disminuida de grasa (también llamada termogénesis), después de tener en cuenta todos los demás factores posibles, era la exposición a pesticidas.

En otro estudio, el aumento de toxinas durante la pérdida de peso en los hombres inhibió la función mitocondrial normal y redujo la capacidad de los individuos para quemar grasa y calorías. Todas esas acciones causan tanto aumento de peso como resistencia a la pérdida de peso.

Además de bajar directamente los niveles de hormonas tiroideas, dañar las mitocondrias, perturbar la tasa metabólica, e inhibir la quema de grasa, las toxinas pueden dañar los mecanismos por medio de los cuales las señales hormonales controlan el apetito y la alimentación. Recuerde, la leptina es la hormona que le dice al cerebro que usted está lleno. Las toxinas (metales pesados como el mercurio o toxinas químicas) bloquean estas señales. Con el tiempo el cerebro se vuelve resistente al efecto de la leptina y usted siente hambre todo el tiempo. Así que la exposición a toxinas puede incrementar el apetito.

Todo esto es prueba positiva de que las toxinas tienen un efecto grave sobre el aumento de peso y la capacidad para bajarlo. Pero hay más. Se ha probado que las toxinas dañan la danza interna tan orquestada que se necesita para que el cuerpo funcione bien y usted pueda bajar de peso.

Dañar las hormonas: Caos hormonal

La danza de las hormonas, como hemos visto, es crítica para equilibrar el metabolismo. Los químicos ambientales y los metales pesados son conocidos por dañar las hormonas. Un profesor de Tuffs University, Sheldon Krimski, en su libro (*El caos hormonal: los orígenes científicos y sociales de la hipótesis endocrina ambiental*), ha revisado extensamente la investigación en este campo.

Él ha encontrado que niveles bajos de estas toxinas, mucho más bajos que los que la Agencia de protección ambiental considera aceptables, interfieren con nuestro equilibrio hormonal normal, incluidas las hormonas sexuales, lo que puede llevar a una pubertad temprana en las niñas y a un aumento de los desórdenes hormonales. Las toxinas pueden afectar muchas de las hormonas del control de peso importantes además de la tiroides. Estas incluyen el estrógeno, la testosterona, el cortisol, la insulina, la hormona del crecimiento, y la leptina.

Además, las toxinas interfieren con nuestra reacción de estrés (nuestro sistema nervioso autónomo) y alteran el ritmo circadiano normal que controla nuestro comportamiento alimenticio. Estas conexiones se exploraron en un congreso patrocinado por el Instituto nacional de ciencias ambientales de la salud y Duke University, llamado "Obesidad: orígenes de su desarrollo e influencias del ambiente"[6].

Aunque todavía hay mucho qué aprender sobre la conexión entre el aumento de peso y las toxinas, ya no podemos pasar por alto su impacto. Ciertamente, no es el único factor de la epidemia de obesidad, o de la lucha contra el peso de cualquier persona, pero debe considerarse como parte de la ecuación. Por eso es que al aprender a minimizar la exposición a las toxinas y a usar los alimentos, el ejercicio, los suplementos e incluso las saunas es tan importante para que usted adquiera el UltraMetabolismo.

El hígado graso: ¿Causa o efecto del aumento de peso?

Hay un problema importante que el exceso de toxinas puede causar en el cuerpo: el hígado graso. Es un gran problema, porque entre más problemas tenga usted en el hígado, más difícil será procesar cualquier tipo de toxinas. Miremos qué es un hígado graso y qué significa para la salud y la capacidad de bajar de peso antes de explorar las formas de sacar las terribles toxinas del cuerpo.

¿Ha probado usted el *foie gras*, la delicia francesa maravillosamente tierna, jugosa y grasosa que venden en los mejores restaurantes?

Foie gras en francés quiere decir "hígado graso" (todo suena mejor en francés). Alimentan patos o gansos con carbohidratos almidonados (maíz) y el hígado se les llena de grasa. Desafortunadamente, no solamente los patos sufren de hígado graso. Es la enfermedad del hígado más frecuente en Estados Unidos y afecta al 20% de la población.

¿Es a causa de las drogas, los virus o la contaminación? Ninguno de estos. Es causado por la toxina más abundante en nuestra dieta: el azúcar. El aumento del consumo de azúcar o carbohidratos refinados, como hemos visto, aumenta la insulina y la resistencia a la insulina. Esto lleva a la acumulación de grasa en las células hepáticas. El aumento de grasa en las células hepáticas se produce al comer demasiada azúcar, carbohidratos refinados, y jarabe de maíz con alta fructosa, lo que causa la resistencia a la insulina. ¡Algunos de mis pacientes han desarrollado cirrosis hepática sólo por comer azúcar!

El azúcar se convierte en triglicéridos (la grasa en el hígado graso), los cuales llenan las células hepáticas (y otras células). El exceso de las calorías del azúcar también aumenta el estrés oxidativo y daña aún más las fábricas de energía o mitocondrias. Las mitocondrias envenenadas no pueden quemar la grasa y las calorías con eficiencia, lo que lleva a un metabolismo más lento y al aumento de peso: el círculo vicioso experimentado por millones de personas.

Si esto no fuera suficientemente malo, tener un hígado graso impide la desintoxicación. Un hígado graso también está inflamado, lo que lleva a la esteatohepatitis no-alcohólica (NASH, sigla en inglés), una forma de hepatitis causada por la resistencia a la insulina. Un hígado graso produce más moléculas inflamatorias y radicales libres y conduce a un mayor daño de las mitocondrias. Lleno de grasa y de inflamación, el hígado no puede protegerlo a usted de los efectos dañinos de otras toxinas ambientales, lo que lleva a mayor daño aún.

La capacidad de desintoxicarse:
Cómo los genes controlan el sistema desintoxicante

El efecto de las toxinas sobre cualquier individuo está determinado, en parte, por la genética de los sistemas de desintoxicación. Algunas personas pueden movilizar y eliminar bien las toxinas; otras tienen mayor dificultad. Librarse de los metales pesados es importante. Depende de proteínas y enzimas específicas que se unen a los metales y los transportan fuera de las células.

En un estudio reciente, los ratones criados sin la proteína (metalotioneína) necesaria para la desintoxicación de metales pesados subieron más de peso a lo largo de su vida que los ratones que podían eliminar los metales[7]. Esto sugiere que hay factores genéticos que predisponen para librarse de las toxinas del cuerpo con facilidad. Pero incluso si usted está predispuesto genéticamente a tener problemas de desintoxicación, hay cosas que puede hacer para limpiar el cuerpo de esos materiales terribles y limitar sus efectos.

Preparar el sistema de desintoxicación:
conservarse limpio y delgado

Quizás lo haya deprimido la revisión de cómo las toxinas bloquean el metabolismo, interfieren con los mecanismos de control del peso, perturban las hormonas, dañan las mitocondrias, aumentan la inflamación y el estrés oxidativo, bajan las hormonas tiroideas, afectan negativamente los ritmos circadianos y el sistema nervioso autónomo y, en general, bloquean todas las claves del UltraMetabolismo. Le ofrezco disculpas. Desafortunadamente, no tuve nada que ver con el diseño de los seres humanos y hago todo lo que puedo para no contribuir a la contaminación ambiental (incluso cambié mi automóvil grande por uno compacto).

Pero hay buenas noticias: si elige cierto estilo de vida sencillo, puede reducir la exposición a las toxinas y aumentar de manera impresionante su capacidad para movilizar y librarse de las toxinas almacenadas. Primero, le daré algunos antecedentes del funcionamiento del sistema de desintoxicación. En el libro del cual fui coautor, *Ultraprevention* (Simon and Schuster, 2003) y en *The Detox Box* (Sounds True, 2004), reviso este sistema con más detalle.

Incluso si usted está predispuesto genéticamente a los problemas con la desintoxicación, puede mejorar su sistema de desintoxicación si sigue las recomendaciones de este capítulo. Si su puntaje fue de rango moderado a alto en el cuestionario del principio de este capítulo, siga el programa de seis pasos para ayudar a mejorar la efectividad del sistema de desintoxicación y los esfuerzos por bajar de peso.

✳ **Paso 1:** Minimice la exposición a las toxinas.
✳ **Paso 2:** Sude.
✳ **Paso 3:** Coma alimentos que lo ayuden a desintoxicarse y evite los que lo intoxiquen.
✳ **Paso 4:** Ensaye los remedios herbales que le ayudarán a desintoxicarse.
✳ **Paso 5:** Añada suplementos que apoyen su hígado y lo ayuden a desintoxicarse.
✳ **Paso 6:** Piense en hacerse exámenes para el sistema de desintoxicación, en busca de toxinas.

Si tiene problemas con esta clave del UltraMetabolismo y tiene demasiadas toxinas en el cuerpo, usted puede echar atrás los efectos de su ambiente tóxico si sigue estos pasos.

Paso 1: Minimice la exposición a las toxinas

Evitar las toxinas siempre que se pueda es importante. Las toxinas están casi en todas partes en nuestra cultura, pero hay una serie de cosas fáciles y prácticas que usted puede hacer para evitarlas. No tiene que estar hipervigiliante para disminuir la cantidad de toxinas a las cuales usted está expuesto. Ensaye alguna de las estrategias siguientes. No necesita hacer todo al tiempo. Ensaye con una sugerencia cada vez. Las dos más importantes son comer alimentos orgánicos cuando sea posible y tomar agua limpia y filtrada.

* **Coma alimentos orgánicos.** Coma alimentos y productos animales sin pesticidas petroquímicos, herbicidas, hormonas, ni antibióticos.
* **Beba agua filtrada.** Los filtros de carbón y la osmosis inversa son los mejores sistemas para desintoxicar el agua.
* **Use filtros de aire.** Los filtros HEPA/ULPA y los ionizadores pueden ser útiles para reducir el polvo, los mohos, los compuestos orgánicos volátiles y otras fuentes de contaminación ambiental en casa.
* **Limpie y monitoree los sistemas de calefacción.** Elimine los residuos de monóxido de carbono, la causa más común de muerte por envenenamiento en Estados Unidos.
* **Tenga plantas en casa.** Ayudan a filtrar el aire.
* **Airee la ropa lavada en seco.** Hágalo cuando la traiga a casa, antes de usarla.
* **Evite la exposición excesiva a petroquímicos ambientales.** Estos incluyen los químicos para jardinería, los vapores de la lavada en seco, el exhosto del automóvil y el humo de segunda mano.
* **Reduzca o elimine el uso de productos tóxicos para el cuidado de la casa y el cuidado personal.** Los desodorantes de las axilas, los antiácidos y las ollas con aluminio son buenos ejemplos.
* **Quite los alergenos y el polvo.** Limpie su casa de estos elementos lo más posible.

✳   **Minimice la radiación electromagnética (REM).** La REM
de los radios, televisores y hornos microondas puede ser
tóxica.

✳   **Reduzca la radiación iónica.** No se sobreexponga al sol o
a exámenes médicos como los rayos X.

✳   **Reduzca la exposición a metales pesados.** Estos se hallan
en peces depredadores (atún, pez espada, tiburón, lubina,
lofotátilo [blanquillo]), peces de río, pintura con plomo y
productos que contienen timerosol como las vacunas.

✳   **Evite cocinar en ollas y sartenes recubiertas con teflón.**

✳   **Defeque una o dos veces al día.**

✳   **Beba seis a ocho vasos de agua al día.**

✳   **Haga ejercicio regularmente.** El yoga o el masaje linfáti-
co pueden mejorar el flujo de linfa y ayudan a expulsar las
toxinas de los tejidos hacia la circulación para poder desintoxicarse.

Paso 2: Sude

---

*El uso regular de una sauna o baño turco puede ocasionar en el
sistema cardiovascular un estrés similar (al del ejercicio) y puede ser
tan efectivo como un medio de condicionamiento cardiovascular y
quema de calorías como el ejercicio regular.*

W. Dean "Effect of Sweating",
The Journal of the American Medical Association,
1981, vol. 246, p.623

Comer todos los alimentos correctos, tomar los suplementos correctos y minimizar la exposición a las toxinas son buenas ideas,
¿pero cómo puede usted prevenir que la grasa acumulada le haga
daño mientras está bajando de peso?

La respuesta: tome una sauna o un baño turco. La terapia
con calor es un instrumento muy subutilizado en la medicina.
Ayuda a equilibrar el sistema nervioso autónomo, reducir el estrés, bajar los niveles de azúcar en la sangre, quemar calorías y
excretar los pesticidas y los metales pesados a través de la piel.

Utilizados algunas veces como tratamiento para el envenenamiento químico, las saunas se usaron para ayudar a desintoxicar los trabajadores del Ground Zero en Manhattan después del 11 de Septiembre. Aunque se necesita más investigación, un artículo sobre terapia termal sugiere muchos efectos prometedores, incluidas la reducción de la inflamación y el estrés oxidativo[8] y también la pérdida de peso[9].

En un estudio de dos semanas con 25 adultos obesos, el peso corporal y la grasa corporal se redujeron después de terapia con sauna por 15 minutos a 60 ºC en una sauna de infrarrojo. Los investigadores reportaron un paciente obeso quien no podía hacer ejercicio porque tenía artritis en la rodilla y bajó ocho kilos: la grasa corporal disminuyó del 46% al 35% después de diez semanas de terapia con sauna.

La pérdida de peso se inhibe cuando hay altos niveles de toxinas. Esto es, en parte, porque las toxinas bloquean la función de la tiroides. Cuando usted se libera de estas toxinas, el metabolismo va más rápido. Las saunas o los baños turcos ayudan en este proceso. Le ayudan a liberarse de las toxinas a través de la piel a medida que usted suda. De esta forma usted deja de almacenar toxinas que causan que el metabolismo se haga más lento.

La terapia con sauna o la terapia con calor tiene muchos beneficios. Le recomiendo usar regularmente esta antigua y efectiva herramienta para mantener la salud.

Paso 3: Coma alimentos que lo ayuden a desintoxicarse, y evite alimentos que lo intoxiquen

---

Nuestro sistema de desintoxicación depende del buen equilibrio de proteínas, grasas, fibras, vitaminas, minerales y fitonutrientes para ser efectivo. Esto se encuentra en las guías generales de alimentación de la receta del UltraMetabolismo. Comer los alimentos adecuados prepara el sistema de desintoxicación. Comer los alimentos incorrectos puede bloquear la habilidad del cuerpo para desintoxicarse. Hay unos cuantos alimentos especiales que vale la pena mencionar aquí porque pueden ser muy efectivos para fortalecer el sistema de desintoxicación.

Coma alimentos que lo ayuden a desintoxicarse

Los alimentos juegan un papel principal en la preparación del sistema para excretar las toxinas. Por ejemplo, se requiere proteína adecuada para suplir los aminoácidos que se usan en el hígado para ofrecer la base del sistema desintoxicante: el glutatión. El glutatión es el antioxidante y desintoxicante más crítico que hace nuestro cuerpo y se desaparece muy fácilmente si hay exposición crónica a toxinas. Si no se consume suficiente proteína, no se puede producir suficientemente este importante desintoxicante.

Los fitonutrientes son otro ejemplo. Estas moléculas especiales que se encuentran en los alimentos vegetales refuerzan las sendas de la desintoxicación. Estos incluyen muchos alimentos y verduras de color que se incluyen en la receta del UltraMetabolismo.

Los siguientes alimentos le ayudarán a preparar el sistema de desintoxicación:

* Verduras crucíferas: (brócoli, kale, col rizada, repollitos de Bruselas, coliflor, bok choy, repollo chino, brócoli chino)
* Té verde
* Berros
* Hojas de diente de león
* Cilantro
* Alcachofa
* Ajo
* Cáscaras de cítricos
* Granada
* Cocoa

Paso 4 : Ensaye remedios herbales que le ayudarán a desintoxicarse

Algunos remedios herbales ayudan al cuerpo en el proceso de desintoxicación. El mejor suplemento herbal para el hígado es el cardo mariano. Y añada el té verde a su régimen diario.

Ensaye estos remedios para mejorar la desintoxicación;

✳ Cardo mariano (silymarin)
✳ Té verde (tómelo o úselo como suplemento)

Paso 5: Añada suplementos que apoyen su hígado y lo ayuden a desintoxicarse

---

Puede tratar de usar los siguientes suplementos para ayudarse en el proceso de desintoxicación.

✳ **Vitamina C con ascorbatos minerales.** En cualquier estado de toxicidad, se aumenta la necesidad de la vitamina C.
✳ **N-acetilcisteína.** Este importante derivado de amino ácido ayuda a elevar el glutatión y protege el hígado contra el estrés tóxico cotidiano.
✳ **Aminoácidos como taurina y glicina.** Los aminoácidos son algunas de las moléculas clave que usa el hígado para desintoxicarse.
✳ **Ácido alfa-lipoico**
✳ **Bioflavonoides (cítricos, corteza de pino, semilla de uva, té verde).** Estos compuestos son los compuestos clave de los pigmentos, en total 4,000, que le dan color a los vegetales. Incluyen:
✳ **Quercitina**
✳ **Pycnogenol o extracto de semilla de uva**
✳ **Rutin**
✳ **Probióticos** como las especies *Lactobacillus* y *Bifidobacter* que ayudan a normalizar la flora intestinal y reducen las endotoxinas (toxinas producidas por desequilibrios de las bacterias del intestino).

Paso 6: Piense en hacerse exámenes para el sistema de desintoxicación, en busca de toxinas

---

Puede ser muy útil hacer un poco de trabajo de detective para encontrar dónde están los puntos genéticos débiles de la desintoxicación y aprender a apoyarlos con dieta y suplementos. Encontrar las toxinas escondidas es importante también. Si usted tiene enfermedades crónicas, la toxina más importante que debe buscar es el mercurio. He aquí algunos exámenes que pueden explorarse con un médico experimentado.

* Examen genético de sendas de desintoxicación (SNP, sigla en inglés): examen especial de los genes que regulan la capacidad de eliminar las toxinas.
* Medida de las enzimas desintoxicantes
  * Glutatión peroxidasa
* Metales pesados
  * Glóbulos rojos o niveles de metales en la sangre; este examen sólo indica una exposición reciente.
  * Análisis del pelo, que identifica el mercurio en el consumo de pescado, no en las calzas dentales.
  * Chelation con DMPS o DMSA son medicamentos que ayudan a unir los metales del cuerpo que luego se excretan en la orina, donde pueden medirse.

Desintoxíquese para un metabolismo saludable

Para funcionar bien, nuestro sistema de desintoxicación depende de alimentos específicos, fitonutrientes, ejercicio, sudor, vitaminas, minerales, nutrientes accesorios (o nutrientes "condicionalmente esenciales" que se necesitan ocasionalmente más allá de la capacidad del cuerpo para sintetizarlos), tratamientos hipertérmicos o de calor como las saunas o baños turcos y el manejo del estrés.

Ocasionalmente, se necesitan tratamientos médicos específicos para tratar problemas como la intoxicación con mercurio o con plomo. No tiene que hacer todos los métodos de desintoxicación de una vez, pero haga cosas sencillas que puedan marcar una diferencia a largo plazo: coma alimentos orgánicos (especialmente productos animales); incluya alimentos como el brócoli, el té verde, los berros y las alcachofas en la dieta; elija pescados con el menor contenido de mercurio (como el salmón silvestre y las sardinas); filtre el agua; haga ejercicio con regularidad; tome un buen multivitamínico y minerales, y por último, ¡sude!

Maravillosa pérdida de peso mexicana

Un frío invierno, llevé a un grupo de 12 personas a México para una semana de desintoxicación. No fue un castigo en absoluto.

El centro Maroma estaba sobre la rivera maya. La arena era blanca y suave, el sol era cálido y los techos con tejas y las construcciones de estuco blanco eran serenos. En la noche, velas blancas iluminaban los senderos.

Veníamos de diferentes partes, de diferentes mundos, en busca de un respiro, una forma de detener la vida por una breve semana y volver a la salud. Cada persona venía con diferentes problemas y condiciones de salud, pero compartimos por una semana una experiencia colectiva diseñada para encontrar el interruptor de "pausa" de nuestras vidas y nuestros sistemas nerviosos.

Todos comimos una dieta al estilo mexicano, limpia y desintoxicante: verduras frescas, frijoles, arroz integral, batidos de proteína de arroz y caldos desintoxicantes y calmantes. Las comidas eran deliciosas, con plantas curativas locales como el chía (los indios pima lo consumían).

Comíamos algo cinco veces al día y compartíamos las comidas con risa y placer. En la mañana nos levantábamos temprano, mirábamos calladamente el amanecer y después caminábamos hasta la playa. Hacíamos yoga, tomábamos clases y descansábamos el sistema nervioso.

Al atardecer nos sentábamos en un temazcal, un baño de vapor maya. Nos desconectamos del mundo durante una semana y también de nuestros hábitos compulsivos y adicciones, ya fuera el café Starbucks o el ciberespacio. Las transformaciones de todos, en una sola semana, fueron notables.

La pérdida de peso fue un subproducto del cambio a alimentos enteros y sanos y se llevó a cabo sin hambre ni sensación de castigo; algunos perdieron unos pocos kilos, otros de cuatro a seis kilos. Pero lo más importante fue que todos se desintoxicaron del estrés, del quehacer. Sonaban unos pocos celulares, pero cuando partimos teníamos la cara menos hinchada, tensa o fatigada.

Nutrir el cuerpo y el alma es sencillo. Unos pocos principios básicos pueden sanar: alimentos enteros y limpios, cosas para calmar el sistema nervioso como el yoga, seguir un ritmo regular de caminar, dormir, comer y hacer ejercicio, baños de vapor y la naturaleza, y alejarse de los hábitos tóxicos en comunidad con lágrimas y risas.

Resumen

* Las toxinas son un problema universal en el mundo actual. Debe preocuparse por ellas, por su salud y para bajar de peso.

* Las toxinas inhiben el funcionamiento de la tiroides y las mitocondrias y desequilibran las hormonas, lo cual crea caos en el metabolismo.

* Algunas personas están genéticamente predispuestas para desintoxicarse más fácilmente que otras. Las buenas noticias son que aunque usted tenga problemas genéticos con la desintoxicación, puede hacer cosas sencillas que harán que se desintoxique con mayor facilidad.

Parte III

La receta del UltraMetabolismo

En esta parte final del libro explicaré las dos fases de la receta del UltraMetabolismo. No piense en esta receta como si se tratara de una dieta sino como una forma de vida. Adoptar los principios de esta receta en su vida cotidiana le ayudará a desarrollar el Ultra-Metabolismo que ha estado buscando y a bajar de peso en forma rápida y fácil. Las dos fases del programa son:

1. Desintoxicar el sistema.
2. Volver a balancear el metabolismo y mantener un metabolismo saludable durante toda la vida.

Además de las deliciosas recetas y las listas de compras que encontrará en esta parte del libro, le ayudaré a integrar toda la información que adquirió en las 7 claves para que pueda personalizar y mejorar este programa a partir de sus propias necesidades. Así, obtendrá el manual que ha estado esperando para su cuerpo; aprenderá exactamente cómo usar las hierbas y suplementos que le recomendé en las claves, aprenderá a hacer ejercicio inteligentemente y aprenderá cómo cambiar su dieta mientras disfruta deliciosos alimentos completamente saludables e integrales que le dan energía, lo mantienen joven y envían mensajes a los genes que le ayudan a bajar de peso.

Pero recuerde que esto no es un régimen mecanicista sino que se trata de su propia vida. Estas no son reglas que tiene que seguir sin falta un día sí y otro no; son orientaciones generales para comer y vivir, diseñadas para trabajar con los genes y no contra ellos. Para conservar la efectividad de la receta, deberá ser flexible y abierto. Descubra lo que le funciona y use esa información para estar en forma y permanecer saludable toda la vida.

Capítulo 16

Visión general de la receta del UltraMetabolismo:

Una aproximación científica a la alimentación integral

La receta del UltraMetabolismo: un programa en dos fases

La receta del UltraMetabolismo es un programa en dos fases precedido por un período de preparación de una semana. La primera fase dura tres semanas y le ayudará a resolver los problemas del metabolismo; incluye una etapa de limpieza y renovación a través de la desintoxicación. Se sentirá más vital, perderá peso, aliviará muchos problemas crónicos de salud, incrementará la energía y la memoria, mejorará la digestión y el sueño y las alergias disminuirán.

La segunda fase dura toda la vida. Le ayudará a vivir en armonía con los genes y a equilibrar de nuevo las hormonas, el sistema inmune, la energía del metabolismo y a mantener un peso y un UltraMetabolismo saludables durante toda la vida.

Integrar los menús con las 7 claves

La combinación de los menús y las recomendaciones para elegir alimentos saludables (acompañada con ejercicio, suplementos, relajación, saunas y baños de vapor al final de cada clave del UltraMetabolismo en la Parte II) no sólo le ayudará a bajar de peso y a aprender en forma simple y efectiva las medidas para cambiar los hábitos y recomponer el metabolismo, sino que podrá construir el fundamento para una vida saludable.

El alimento como medicina

En la lengua china, la palabra "comer" está compuesta por los caracteres de "comer arroz" o *chi fan*. Los caracteres para "tomar una medicina" son *chi yao*. En la cultura china, ingerir un alimento y tomar una medicina son sinónimos. El alimento es medicina.

La ciencia moderna también nos enseña a usar los alimentos como medicinas. Los deliciosos, simples y nutritivos menús de la receta del UltraMetabolismo utilizan alimentos integrales, reales y tradicionales, y se concibieron a través de principios derivados de los actuales conocimientos científicos al igual que del conocimiento avanzado de nuestras dietas evolutivas. Esta es la dieta mediante la cual nuestros cuerpos fueron concebidos para desarrollarse.

La traducción de esta ciencia para bajar de peso al Ultra-Metabolismo, a través de comidas y recetas prácticas, deliciosas y nutritivas proviene de la creatividad culinaria de Katie Swift, M. S., R. D., la antigua directora de nutrición del Canyon Ranch Lenox durante más de un decenio, y por mí. Tenemos décadas de experiencia trabajando con personas estresadas y presionadas, preocupadas por bajar de peso.

Las recetas y sugerencias del UltraMetabolismo fueron concebidas para adecuarse a las vidas ocupadas de hoy. Generalmente, implican preparaciones breves para que usted pueda cocinar deliciosas y saludables comidas en horarios limitados. Pero no olvide que incluso las comidas más rápidamente preparadas necesitan algo de previsión y organización. La mayoría de nosotros no planeamos nuestras comidas. Entonces, de repente terminamos en un estado de alarma, hambrientos y dispuestos a la cacería. Nos hemos convertido en una población que se alimenta en el automóvil. Pero esa es la peor manera de comer si se quiere permanecer saludable y bajar de peso.

Los pasos del programa fueron dispuestos en menús y sugerencias fáciles de seguir diariamente, que le ayudarán a encontrar la llave para abrir la puerta del UltraMetabolismo y la pérdida de peso sin preocupaciones, privaciones ni sufrimientos. Los menús para viajes y los refrigerios están integrados en el programa, de manera que no pierda el balance indicado en las comidas para controlar el metabolismo.

No obstante, usted tendrá que esforzarse un poco. Convertir el metabolismo en UltraMetabolismo requerirá planeación, ingredientes y preparación. La energía que invierta en la preparación de estos deliciosos platos se verá compensada.

Adicionalmente, requerirá una actitud abierta: va a descubrir nuevos ingredientes con potentes beneficios nutricionales y maravillosos sabores que le ofrecerán un saludable metabolismo. Algunos ingredientes no le resultarán familiares. Pero recuerde que vivimos en una cultura que nos ha llevado a creer que las comidas malsanas son buenas.

Algunos de estos hábitos familiares deben ser abandonados para reconstruir una dieta saludable que le ayude a bajar de peso. Sea abierto al tratar de ensayar nuevas cosas. Yo creo que podrá encontrarlas deliciosas y estoy seguro de que comprobará cómo le darán más energía y le permitirán sentirse mejor que con muchos de los alimentos que consumía antes.

Aprender a aceptar estos nuevos alimentos en la dieta y resolver dónde encontrarlos y cómo prepararlos es algo que toma tiempo. Sea paciente. La comida se ha convertido en el enemigo de muchas personas, pero no permita que eso le ocurra. Ha llegado la hora de hacer nuevos amigos, de celebrar la comida y descubrir algo nuevo. A pesar de las presiones culturales y comerciales que nos rodean, comer bien no es imposible. Los alimentos son una aventura en el camino hacia su derecho natural: sentirse fabulosamente y en forma.

Cuando siga el pr_____ma, los alimentos serán nuevamente buenos amigos____ ____ _e nutrición, un placer al paladar y un del___ ____ ____la familia y los amigos. Todos te-____ecuada y en forma esperando sa-____estros *jeans* si aprendemos cómo ____ alimentamos como se merecen. ____ puede enseñarle cómo hacerlo.

Visión general de la receta del UltraMetabolismo

Para que esté bien preparado para el viaje que le espera, quiero revisar las fases del programa con mayor detalle.

Fase de preparación: Abandone los malos hábitos (una semana)

Frecuentemente, vivimos encerrados en hábitos sin reconocer sus efectos sobre nuestras vidas. Muchos somos adictos a drogas sin reconocerlo. El azúcar, la comida chatarra, la cafeína y el alcohol afectan nuestra capacidad para funcionar y, aunque temporalmente nos pueden hacer sentir mejor, con frecuencia nos perjudican de un modo más profundo.

Darse unas "vacaciones sin drogas" es una prueba importante para saber cómo se siente realmente y tener la oportunidad de sintonizarse con las señales del propio cuerpo para saber cuándo tiene hambre, cuándo quiere dormir o relajarse. Abandonar el azúcar, el HFCS, las grasas hidrogenadas, la comida chatarra, el alcohol y la cafeína durante esta semana de la fase de preparación, sin duda, es algo suficientemente poderoso para cambiar totalmente el estado de salud y ayudarlo a bajar de peso rápidamente. Arriésguese. Sin hacer nada más, esto cambiará su vida.

Fase I: Desintoxicar el sistema (tres semanas)

En esta fase, usted ordenará la dieta. Libérese de la comida chatarra y cámbiela por una dieta de alimentos integrales no procesados; eliminar los alimentos a los que pueda ser sensible le ayudará a comenzar a perder peso y a reiniciar el metabolismo. Esta fase establece las etapas para el resto de la dieta; en ella, las personas generalmente pierden entre dos y diez kilos y comienzan a sentirse con energía y buena salud. Esta fase de desintoxicación está diseñada para promover un inicio de la fase de preparación al eliminar los alergenos más comunes, como gluten, lácteos y huevos, e incorporar alimentos integrales saludables.

Además de bajar de peso, puede esperar sentirse con más energía, dormir mejor, librarse de la sinusitis, eliminar los problemas digestivos y los dolores de cabeza. Parte de la cura ocurre gracias a la eliminación de toda esa comida chatarra y los alergenos comunes, pero mucho del restablecimiento de la salud se debe a la ingestión de deliciosos alimentos integrales.

Fase II: Volver a equilibrar el metabolismo y mantener un metabolismo saludable para toda la vida (¡De cuatro semanas a toda la vida!)

Durante la Fase II del programa, comenzará a reeducar el cuerpo y programar los genes para bajar de peso y mantenerlo. Al hacerlo, perderá un peso adicional de 2,5 a 5 kilos en las primeras dos a cuatro semanas y, desde entonces, perderá aproximadamente medio kilo por semana hasta que alcance su peso óptimo. Deberá mantenerse en el plan de dieta de comida integral que comenzó en la Fase I. Pero volverá a introducir todos los alimentos que tienen potenciales efectos de intolerancia en su organismo; al hacerlo, puede monitorear los efectos en su salud: si le producen dolor de estómago o si su nariz se congestiona cuando consume productos lácteos, esa será la mejor manera para mantenerse lejos de ellos. Esta fase consolida el estado adecuado de sus hormonas y del sistema inmune en el cuerpo y le permite recomponer el metabolismo a largo plazo.

En realidad, la Fase II del programa constituye un inicio para el resto de su vida. La variedad, diversión, nutrición, el placer, color y valor integral de los alimentos son esenciales para convertir esta forma de comer en la propia manera de alimentarse para el resto de la vida. Siéntase libre para improvisar y adaptar; sólo permanezca ligado a la comida integral y siempre se verá sin problemas. Al final de las ocho semanas (una semana de preparación, tres semanas de la fase de desintoxicación y cuatro semanas dedicadas a balancear de nuevo el metabolismo para toda la vida), usted habrá bajado de 5 a 10 kilos o más y se sentirá tan bien que no volverá a comer todos esos alimentos que amaba pero que arruinaban su metabolismo. El UltraMetabolismo ahora es suyo.

Personalizar la receta del UltraMetabolismo

En la Parte II, usted recibió una serie de recomendaciones paso a paso para ayudarlo a adaptar la receta del UltraMetabolismo a las propias y únicas necesidades del cuerpo. Si quiere, puede conservar esas técnicas cuando comience a implementar la receta; esta es en sí misma un poderoso medio para mejorar la salud y bajar de peso. Pero si quiere incrementar el poder del programa, utilice lo que aprendió en la Parte II para personalizar la receta.

No tiene que utilizar todas las técnicas de cada capítulo. Vuelva a los cuestionarios y limite la adaptación personal a los lugares donde tiene dificultades. Si permanecen igual y resulta muy difícil, simplemente siga unos pocos pasos o técnicas de esos capítulos. No debe apresurarse a hacerlo todo al mismo tiempo. Poco a poco, puede incluir gradualmente más y más de estas técnicas en la rutina diaria. Debe hacer lo que le favorece para sentirse saludable y bajar de peso.

Si sólo va a seguir algunos pocos pasos del capítulo, trate de comenzar con los primeros pasos para cada adaptación del programa que va a emprender. En muchas de las claves, cada paso incluye indicaciones para alimentación y esos principios están contemplados en la receta del UltraMetabolismo. Los pasos 4, 5 y 6 tratan sobre hierbas, suplementos y exámenes y puede incluir estos solamente si lo desea (más adelante, habrá indicaciones para el uso de hierbas y suplementos). No obstante, en cada capítulo se exponen las propiedades de hierbas y suplementos para ayudar a las personas a optimizar el metabolismo y superar problemas en varias áreas y yo recomiendo fuertemente ingerirlos si han identificado áreas problemáticas. Pero, desde luego, esta no es una parte del programa que usted necesariamente tiene que seguir.

Si se concentra sólo en una cosa de este libro, hágalo en el programa de alimentación que se encuentra en esta parte. Use las claves de la Parte II como elementos necesarios para adaptar y personalizar el programa. Las claves le ayudarán a abrir la puerta de lo que probablemente han sido dificultades con la salud y el peso a lo largo de su vida.

Guía de orientaciones alimenticias generales para el UltraMetabolismo

Mensaje importante para quienes poseen un cuerpo

Los menús y recetas se ofrecen para su gusto y conveniencia, pero el beneficio real del UltraMetabolismo es aprender los principios de la alimentación que nutren su alma, satisfacen su estómago, controlan su apetito y le ayudan a bajar de peso permanentemente y a conquistar una buena salud. En esta sección le ofrezco las lecciones aprendidas a lo largo de una vida de trabajo con pacientes y que provienen de las últimas investigaciones científicas sobre cómo hacer que sus genes digan "¡Sí!". Estudie estos principios y experimente. Adicionalmente a estas orientaciones generales, no hay reglas fijas sobre carbohidratos, proteínas, grasas, raciones o calorías. Escuche a su cuerpo; él se lo agradecerá.

Principios generales de la receta del UltraMetabolismo

Tiempo de las comidas

* **Incluya proteínas en el desayuno todos los días**, como huevos omega-3, un batido de proteína (soya), nueces, semillas o mantequilla de nueces.
* **Coma algo cada tres o cuatro horas** para mantener los niveles normales de insulina y glucosa.
* **Coma pequeños refrigerios** que contengan proteína, como un puñado de almendras u otros granos y semillas y un pedazo de fruta en la mañana y en la tarde.
* **Evite cenar dos o tres horas antes de dormirse.** Si ha consumido un refrigerio antes en ese mismo día, no estará tan hambriento aun si cena un poco más tarde.

Composición de las comidas

* **Controle la carga glicémica de las comidas.** Esto es muy importante. Puede lograrlo combinando las proteínas ade-

cuadas, grasas, alimentos integrales y carbohidratos de verduras, legumbres, granos, semillas, granos integrales y frutas
en cada comida o refrigerio. Es muy importante evitar comer rápidamente sólo carbohidratos, pues elevan los niveles
de azúcar e insulina.

Sugerencias para viajes

* **Las almendras** en una bolsa con cierre hermético son un
refrigerio útil. Un puñado es una porción suficiente para
un refrigerio y puede acompañarse con un pedazo de **fruta**.
Los alimentos reales son lo mejor.
* **Barras** (hay muchas: de cereales, de frutas, de verduras, etcétera).

Principios básicos de los alimentos integrales en el UltraMetabolismo

Elija entre la variedad de los siguientes alimentos:

* **Seleccione productos orgánicos y animales** siempre que
sea posible.
* **Peces** de agua fría como el salmón, el fletán y el halibut, que
contienen abundantes **ácidos grasos esenciales y benéficos,** y aceites omega-3 que reducen la inflamación.
* **Consuma proteína de alta calidad;** además del pescado graso de agua fría, están los arenques, las sardinas y los mariscos.
* Consuma hasta ocho **huevos Omega-3** a la semana.
* **Prepare comidas con abundantes legumbres de baja glicemia,** como las lentejas, garbanzos y semillas de soya. Estas
comidas disminuyen la liberación de azúcares en el flujo
sanguíneo, ayudan a prevenir el exceso de insulina que conduce a la hiperinsulinemia y cuidados de salud relacionados, como la salud del corazón, la obesidad, la alta tensión
arterial, el colesterol LDL ("malo") alto y el colesterol HDL
("bueno") bajo.
* **Consuma una buena cantidad de verduras frescas y vegetales,** llenos de fitonutrientes, carotenoides, flavonoides y

polifenoles, asociados con baja incidencia de muchos problemas de salud, como obesidad y envejecimiento.

✳ **Consuma más verduras que se quemen lentamente** y tengan baja glicemia como espárragos, brócoli, repollo, espinacas, lechuga y coles de Bruselas.

✳ Bayas, cerezas, duraznos, ciruelas, ruibarbo, peras y manzanas son **frutas óptimas.**

✳ **Concéntrese en alimentos antiinflamatorios**, incluidos peces frescos y otras fuentes de grasas omega-3, bayas rojas (ricas en polifenol), verduras frondosas verde oscuras, papas dulces y nueces.

✳ **Consuma más alimentos ricos en antioxidantes**, incluidas las verduras amarillas y naranjas, verduras frondosas verde oscuras (repollo, coles, espinacas, etcétera), anthocyanidyns (bayas, remolacha, granada) y uvas oscuras que contienen trans-resveratrol; arándanos y cerezas. De hecho, existen antioxidantes en todas las frutas y verduras de colores.

✳ **Incluya comida desintoxicante en la dieta**, como verduras crucíferas (brócoli, repollo, coles de Bruselas, verduras chinas, repollo chino y brócoli chino), té verde, berros, diente de león, cilantro, alcachofas, ajo, cortezas de cítricos, granadillas, pomarrosas e incluso cocoa.

✳ **Use hierbas** como romero, jengibre y cúrcuma para cocinar, pues son poderosos antioxidantes, antiinflamatorios y desintoxicantes.

✳ **Evite las cantidades excesivas de carne**. Use con moderación productos animales bajos en grasa (cuando sea posible): res, pollo, cerdo, cordero, búfalo, avestruz y demás.

✳ **El ajo y la cebolla** se destacan por sus buenos efectos para la disminución de la tensión, el colesterol y los antioxidantes. También son antiinflamatorios e incrementan la desintoxicación.

✳ **Una dieta con alto contenido de fibra** también ayuda a estabilizar el azúcar en la sangre mediante la lenta absorción de carbohidratos y contribuye a mejorar el funcionamiento del tracto digestivo. Trate de incrementar gradualmente el consumo diario de fibra entre 30 a 50 g e incluya fibra soluble o viscosa (legumbres, nueces, semillas, granos enteros, verduras y frutas), con azúcar de lenta absorción para el intestino.

* **Use aceite de oliva extra-virgen**, que contiene antiinflamatorios y antioxidantes. Ese debe ser su aceite principal.

* **Productos orgánicos de soya**, como la leche de soya, fríjoles de soya, edamame (semillas de soya) y tofu son ricos en antioxidantes que pueden reducir el riesgo de cáncer, bajar el colesterol y mejorar el metabolismo de la insulina y el azúcar en la sangre.

* **Incremente la ingestión de nueces y semillas**, incluyendo nueces crudas, almendras, nueces de macadamia y semillas de linaza y de calabaza.

* Y sí…, **chocolate**, sólo el oscuro, de la mejor clase y no más de 2 onzas al día. Debe tener por lo menos un 70% de cocoa.

Disminuya la ingestión de (o mejor elimine):

* **Todas las comidas chatarra o procesadas.**

* Alimentos que contengan **azúcar o harinas de trigo blancas refinadas**, como panes, cereales y granolas, pastas hechas con harina, roscas y pasteles.

* Todos los alimentos que contengan **jarabe de maíz con alta fructosa**.

* Todos los **edulcorantes artificiales** (aspartame, sacarina, etcétera).

* **Las verduras cocinadas con almidón y con alta glicemia**, como los purés de papas blancas.

* **Los jugos de fruta procesados**, que frecuentemente están cargados de azúcar (en su lugar, intente preparar sus propios jugos de zanahoria, apio y remolacha, o bien otras combinaciones de frutas y verduras).

* **Verduras procesadas en lata** (que generalmente contienen altas cantidades de sodio).

* Alimentos que contienen **aceites hidrogenados o parcialmente hidrogenados** (que se convierten en ácidos grasos trans en el torrente sanguíneo), como muchas clases de galletas, papas, tortas, dulces, margarinas, roscas de dulce, mantequilla de maní, queso procesado y otros.

* **Los aceites refinados procesados**, como los de maíz, cártamo, girasol, semillas de algodón, maní y canola.

* **Carnes rojas** (con excepción de las orgánicas o de animales alimentados con pasto) y las carnes de órganos.

* **Pescados depredadores grandes y pescados de río**, que contienen mercurio y otros contaminantes en cantidades inaceptables, incluidos pez espada, blanquillo, atún y tiburón.

* **Productos lácteos**. Reemplácelos por leche de soya libre de gluten y sin azúcar, leche de almendras o productos derivados de la leche de avellanas.

* **Cafeína**. Limite al máximo el consumo (cámbiela por el té verde o bien ingiera sólo media taza de café al día).

* **Alcohol**. Limítese a consumir no más de tres vasos de vino rojo por semana.

Ejercicio

Como mencioné en el Capítulo 13, el ejercicio es lo único que, además de desayunar, ha sido correlacionado con una pérdida de peso de largo plazo. Estamos hechos para movernos y yo creo que el ejercicio es importante y saludable. No le aconsejo sentarse en el sofá durante todo el día, incluso si está siguiendo la receta del UltraMetabolismo.

Dicho eso, el ejercicio es una parte opcional de este programa. El programa de ejercicio expuesto en el Capítulo 13 es un medio muy eficaz para estar en forma y le ayuda a bajar de peso incluso si no alcanzó un alto puntaje en el cuestionario de ese capítulo. Los conceptos sobre el ejercicio que se encuentran en el Capítulo 13 son útiles para todos y si está buscando un régimen de ejercicio para seguir, tal vez quiera considerar lo que se dice allí.

Pero hay formas en que puede hacer ejercicio sin realmente "ejercitarse". No necesita ir al gimnasio, hacer las rutinas, subir y bajar pesas para estar en forma. Comience por moverse un poco más alrededor. Haga caminatas con los amigos o la familia. Salga al patio y haga un poco de jardinería. Juegue en el parque con sus hijos. Consiga una raqueta de tenis y juegue en los alrededores.

No tiene que jugar un partido si no quiere. Todo lo que haga para mover el cuerpo puede considerarse como ejercicio. Entonces, no piense que debe ir forzosamente al gimnasio para estar en forma. Sólo use más su cuerpo.

Una forma divertida para saber cuánto ejercicio hace es conseguir un contador de pasos. Estos aparatos son relativamente baratos y son muy buenos para indicar cuánto se ha movido durante el día. Si consigue uno, vea si puede alcanzar hasta diez mil pasos por día. Sea lo que sea que haga, manténgase en movimiento.

Hierbas y suplementos

Adicionalmente a los suplementos nutricionales básicos que recomiendo para todo el mundo, en cada capítulo de la Parte II ofrezco una lista de remedios de hierbas y suplementos opcionales que puede tomar para incrementar su metabolismo y superar algunas condiciones.

De nuevo, esta no es una parte crítica del programa. Pero he tratado a muchos pacientes que se han beneficiado con varios remedios de hierbas y suplementos tratados en esos capítulos. Si quiere, también puede usar esa información; pero cuando comience a tomar remedios de hierbas y suplementos, existen algunas cosas que debe considerar.

No todas las hierbas y suplementos son iguales

Tenga en cuenta que no todas las marcas son iguales. La calidad es importante para el fabricante debido a las regulaciones propias de la elaboración. Algunas compañías son más cuidadosas con la calidad, el origen de los materiales, la consistencia de las dosis en cada tanda, el uso de nutrientes activos y el abandono de rellenos, aditivos, colorantes, etcétera. Cuando escoja suplementos, es importante seleccionar productos de calidad. Encontrar los mejores productos para mantener la salud ha sido siempre la parte más difícil de mi trabajo. La carencia de regulaciones adecuadas por parte del gobierno, el copioso número de productos en el mercado y la gran variedad en la calidad, son problemas que en conjunto constituyen un campo minado de obstáculos cuando alguien trata de encontrar la vitamina o hierba correcta.

Afortunadamente, en el mar de la mala calidad y los bajos estándares, existen algunas compañías que se destacan y se comprometen cada vez más con la responsabilidad de fabricar productos seguros y efectivos. Ellas conocen mi criterio específico sobre la calidad y la efectividad. Mientras he tratado de emitir juicios bien fundados sobre las compañías y sus productos, soy incapaz de verificar todas las afirmaciones sobre cada producto. Por tanto, cada uno debe ser cauto y evaluar las compañías y productos para sí mismo. Sólo ofrezco aquí una parte de mi conocimiento ganado a pulso sobre cómo evaluar los suplementos.

1. Mirar las prácticas de buena elaboración en los estándares para drogas y suplementos.
2. Tratar de verificar con análisis de terceros los ingredientes activos y contaminantes.
3. Tratar de usar productos que tienen alguna base en pruebas científicas o clínicas, o que se han usado durante mucho tiempo.
4. Usar productos limpios, libres de rellenos, aglutinantes, excipientes, agentes derivados, lacas, agentes colorantes, gluten y lactosa.

No promociono oficialmente, ni realizo consultoría alguna, ni sostengo una relación laboral con ninguna compañía fabricante de suplementos, pero creo que unas pocas han alcanzado la máxima eficacia en la industria de los suplementos y sus productos pueden ser usados con seguridad para respaldar e incrementar la buena salud. Desafortunadamente, muchos de esos productos están diseñados para prescripción terapéutica por parte de médicos, nutricionistas y otros especialistas en el cuidado de la salud y no pueden ser adquiridos por el consumidor promedio.

Respaldo básico nutricional

El 92% de los estadounidenses tiene deficiencia de una o más vitaminas y minerales esenciales, y más del 99% de ellos presenta deficiencias de los ácidos grasos esenciales omega-3. Por eso, recomiendo a todo el mundo tomar multivitaminas básicas y minerales, calcio, magnesio con vitamina D y grasas omega-3 como fundamento para la buena salud, al igual que para el metabolismo saludable. Amplias evidencias científicas fundamentan estas recomendaciones, incluyendo las orientaciones generales publicadas en *The New England Journal of Medicine* y en *The Journal of the American Medical Association*.

Antes de comenzar la lista de suplementos de la Parte II, referida a condiciones específicas, recomiendo que cada uno siga las indicaciones para tener un respaldo básico nutricional. Casi todo el mundo requiere tres suplementos básicos para alcanzar y mantener una buena salud y un metabolismo óptimo. La comida que ingerimos hoy simplemente no nos da a todos lo que necesitamos en términos de vitaminas y minerales. Muchos procesos metabólicos dependen de las vitaminas, minerales y grasas esenciales sin las cuales no se puede tener un metabolismo óptimo.

Si está interesado en los suplementos y quiere comenzar un régimen al respecto ahora, considere lo siguiente:

1. Una combinación de multivitaminas y minerales.
2. Un suplemento balanceado de calcio que se absorba, magnesio y vitamina D.
3. Un suplemento de ácido graso omega-3.

Una combinación de multivitaminas y minerales

Una buena multivitamina y los minerales contienen generalmente lo siguiente:

✱   Mezcla de carotenos (alfa, beta, criptoxantin, zeaxantin y lutein), 15.000-25.000 unidades

* Vitamina A (retinol preformado), 1.000-2.000 UI
* Vitamina D3, 400-800 UI
* Vitamina E (tocoferoles mezclados, incluyendo D-alfa, -gama, y -delta), 400 UI
* Vitamina C (como minerales ascorbatas mezclados), 500-1.000 miligramos
* Vitamina K1, 30 microgramos
* Vitamina B1 (tiamina), 25-50 miligramos
* Vitamina B2 (riboflavina), 25-50 miligramos
* Vitamina B3 (niacina), 50-100 miligramos
* Vitamina B6 (piridoxina), 25-50 miligramos
* Ácido fólico (lo ideal es que esté mezclado con ácido fólico 5-metiltetrahidrofolato), 800 microgramos
* Vitamina B12, 100-500 microgramos
* Biotin, 150-1.000 microgramos
* Ácido pantoténico, 100-500 miligramos
* Yodo, 25-75 microgramos
* Zinc (como aminoácido chelate), 10-30 miligramos
* Selenio, 100-200 microgramos
* Cobre, 1 miligramo
* Manganeso, 5 miligramos
* Cromo (idealmente como cromo polinicotinato), 100-200 microgramos
* Molibdeno, 25-75 microgramos
* Potasio, 50-100 miligramos
* Boro, 1 miligramo
* Vanadio, 50 microgramos
* Inositol, 25-50 miligramos
* Choline, 100-200 miligramos

Tenga presente que usualmente esta decisión requiere tomar de 2 a 6 cápsulas o tabletas al día para obtener cantidades adecuadas. Algunas personas pueden presentar necesidades exclusivas para dosis más altas que deben ser prescritas por un médico o un nutricionista calificado.

Un suplemento balanceado de calcio que se absorba, magnesio y vitamina D

Adicionalmente al consumo de multivitaminas y minerales, usted puede necesitar suplementos adicionales de calcio, magnesio y vitamina D. Generalmente, se puede encontrar un suplemento que los integra a todos. Le recomiendo lo siguiente:

* Citrato de calcio, 800-1.200 miligramos diarios
* Magnesio aminoácido chelate (aspartate, glicinato, ascorbato o citrato), 400-600 miligramos por día
* Vitamina D3, 400-800 unidades internacionales por día (en adición a lo que es la multivitamina, porque mucha gente es significativamente deficiente en vitamina D)

Suplemento de ácido graso omega-3

Finalmente, recomiendo suplemento para la ingestión de ácidos grasos omega-3. Es muy difícil conseguir, en nuestro mundo moderno, suplementos de dieta que les sirvan a todos. Intente lo siguiente:

* EPA/DHA (aproximadamente 400mg/200mg proporciones por cápsula), de una a cuatro cápsulas por día (provenientes de una compañía prestigiosa que certifique su pureza respecto a metales pesados y pesticidas).

Suplementos adicionales

Una vez que ha comenzado el programa básico de suplementos nutricionales, puede empezar a integrar varios de los otros suplementos y remedios de hierbas que se comentan en cada una de las claves. Cuando lo haga, tenga en cuenta lo siguiente:

1. **No consuma dosis dobles.** Muchos suplementos ayudan en varias de las diferentes claves. No doble las dosis, simplemen-

te tome la dosis más alta recomendada para un suplemento dado. Hacerlo ayuda en cada una de las áreas conectadas con ese suplemento dado. Por ejemplo, si sugiero 600 miligramos al día de ácido lipoico para mantener el balance del azúcar en la sangre, 600 miligramos al día para mejorar la función mitocondrial y también 600 miligramos al día para desintoxicar el organismo, eso no significa que debe tomar 1.800 miligramos al día, sino un total de 600 miligramos.

2. Cuando consuma hierbas, tenga la precaución de elegir compañías que produzcan hierbas purificadas y bien procesadas. No todas las hierbas son iguales y algunas contienen cantidades significativas de contaminantes.

3. Ingiera el aceite de pescado antes de las comidas para prevenir cualquier gusto a pescado posteriormente.

4. En general, ingiera las vitaminas con comida: lo ideal es durante las comidas o un poco antes. Quienes las toman después pueden sentir intolerancia o trastornos estomacales. Si usted tiene este tipo de trastornos, busque un médico que le ayude a aliviar los problemas digestivos, los cuales frecuentemente son la causa de la intolerancia.

Introducción a los menús y recetas:
Antes de comenzar a cocinar

Por el momento, debe entender que el UltraMetabolismo lo fortalece para el cuidado y la alimentación de su cuerpo. Se trata de nutrición, relajación y placer, se trata de comprender las funciones del sistema y conocer los instrumentos para curar y reparar un metabolismo disfuncional (si se saltó lo anterior y llegó a esta sección sin leer los capítulos previos, extrañará todos los secretos sobre cómo trabaja su cuerpo y tendrá que depender de las recetas en vez de comprenderlas). Estos menús y recetas incorporan la sabiduría e inteligencia nutricionales que confieren los fundamentos para una improvisación de por vida. Los alimentos serán sus aliados, no sus enemigos.

El UltraMetabolismo no es una dieta (a pesar de que puede ayudar a bajar de peso). Es una forma de vida y una manera de alimentarse que nutre y cura al cuerpo en su nivel más profundo.

Mediante la exploración de los corredores de un nuevo almacén de alimentos, la investigación en abundantes fuentes de buena alimentación en el mercado local de productos agrícolas del vecindario, en la tienda asiática de comestibles, en Internet, o en los muchos sitios de comidas orgánicas, usted podrá vivir una experiencia nutritiva para integrarla en su estilo de vida de Ultra-Metabolismo. Se sorprenderá al encontrar alimentos que nunca imaginó que pudieran ser tan deliciosos.

Elecciones culinarias sin fin

La receta del UltraMetabolismo lo situará en la vía de interminables elecciones culinarias, muchas de las cuales le darán las materias primas para una vida y un metabolismo saludables. Si prefiere ciertos ingredientes, úselos. Si le gusta particularmente una receta en vez de otra, entonces sustitúyala. Si quiere combinar y elegir días al interior de cada fase, adelante. Siéntase libre para comer cualquier receta de la Fase I en la Fase II. Estas son orientaciones generales y no reglas.

Los alimentos deben proveer un sentido de abundancia y nutrición, al igual que maravillosas experiencias sensoriales, no estados de privación. Experimentar, aprender y ser creativo son las claves para el cuidado de sí mismo y el mantenimiento óptimo de la salud. Descubra lo que es bueno para usted.

Resumen

*   Los alimentos son medicinas. La receta del UltraMetabolismo le enseña cómo entender la más reciente información científica y usar los alimentos como medicina para su propio cuidado.

*   La receta del UltraMetabolismo es un programa en dos fases, fáciles de seguir paso a paso, cuyo principio dura ocho semanas para desintoxicar su cuerpo, equilibrar de nuevo

su metabolismo y mantener un metabolismo óptimo para el resto de la vida.

* Puede personalizar la receta del UltraMetabolismo usando la información que recibió en la Parte II. Al hacerlo, subirá un nivel en el programa y eso le ayudará a convertir su metabolismo en UltraMetabolismo.

* No necesita hacer ejercicio para ejercitarse. En lugar de tener que ir al gimnasio, trate de caminar, trabajar en el jardín, jugar con sus hijos o hacer excursiones.

* Ingiera los soportes nutricionales básicos: suplementos de multivitaminas y minerales; calcio, magnesio y vitamina D; y ácidos grasos omega-3 (aceite de pescado).

* Los remedios de hierbas y suplementos pueden ser un poderoso medio para ayudarle a personalizar el programa. Use la información de este capítulo y de la Parte II si tiene problemas específicos con una de las claves del UltraMetabolismo.

* La receta del UltraMetabolismo no es una dieta; es una manera de comer para toda la vida. Úsela para volverse saludable, bajar de peso y cocinar con alimentos que usted disfruta.

Capítulo 17

Cómo crear su propia UltraCocina:

Comenzar con una cocina fortalecida

Si fuera a escalar una montaña o planear una caminata en territorio desconocido, debería asegurarse de tener las herramientas y la ropa adecuadas. Estudiaría el mapa antes de emprender esas actividades. El viaje del auto-descubrimiento, el trayecto que lo conducirá a un saludable metabolismo, también requiere alguna preparación y equipo. Algunas instrucciones y herramientas especiales le garantizarán un viaje exitoso.

Comencemos por su cocina. Contar con el equipo básico convierte el cocinar en algo fácil y rápido, al igual que saber qué retirar de su despensa y qué riesgos evitar en el supermercado. Las sugerencias y orientaciones generales ofrecidas aquí le entregan herramientas prácticas para su aventura en el metabolismo saludable: el UltraMetabolismo.

Ármese con las herramientas adecuadas

Considere este equipo como una caja de herramientas para cuidar su propio cuerpo. Puede sustituirla o hacer lo debido con otras herramientas si es necesario, pero quiero recomendarle insistentemente que compre los siguientes elementos si aún no los tiene.

También le recomiendo que compre herramientas de la mejor calidad cuando equipe su cocina. Después de todo, si fuera a escalar una montaña tendría que tener unas botas que le duraran todo el trayecto. Los elementos de esta lista son tan vitales para su salud como un excelente par de botas tendrían que serlo si fuera a escalar una montaña. Estas herramientas pueden durar toda la vida si comienza por obtener las de mejor calidad y las cuida adecuadamente.

Considero los siguientes elementos de ferretería como básicos y esenciales para el cuidado y la alimentación del ser humano (o al menos para la alimentación).

* Un juego de cuchillos de buena calidad
* Tablas de madera para cortar (una para productos animales y otra para frutas y verduras)
* Un sartén antiadherente de 20 cm para saltear
* Un sartén antiadherente de 30 cm
* Una olla de ocho cuartos
* Una olla de dos cuartos con tapa
* Una olla de cuatro cuartos con tapa
* Una parrilla de 70 cm² con plancha antiadherente (no Teflón)
* Tres o cuatro bandejas para hornear
* Un procesador de cocina
* Una licuadora
* Una licuadora de inmersión
* Un termómetro para chef
* Un abrelatas
* Un molinillo de café (para moler semillas de linaza)
* Un batidor manual de alambre
* Unas pinzas
* Espátula para pescado
* Espátulas de caucho
* Papel pergamino (natural)
* Un surtido de tazas para medir: un cuarto, una taza y un litro que sean para líquidos y para elementos secos
* Un exprimidor para limón/cítricos
* Rayadores (varios tamaños)

Deshágase de los enemigos de quemar grasa

Antes de comprar los artículos que necesita para comenzar el programa, tómese una tarde para limpiar los gabinetes de los artículos dañinos para la salud y el metabolismo. Esto incluye desterrar las grasas tóxicas y los azúcares de la cocina para evitar incluirlos "accidentalmente" en alguna receta.

Comience por tirar a la basura todos los artículos que contengan aceite hidrogenado o parcialmente hidrogenado, al igual que los jarabes de maíz con alto contenido de fructosa. Estos dos cambios por sí solos pueden transformar radicalmente su vida, al mejorar sus células y su metabolismo. Al leer las etiquetas de cada uno de los alimentos (ver Capítulo 9) podrá encontrar cuáles contienen esos productos.

Consejos y trucos para crear su propia UltraCocina

A lo largo de los años, trabajando con los mejores nutricionistas del país, como Kathie Swift, reuní algunos consejos y trucos para comer bien y sentirse de maravilla. Se los doy aquí:

Lea la lista de compras y aprenda sobre los mejores alimentos

Al eliminar lo que no necesitará más, abrirá espacio en el refrigerador y los gabinetes a las alternativas alimenticias saludables. En la sección de recetas que sigue, sugiero listas semanales de compras para que pueda ir al supermercado y reabastecerse fácilmente con lo que ahora necesita. Lea las listas de compras y familiarícese con alimentos de alta calidad que no contienen aditivos.

Escoja alimentos orgánicos libres de hormonas y antibióticos

Siempre que sea posible, compre productos animales libres de antibióticos y hormonas: se encuentran en productos como lácteos, carnes de aves y carnes rojas. Evite comer pescado que contenga altas proporciones de mercurio, como pez espada, blanquillo, caballa y atún fresco (el atún enlatado, especialmente en pedazos pequeños tiene menos contenido de mercurio). Le recomiendo comer pescado con la menor cantidad posible de mercurio, incluyendo cangrejo azul, platija, lenguado, salmón (silvestre), sardinas, arenques, anchoas y camarones.

Compre un surtido de pescado fresco de estación, local y, siempre que sea posible, certificado como producto orgánico. Aunque los alimentos orgánicos generalmente son más costosos, los beneficios valen la pena. Estos productos orgánicos no contienen altas proporciones de pesticidas, hormonas ni antibióticos que se encuentran en los alimentos convencionales. Los resultados científicos indican que los alimentos orgánicos tienen más nutrientes que los cultivados convencionalmente. Algunos productos no orgánicos tienen niveles mucho más altos de pesticidas.

La siguiente es una lista prioritaria de compras de productos orgánicos:

* Fresas
* Melones
* Uvas
* Cerezas
* Albaricoques
* Duraznos
* Manzanas
* Peras
* Pepinos
* Apio
* Pimentones rojos y verdes
* Espinacas

Algunos alimentos no orgánicos de su almacén local pueden ser relativamente saludables. Si no puede completar los productos cultivados orgánicamente (sea porque el almacén no los provee o porque sus precios resultan prohibitivos), los siguientes 11 artículos son considerados generalmente como los menos contaminados por pesticidas. Le recomiendo comprar tantos productos orgánicos como pueda, pero si no puede, estos son

artículos que puede comprar con seguridad en la forma convencionalmente cultivada:

* Espárragos
* Aguacates
* Bananos
* Brócoli
* Coliflor
* Kiwis
* Mangos
* Cebolla
* Papaya
* Piñas
* Arvejas (dulces)

También puede reducir la exposición de los alimentos a pesticidas y bacterias lavándolos bien. Prepare una solución para lavar
verduras usando una cucharadita de jabón suave o una cucharadita de vinagre de cidra en un galón de agua. Lave las verduras en
esta solución y enjuague bien. Use un cepillo para verduras en las
papas, zanahorias y otros alimentos cuya cáscara planea ingerir.

Busque estos generadores de antioxidantes

Los científicos continúan avanzando en la medición de los antioxidantes en los alimentos, en casos como la capacidad de ab-
sorbencia de oxígeno en los radicales (ORAC, sigla en inglés) o el
poder de los alimentos para absorber las dañinas moléculas de los
radicales libres en un tubo de ensayo. Pero tenga en cuenta que
en las próximas investigaciones sobre ORAC, los valores pueden
cambiar y nuevos alimentos pueden sumarse a la lista o cambiar
de lugar en ella.

Mientras tanto, diviértase con esta lista de los 20 mejores alimentos antioxidantes. Asegúrese de incluir bastantes cantidades de
ellos en la lista de compras. ¿Cuántos de estos alimentos le gustan?
¿Hay algo que lo sorprendería al adquirir los mejores 20, como

las papas rojizas, difamadas en muchos libros populares de dietas? ¿Cuáles pueden ser los más adecuados para empezar ahora?

1. Fríjoles rojos pequeños, secos
2. Arándanos silvestres
3. Fríjoles rojos (grandes)
4. Fríjoles pintos
5. Arándanos, cultivados
6. Arándanos agrios
7. Alcachofas, cocidas
8. Moras
9. Ciruelas pasas
10. Frambuesas
11. Fresas
12. Manzanas rojas
13. Otras manzanas
14. Pecanas [Pecan]
15. Cerezas dulces
16. Ciruelas negras
17. Papas rojizas, cocidas
18. Fríjoles negros
19. Ciruelas
20. Manzanas Gala

Tome agua pura

Póngase en contacto con el Departamento de Agua local para averiguar la calidad del agua potable. Considere la posibilidad de instalar un sistema purificador de agua en su casa, como los filtros para inversión de ósmosis. Si consume agua en botellas, elíjalas de vidrio o de plástico duro, transparente y durable (evite las de plástico suave, opaco y delgado que se aplasta). Los plásticos suaves tienden a liberar químicos tóxicos, incluyendo fitalatos y bisfenol A, que han sido relacionados con desórdenes hormonales e infertilidad.

Renuncie a estos alimentos para siempre

Evite productos alimenticios que contengan:

*   Aceites hidrogenados o parcialmente hidrogenados
*   Jarabe de maíz con alto contenido de fructosa
*   Edulcorantes artificiales como aspartame, sacarina, acesulfame K, ciclamate, neotame, sucralosa, etcétera.
*   Azúcar de alcoholes como sorbitol, manitol, xilitol y maltitol, que generalmente causan gases y malestar estomacal.
*   Grasas artificiales como olestra.
*   Colorantes artificiales.
*   Conservantes.
*   Aceite vegetal con bromo, un reconocido tóxico adictivo que se encuentra en algunas gaseosas cítricas.
*   Heptyl paraben (un conservante usado en la cerveza y algunas bebidas no carbonatadas).
*   Almidón hidrogenado hydrolysate (un edulcorante).
*   Proteína vegetal hidrolizada (una harina mejorada que se agrega a las sopas, salsas mixtas y perros calientes).
*   Glutamato monosódico (una harina mejorada que se añade a muchos alimentos, que causa reacciones en algunas personas, tal vez debido a una súper estimulación de la actividad cerebral).
*   Propyl galate (un conservante que se encuentra en grasas comestibles, como la mayonesa, aceites, grasas de pastelería, productos horneados y carnes secas).
*   Bromato de potasio (una harina mejorada que se encuentra en el pan y ha sido prohibida en muchos países porque es cancerígena).
*   Nitrito y nitrato de sodio (conservantes que se encuentran en carnes procesadas y que han sido relacionados con el cáncer).
*   Sulfuroso (dióxido de sulfuro y sodio bisulfuroso, conservantes que se encuentran en el vino, las frutas secas, las papas instantáneas, las papas a la francesa, la pizza y otros alimentos, asociados con las causas de dolores de cabeza y otras reacciones alérgicas en algunas personas).

Consuma estos alimentos con moderación

Puede consumir los siguientes alimentos de vez en cuando (una o dos veces al mes después de las primeras cuatro semanas de comenzar la receta del UltraMetabolismo); asegúrese bien de no ingerirlos con demasiada frecuencia.

* Harina blanca y productos derivados. La "harina de trigo" o la "harina de trigo enriquecida" es esencialmente lo mismo que la harina blanca, excepto cuando la etiqueta dice explícitamente "harina de trigo integral" como ingrediente principal.
* Azúcares refinados. El azúcar refinado es muy frecuentemente derivado del tallo de la caña de azúcar o de la raíz de remolacha cuando se trata de este tipo de azúcar. El contenido de jugo de azúcar se extrae, se procesa y se seca hasta convertirse en cristales de azúcar.
* Grasa animal en carnes y productos lácteos altamente saturados (carnes grasas, carnes de ultramarinos, embutidos, etcétera, al igual que las grasas de los lácteos).
* Alcohol (las personas sensibles deben evitarlo por completo).

Sugerencias para el éxito

Mientras prepara y cocina sus comidas, tenga en mente estas sugerencias. Cocinar puede ser una experiencia relajante y placentera, al dejar que los alimentos se conviertan en sus aliados en vez de ser sus enemigos y que su cocina sea un santuario en vez de un campo de batalla. Con un poco de paciencia y práctica, se sentirá muy cómodo en la cocina.

* Sea organizado, piense una semana por adelantado y tómese un día de cada semana para invertir algunas horas en las compras y la cocina.
* Revise con cuidado la lista de compras antes de dirigirse al almacén.

✳   Cuando regrese de las compras, organice los comestibles en el refrigerador y la despensa.

✳   No se sienta intimidado con las recetas; simplemente léalas con atención antes de empezar a cocinar.

✳   Ponga buena música, lave y corte las verduras en el fin de semana o el día anterior y deposítelas en bolsas con cierre dentro del refrigerador. Téngalas siempre listas; será más fácil usarlas cuando están listas para cocinar.

✳   Aproveche estar en la cocina para hacer varias cosas: ponga la sopa a fuego lento o cocine un grano para el día siguiente mientras prepara la comida.

✳   También aproveche para doblar o triplicar las recetas y congelar algunas para uso posterior. ¡Tener comidas listas en el congelador es tan bueno como tener dinero en el banco!

La cocina perfecta

Recuerde que la cocina es uno de los lugares más importantes de la casa. Es el sitio donde prepara la comida que lo nutre y lo sostiene a usted y a su familia. Cuando la cocina está desequilibrada o usted no cuenta con las herramientas adecuadas, resulta muy difícil preparar comidas saludables que cambien los genes, lo mantengan saludable y le permitan bajar de peso.

Cuando inicie la receta del UltraMetabolismo, trate de adoptar algunos (si no todos) los consejos de este capítulo, para que la cocina y el tiempo que pasa en ella preparando alimentos puedan ser agradables y satisfactorios. Re-encantarse con la nutrición, los alimentos deliciosos, con el placer y la comida es algo muy importante: es el centro de la vida humana y pertenece a la UltraCocina.

Resumen

✳   Los utensilios de cocina son una caja de herramientas para su viaje hacia la receta para el UltraMetabolismo. Compre

buenas herramientas para convertir el viaje en algo más gra-
tificante.

*   Limpie la cocina de los alimentos dañinos y reemplácelos
por alimentos orgánicos integrales de calidad que pueden
nutrirlo y ayudarlo a bajar de peso.

*   Cuando escoja alimentos empacados, asegúrese de leer la
etiqueta con cuidado. Confirmar lo que hay en los productos que está comprando es un paso importante en la limpieza de su cocina y su cuerpo.

*   Haga del cocinar algo relajante y divertido revisando los
menús y recetas antes de comenzar a cocinar, planeando por
anticipado y escuchando su música preferida mientras está
en la cocina.

Capítulo 18

Cómo evitar riesgos
y desafíos comunes

Llevar el UltraMetabolismo al trabajo y a los viajes

Usted no dejará de hacer viajes cortos con frecuencia, estar fuera de casa o trabajar en la hora del almuerzo al entrar en la vía de la receta del UltraMetabolismo. Cuando viaje, puede resultar algo difícil encontrar opciones de alimentos de calidad que califiquen como parte de la receta del UltraMetabolismo. Cuando vaya a trabajar, puede resultar desalentador tener que preparar y empacar el almuerzo para cada día.

Lo que sigue es una serie de menús que puede llevar fácilmente consigo. También puede prepararlos de paso o por adelantado y llevarlos con usted en un refrigerador portátil. Esto le ayudará a evitar las dificultades del vasto campo minado de los almacenes y las comidas chatarra que le esperan una vez sale de casa.

Opciones de comida sobre la marcha y de comida preparada y empacada

Estas opciones de comer sobre la marcha le dan unas rápidas elecciones cuando está muy ocupado y no tiene tiempo para preparar una comida completa, pero todavía quiere comer saludables alimentos integrales. Puede usar todas estas opciones cuando esté comenzando la Fase II; se trata de alimentos que pueden prepararse por anticipado en casa. Contemple tener un refrigerador portátil en su automóvil para que nunca se vea sin la posibilidad de disponer de elecciones alimenticias saludables. Teniendo en cuenta el ritmo de nuestras vidas agitadas, con frecuencia sugiero fríjoles, legumbres enlatadas, verduras congeladas. Siéntase libre para preparar fríjoles secos o picar verduras frescas usted mismo.

Elecciones de desayunos

Desayuno sobre la marcha 1: Yogurt Parfait

* Yogurt orgánico claro y sin grasa o bajo en grasa, o bien yogurt integral de soya
* Bayas frescas o congeladas
* Semillas de linaza molidas
* Pedazos de frutos secos crudos, como almendras, nueces, pacanas [Pecan]

Desayuno sobre la marcha 2: Wrap de la mañana

* Tofu, horneado
* Tortilla de grano germinal
* Mostaza de Dijon con curry en polvo
* Frutas frescas de estación

Desayuno sobre la marcha 3: Huevos a la Dijon

* Huevos omega-3, cocidos duros la noche anterior
* Tajadas de pan de centeno de grano integral
* Yogurt Dijon (dos partes de yogurt de soya completamente orgánico mezclado con una parte de mostaza de Dijon)
* Frutas frescas de estación

Desayuno sobre la marcha 4: Banana con nueces

* Banana
* Nueces naturales o mantequilla de semillas (almendra, macadamia, anacardo, girasol)
* Germen de trigo
* Nueces picadas, como nueces del Brasil

Desayuno sobre la marcha 5: Mañana Omega

* Sardinas o salmón silvestre
* Cebolla roja, tomate, ramitas frescas de eneldo
* Pan integral de centeno o galletas
* Toronja rosada

Elecciones de almuerzos

Almuerzo sobre la marcha 1: Sopa y más

* Lentejas o sopa de fríjoles
* Ensalada de espinacas con aderezo de tahini
* Galletas de linaza
* Una manzana pequeña

Almuerzo sobre la marcha 2: Wrap de fríjol blanco

* Tortilla de grano germinal
* Fríjoles blancos
* Hojas frescas de arúgula o de albahaca
* Aguacate y tomate
* Aderezo de aceite de oliva extra-virgen
* Una pera fresca

Almuerzo sobre la marcha 3: Rollo de pescado silvestre

* Ensalada de salmón silvestre o sardinas: salmón silvestre o sardinas deshidratadas
* Ramas de eneldo fresco, cebollas rojas y berros
* Mayonesa de soya, con una pizca de rábano silvestre si se desea
* Rollos de germen de grano
* Naranja sanguina

Almuerzo sobre la marcha 4: Ensalada mediterránea

* Mesclum (diferentes tipos de ensalada
* Queso mozzarella fresco (opción no láctea)
* Pimientos rojos asados
* Corazones de alcachofa
* Aceitunas de Kalamata

✳   Nueces

✳   Jugo de limón fresco y aceite de oliva extra-virgen

✳   15-20 uvas rojas

Almuerzo sobre la marcha 5: Sopa asiática y ensalada

✳   1 taza de sopa misu, con tofu horneado

✳   Ensalada de repollo: mezcla de repollo y zanahoria

✳   Aderezo de 30 segundos: vinagre de arroz, aceite de sésamo tostado, polvo de laminaria y semillas de sésamo

✳   Arroz integral y galletas de algas marinas

Comer fuera con inteligencia

Cenar fuera siempre conduce a comer demasiado, pero demasiado de alimentos inadecuados. No obstante, como se ha desarrollado la conciencia y la necesidad de comidas saludables es suficientemente conocida ahora, las opciones de menús han cambiado y ahora existen elecciones nutricionales e inteligentes disponibles. Incluso ahora hay restaurantes de cadena que ofrecen opciones saludables.

Unas pocas y simples sugerencias para comer fuera pueden ir de la mano con la conservación de la salud y el impulso de su metabolismo. Recuerde que no hay malas comidas siempre y cuando sean integrales. Como dijo el antiguo médico Paracelso, "la dosis es el veneno".

La bendición para la comida de Kathie Swift: la técnica 3/3/3

Para disfrutar la comida y relajarse cuando come, intente la técnica 3/3/3. Los resultados de esta simple técnica son excepcionales. La conciencia, la respiración y la nutrición resultan críticos para un óptimo metabolismo y una buena digestión.

1. Disfrute un momento de gratitud antes de comenzar a comer.
2. Realice tres relajantes respiraciones profundas, contando hasta tres cuando inhale y tres cuando exhale, antes de comenzar a comer.
3. Durante los primeros minutos (cerca de tres) de su comida, descanse las manos en el regazo al menos en tres ocasiones, tomando una relajante respiración en cada descanso.

* **Prepare la mente** antes de empezar a comer practicando la técnica del 3/3/3. Esto es especialmente importante cuando coma fuera porque no siempre estará en condiciones de controlar la calidad del menú, pero al comer con conciencia, estará en mejores condiciones para controlar su ingestión en general.

* **Descubra algunos restaurantes de "comida lenta",** donde la atmósfera y el ambiente resultan relajantes para los sentidos. El medio en que nos alimentamos tiene influencia sobre la cantidad que comemos.

* **Disfrute la cocina étnica**, incluidas las comidas india, japonesa, thai, mediterránea (italiana, griega y española) y la del Medio Oriente. Cosechará los diferentes beneficios nutricionales de ingredientes tradicionales como el limoncillo de los platos Thai, las verduras marinas de la comida japonesa, el curry de las recetas de la India y las grandes verduras como la escarola o el brócoli de los platos mediterráneos.

* **Sea curioso.** Pregunte sobre los ingredientes y no tema pedir cambios en los platos. Por ejemplo, en lugar de arroz blanco, pida arroz integral; en vez de una almidonada verdura frita, pida el doble de verduras frescas.

* **Seleccione y mezcle artículos en el menú.** Si ve un plato en el menú que viene con salsa de arándanos condimentada y su plato se sirve con salsa de carne, pídale al mesero que las cambie. Si su plato tiene un vegetal que no le gusta particularmente mientras otro tiene las verduras que adora, "seleccione y mezcle" hasta obtener las saludables comidas que ama.

✳ **Pida una fuente de "crudités",** frutas frescas u aceitunas como entrada o aperitivo en vez de la canasta de pan. El pan y el alcohol antes de comer incrementan el hambre y el alcohol reduce las inhibiciones, inclinándolo peligrosamente a elegir un pastel de queso.

✳ **Pida "doble porción de verduras".** Los restaurantes pueden sobrecargar las cantidades de pescado, carne y carnes de aves y escatiman las verduras al vapor.

✳ **Pida una bebida *light*.** Pruebe agua con limón o naranja, o un té de hierbas en vez de alcohol.

✳ **Consulte con su estómago-cerebro antes de pedir un postre.** Mida su sentido de satisfacción y si se encuentra en un "3-ligeramente satisfecho" (1-no satisfecho; 2/3-ligeramente satisfecho; 4/5-muy satisfecho), tómese la libertad de no comer postre. Siempre habrá otra noche para la perfecta indulgencia.

Cenar con la familia

Las recetas y menús del UltraMetabolismo pueden ser disfrutados por toda la familia. Padres e hijos por igual pueden beneficiarse con esta dieta de comida real, integral y no procesada. Si se toma el tiempo para preparar comidas nutritivas para su familia y puede sentarse con ella a disfrutarlas, se dará cuenta de que beneficia su vida en muchas formas. Hace cien años, casi todas las comidas se consumían en la casa; hoy, la mitad se ingieren fuera de casa.

Muy pocas familias disfrutan regularmente de la comida juntos. Muy pocas familias se toman el tiempo para preparar y disfrutar de la comida al final del día. Esta era una antigua tradición que existía por una razón: nos calmamos, pasamos tiempo con los seres que amamos, compartimos con ellos la comida y la nutrición. Todo eso ayuda a nuestro metabolismo; tal vez incluso nos ayude a todos a mejorar.

Enseñe a sus hijos a disfrutar las comidas y eduque su naciente gusto con los deliciosos sabores de las carnes o las verduras orgánicas y ofrézcales la oportunidad para comprender los alimentos de un modo que usted no tuvo cuando creció. Mostrar a los hijos el valor de los alimentos es una forma de regalarles algo que los acompañará toda la vida. Es más, enseñar a los hijos cómo preparar los alimentos es una importante experiencia y una habilidad para tener una vida saludable.

Usted es una persona ocupada. Todos lo somos. Pero evite caer preso en los designios de la cultura norteamericana de la comida rápida. Si comparte los menús de la receta del UltraMetabolismo con la familia y enseña a los hijos el valor que significa comer bien, les dará la oportunidad de evitar las dificultades con el peso y la salud que usted vive en este momento. Por último, si se sienta y come con la familia en las noches, le transmitirá la importancia de la alimentación, que es algo para compartir y disfrutar con la gente en sus vidas y es una forma vital para conservar un peso y una salud óptimos.

Recuerde, la alimentación es información que dialoga con nuestros genes. Comparta esa información con su familia.

Resumen

✳ Puede resultar algo más difícil, pero no es imposible comer bajo la receta del UltraMetabolismo cuando está trabajando o viajando. Algunos simples menús que puede llevar consigo le ayudarán a conservar la receta incluso cuando esté rodeado de comida chatarra.

✳ Comer fuera es otro peligro potencial. Pero con los cambios provocados por la demanda de los consumidores, más y más restaurantes están ofreciendo a los clientes opciones saludables. Teniendo en mente algunos pocos principios esenciales y siendo flexible, podrá comer bien incluso cuando coma fuera.

✳ Trate de tener comidas regulares con la familia por lo menos en algunas ocasiones cada semana, si no puede todos los días. Eso nutrirá su cuerpo y su alma.

Capítulo 19

Prepárese para la Receta abandonando los malos hábitos

Prepárese para la desintoxicación

Una semana antes de comenzar la receta del UltraMetabolismo prepare el cuerpo para todos los valores nutritivos que vienen, despidiéndose de los hábitos que interfieren con el metabolismo. Al eliminar sistemáticamente los productos "tóxicos" de la dieta, podrá hacer de la transición hacia el nuevo programa algo simple y sin dolor.

Ingerir azúcar y carbohidratos refinados, con alta carga glicémica, incita a las hormonas que ponen su apetito fuera de control. Suspenderlos por algunas semanas cambiará su perspectiva para siempre. ¿Está sufriendo ahora mismo un ataque de pánico al pensar que suspenderá el consumo de azúcar? Piense que no es el único y que probablemente sea un adicto al azúcar. Pero relájese; a pesar de su incredulidad, las ansias desaparecerán en pocos días. Ese es el inicio de la desintoxicación y de volver a equilibrar el metabolismo. Al suspenderlos, ya no tendrá que pelear más contra los impulsos y los antojos.

Al eliminar las grasas trans, con un pequeño cambio, dejará su dieta libre de muchas comidas procesadas y chatarra. Si de pronto se encuentra pensando que no le quedará nada para comer, probablemente necesita dar el salto y confiar en que no se morirá de hambre. Como ha visto, las grasas trans, para no decir algo peor, no son buenas para el metabolismo.

Usamos cafeína para mantenernos alerta, para compensar la falta de sueño, pero eso crea una falsa energía y en últimas, produce más estrés para nuestros cuerpos. Pero se trata de una rápida avalancha de adrenalina; entonces, se nos acaba y es cuando comenzamos a buscar algo más para levantar el ánimo, como ¡el azúcar! Trate de seguir lentamente la vía que recomiendo y comprobará que se siente más cansado con el café que sin él (pero también concédase unos días para darse cuenta del sueño que perdió gracias a esos cafés triples).

El alcohol es uno de los néctares y dulces placeres de la vida, pero muchos de nosotros dependemos de él para relajarnos y el uso regular nos desinhibe respecto a la comida. Pregúntese por qué siempre pide primero un trago y después la canasta con pan en los restaurantes. Si consume algo de azúcar (en forma de pan blanco) y bebe un vaso de vino, muy probablemente ordenará y comerá más. Tomarse unas vacaciones del alcohol, además de tener a raya calorías adicionales de azúcar, le ayudará a sintonizarse con el propio apetito y a no comer demasiado.

Eliminar el azúcar, los carbohidratos refinados, las grasas trans, la cafeína y el alcohol puede traer profundos efectos en la forma como se siente y sobre el peso en muy corto plazo, ¡incluso si no hace otra cosa!

Artículos que debe eliminar

En el curso de la próxima semana, debe eliminar por completo los siguientes artículos de la dieta. No olvide que, en algunas ocasiones, están donde menos espera encontrarlos. Permanezca tan alerta como pueda respecto a la lectura de las etiquetas y esté seguro de no ingerir alimentos que contengan lo siguiente:

* Cafeína
* Carbohidratos procesados y refinados (harina blanca o de trigo) y azúcar
* Jarabe de maíz con alta fructosa
* Aceites y grasas hidrogenadas
* Comidas procesadas y empacadas
* Alcohol (puede ser reintroducido en la Fase II)

¿Cómo eliminar la cafeína en siete días?

Si ha estado consumiendo cafeína durante mucho tiempo, puede dejarla en pocos días. Alivie el dolor y la dificultad para abandonarla siguiendo estos pasos:

1. Comience en un fin de semana, cuando puede echarse unas siestas si lo requiere.
2. En los tres primeros días: disminuya hasta la mitad la dosis normal de café, cola, té negro y otras bebidas con cafeína.
3. Los siguientes cuatro días: beba una taza de té verde con cafeína macerado en agua hirviendo por cinco minutos. Puede continuar consumiendo el té verde por sus efectos saludables y por sus beneficios para el peso corporal.
4. Durante todos los siete días: tome de 1.000 a 2.000 miligramos de polvo de vitamina C.
5. Ingiera al menos de seis a ocho vasos de agua filtrada al día.

¿Cómo eliminar el azúcar y la harina blanca?

Eliminar el azúcar es difícil porque se trata de una adicción, pero los antojos se disipan rápidamente una vez suspende el consumo. Estos consejos le ayudarán a lograrlo:

✳ Trate de eliminar el azúcar y la harina blanca (también conocida como "harina de trigo") de cinco a siete días antes de comenzar la Fase I, ¡no lo lamentará!
✳ Mi método de probada eficacia, fruto de una experiencia con miles de pacientes es: corte completamente con todos los productos que contengan harina blanca y azúcar (no haga trampa, eso sólo empeora las cosas).
✳ Incluya proteína en el desayuno, como huevos, nueces, semillas, mantequilla de nuez, tofu o un batido de proteína.
✳ Combine proteínas, grasa "buena" y carbohidratos en cada comida. Las grasas buenas son: el pescado, aceite de oli-

va extra-virgen, aceitunas, nueces, semillas y aguacate. Los buenos carbohidratos son: los fríjoles, verduras, granos enteros y las frutas. Las buenas proteínas son: pescado, huevos, nueces, soya, granos enteros y legumbres.

* No suspenda las grasas, ni ingiera productos bajos en grasa; consuma aceite de oliva, aceitunas, nueces, semillas y aguacate.

* Coma algo cada tres horas: un refrigerio con nueces (un puñado es una ración) y semillas como almendras o calabaza (crudas o tostadas).

* Beba por lo menos de seis a ocho vasos de agua filtrada al día.

Capítulo 20

Fase I:
Desintoxicar el sistema

Las primeras tres semanas de esta fase están previstas para desbloquear y restablecer el metabolismo. Es como reiniciar el computador y obtener una pantalla nueva. Nuestro metabolismo se atasca en algunos patrones bioquímicos que deben romperse. Esta fase está concebida para romper esos patrones y ofrecerle un comienzo desde cero.

Romper estos patrones es el primer paso para ayudarle a entender exactamente lo que le impedía perder el peso que deseaba. En la Fase I, eliminará muchas cosas de la dieta. No sólo podrá librarse de los venenos que ha estado comiendo sino que eliminará los productos respecto de los cuales sufría alergias o sensibilidad.

En la Fase II, comenzará a reintegrar esos alimentos. Sólo al eliminarlos en primer lugar, podrá tener una visión realista sobre cómo estaban afectando su peso y su salud.

Frecuentemente, esta fase trae una renovación de la energía, la vitalidad y el mejoramiento de muchas condiciones crónicas de salud, así como una rápida pérdida de peso entre dos y cinco kilos. Algunas personas pierden significativamente más peso, otras pierden menos, pero ese es un buen cálculo.

Esta fase implica comer alimentos reales, simples, limpios y nutritivos. No hay restricciones para la cantidad que pueda ingerir, porque contar calorías, carbohidratos o gramos de grasa no es el objetivo de este programa. El énfasis está puesto en limpiar, renovar, revitalizar y mejorar al máximo el metabolismo para que funcione como fue originalmente diseñado.

Tres semanas de desintoxicación y rejuvenecimiento: Arranque con la conquista de la salud y la pérdida de peso

Durante estas tres semanas de la fase de desintoxicación, todos los alimentos alergenos o potencialmente inflamatorios se eliminarán. Eso incluye el gluten (que se encuentra principalmente en el trigo, centeno, cebada, kamut, cereal y la avena debido a la contaminación), lácteos, huevos, grasas altamente saturadas y otros alimentos que a través de los años he observado que molestan a mis pacientes. La dieta ha sido desarrollada de este modo para que pueda comenzar desde cero.

No tenga miedo. Estará en condiciones de reincorporar los alimentos que le gustan y que son benéficos para usted en la Fase II de la receta. No tendrá que dejar de comer esos alimentos para siempre, pero es mejor eliminarlos del panorama para que pueda desintoxicar el cuerpo y entender el sentido real de lo que funciona bien para usted.

La Fase I se concentra en los alimentos reales, nutritivos, simples, incluyendo las verduras, frutas, legumbres, granos sin gluten, nueces, semillas, aceites y proteínas animales sin grasas. Un caldo especial, nutriente y desintoxicante, incrementa la limpieza y la pérdida de peso y puede consumirse libremente a lo largo del día.

Para comenzar, doy una lista de los alimentos que puede disfrutar y de los que debe evitar. Esta es la guía para las primeras tres semanas. Los menús que siguen resumen la hoja de ruta general de lo que debe comer. Estos menús resuelven la difícil tarea de encontrar qué comer una vez comience a evitar lo que ha estado comiendo regularmente hasta ahora. A continuación, siguen otras recetas con instrucciones muy claras (mi mamá decía siempre: "si puedes leer, puedes cocinar"). Finalmente, las listas de compras le permitirán ir al almacén y conseguir exactamente lo que necesita para preparar las comidas.

Alimentos e ingredientes para evitar en las dos fases

La siguiente es una lista de alimentos que evitará a lo largo de la práctica de la receta del UltraMetabolismo:

* Productos de harina refinada o de grano no integral, de todo tipo: roscas, panes, rollos, wraps, pastas, etcétera.
* Azúcar o alimentos cargados de azúcar: dulces, galletas, cereales, pasteles, bizcochos, sodas, etcétera.
* Jarabe de maíz con alta fructosa.
* Edulcorantes artificiales: aspartame, sacarina, sucralosa y productos/bebidas con edulcorantes artificiales (cereales, bebidas dietéticas, etcétera).
* Stevia
* Azúcar de alcoholes: manitol, sorbitol, lactitol, maltitol, etcétera.
* Colores artificiales.
* Aceites hidrogenados y parcialmente hidrogenados.
* Aceites de canola y maní.
* Sustitutos de grasas.
* Aditivos peligrosos: bromuro de potasio, propyl gallate, nitrito de sodio, nitrato de sodio, etcétera.
* Bebidas con cafeína: sodas, café, té, aguas

Alimentos para disfrutar

La siguiente es una lista de alimentos que puede disfrutar a lo largo de la Fase I. Consuma todos estos alimentos en el curso del programa. Por favor, observe que en algunos casos encontrará alimentos en esta lista que no están incluidos en las recetas. Esto se ha hecho así para darle a usted un poco más de espacio para la variedad. Si en esta lista hay alimentos que le gustan más que los de las recetas, siéntase libre para substituirlos.

Frutas

Manzanas (en todas las variedades)
Albaricoques
Aguacates
Bananas (plátano)
Moras
Arándanos (incluyendo los agrios)
Melones
Clementinas
Higos (frescos)
Toronjas
Uvas
Melón francés
Kiwi

Limones
Naranja lima
Nectarinas
Naranjas
Papayas
Duraznos
Peras
Caqui
Granadas
Ciruelas
Frambuesas
Carambolas
Fresas
Sandías

Verduras

Alcachofas
Arúgula
Espárragos
Fríjoles, verdes y amarillos
Remolacha
Pimiento morrón (de todos los colores)
Bok Choy
Brócoli
Coles de Bruselas
Raíz de bardana*
Repollos (de todas las variedades)
Zanahorias
Coliflor
Apio
Raíz de apio

Pimientos
Repollo rizado
Maíz*
Pepinos
Rábanos y sus hojas
Verduras frondosas oscuras (coles, repollos, espinacas, acelgas suizas)
Escarola
Berenjena
Hinojo
Ajo
Jengibre, fresco
Jícama
Colinabo
Puerros
Lechuga

Verduras *(continuación)*

Champiñones (shiitake y
otras variedades)
Okra
Cebollas
Pastinaca*
Arvejas*
Pimentones (amarillos, rojos,
verdes)
Papas (rojas)*
Calabazas*
Achicoria morada
Nabos suecos*
Verduras marinas (arama,
dulse, hijiki, wakane, et-
cétera.)
Espinacas
Brotes, retoños (de toda clase)
Cucurbitáceas (variedades de
verano e invierno)*
Batatas*
Acelgas
Tomates
Nabos*
Berros
Castañas de agua
Calabacines

Granos (sin gluten)

Amaranta
Alforfón descascarado y
molido (kasha)
Arroz integral
Maíz y tortillas de brotes
de maíz
Mijo
Quinua
Teff
Arroz silvestre

Fríjoles

Fríjoles de todos los colores
y todas las clases
Garbanzos
Lentejas
Leche de soya (simple)
Yogur de soya (simple)
Semillas de soya
Tofu

---

*Verduras con almidón

Pescados y comida de mar

Las siguientes son óptimas elecciones ecológicas que poseen la menor cantidad de contaminantes:

Abulón	Mejillones
Anchoas	Ostras
Salvelino	Bacalao negro
Bagre	Salmón
Almejas	Sardinas
Langostas	Vieiras
Halibut	Camarones
Arenques	Róbalo
Caballa	Tilapia

Carne de aves*

Pechuga de pollo blanca y sin piel	Gallinitas Cornish
Pechuga de pavo blanca y sin piel	

Carnes rojas*

Cordero (lomo)

Nueces y semillas

Almendras	Semillas de cáñamo
Nueces del Brasil	Nueces de macadamia
Anacardos	Pacanas [Pecan]
Coco, fresco y seco, sin azúcar	Piñones
Avellanas	Semillas de calabaza
Semillas de linaza	Semillas de sésamo

*Magras, orgánicas, alimentadas con pasto preferiblemente

Nueces y semillas *(continuación)*

Semillas de soya
Semillas de girasol
Tahini (pasta de semillas de
    sésamo)

Nueces
Mantequilla y otros produc-
    tos derivados de estas
    nueces y semillas

Aceites y grasas

Aceite de almendras
Aceite de aguacate
Aceite y mantequilla de coco
Semillas de linaza y su aceite
Aceite de semillas de uvas
Aceite de macadamia

Aceite de oliva (extra-virgen)
Aceitunas, negras y verdes
Aceite de palmito
Aceite de semillas de sésamo
    (tostadas y sin aditivos)
Aceite de semillas de nuez

Bebidas

Agua filtrada
Té verde, descafeinado

Té de hierbas

Aromatizantes y condimentos*

Todas las hierbas y especias
    frescas y secas, que sean
    integrales y cultivadas (to-
    das las especias, albahaca,
    cilantro, curry, etcétera.)
Caldos, bajos en sodio orgá-
    nico (de verduras y pollo)
Polvo de especias chino
Chocolate, oscuro, con un
    mínimo de 70% de cocoa
Cocoa
Polvo de cocoa
Pasta de curry (roja y verde)

Garam masala
Herbamare (sal para
    condimentar)
Rábano silvestre
Polvo de laminaria
Pimienta, negra y blanca
Melaza de granadas
Salsa picante
Sal marina
Salsa de soya, baja en sodio y
    sin gluten
Polvo de wasabi

Alimentos que debe evitar

La siguiente es una lista de alimentos para evitar durante la Fase I. Usted estará en condiciones de reintegrar algunos de estos alimentos en fases posteriores.

Frutas

Frutas secas
Frutas en lata (con almíbar)
Jugos de frutas

Granos

Granos y productos de granos que contengan gluten

Cebada
Trigo Bulgur
Cuscús (de trigo)
Trigo duro
Kamut (de trigo)
Malta, extracto de malta, aromatizante de malta, jarabe de malta
Avena y salvado de avena
Centeno
Sémola (de trigo)
Trigo de espelta
Brotes de trigo
Triticale
Trigo, trigo entero
Bayas de trigo
Salvado de trigo
Harinas de trigo (blanca, trigo enriquecido, trigo entero cultivado, 100% integral)
Germen de trigo
Almidón de trigo
Arroz blanco
Alimentos producidos a partir de los granos mencionados, como:
Pan
Miga de pan
Tortas
Cereal (frío y caliente)
Galletas
Galletas de sal
Pan ácimo
Pasta
Pasteles
Rollos
Tortillas (de trigo)
Wraps

Fríjoles

Miso

Tempe

Lácteos (todos los productos lácteos)

Mantequilla
Queso (de todos los tipos)
Queso fresco
Crema
Crema de queso
Leche y queso de cabra
Leche o crema para el café
Helados y leche helada

Leche (entera, 2%, 1%, sin
   nata, sin grasa)
Leche y queso de oveja
Crema agria
Yogur (de leche de vaca, ca-
   bra u oveja)
Yogur congelado

Huevos

De todo tipo

Carnes de aves

Pollo (con piel)
Pavo (con piel)

Productos derivados del pro-
   cesamiento de las carnes
   de aves

Carnes de res

Todos los cortes, frescos y procesados

Carnes de cerdo

Todos los cortes, frescos y
   procesados
Tocineta

Jamón
Chorizos

Carnes de Delicatessen

Todas las carnes procesadas
Carnes de órganos

Frutos secos y semillas

Maní y mantequilla de maní
Pistachos

Aceites y grasas

Aceite de canola   Aceite de germen de trigo
Aceite de maní

Saborizantes y condimentos

Nota: muchos alimentos empacados, especias y aromatizantes pueden contener gluten. Si piensa que padece una reacción o intolerancia significativa al gluten, le recomiendo consultar con un nutricionista.

Condimentos mixtos, hierbas
   cultivadas o sazonadoras
   que no son integrales
   (por ejemplo, condimentos para tacos, etcétera.)

Saborizantes (pueden
   contener gluten)
Salsa de soya y tamari,
   hechos de trigo

Bebidas

Alcohol (de todo tipo)
Bebidas con cafeína (café,
   té, soda, agua)
Bebidas de chocolate
Sustitutos del café

Bebidas y ponches de frutas
Té instantáneo
Bebidas malteadas
Gaseosas normales
   y para dieta

Menús para la Fase I

Día 1

Desayuno: Amaranta y manzana con nueces (p. 295)
Refrigerio: Fruta fresca de estación y nueces crudas y semillas (p. 315)
Almuerzo: Fríjoles blancos sobre verduras (p. 300)
Refrigerio: Aguacate con limón (p. 316)
Cena: Salmón silvestre con batatas al romero y espárragos al limón (p. 306)

Día 2

Desayuno: Zumo de fruta con yogur (p. 297)
Refrigerio: Frutas frescas de estación y nueces crudas y semillas (p. 315)
Almuerzo: Ensalada de pollo al estragón (p. 300)
Refrigerio: Aceitunas y verduras crudas (p. 317)
Cena: Sopa de fríjoles negros y cocoa con limón y ensalada de arúgula con vinagreta (p.m 307)

Día 3

Desayuno: Arroz integral, nueces y semillas de linaza (p. 297); leche de soya simple, sin edulcorantes.
Refrigerio: Frutas de estación y nueces crudas y semillas. (p. 315)
Almuerzo: Burrito de fríjoles y aguacate. (p. 301)
Refrigerio: Chocolate negro o cocoa con coco fresco (p. 317)
Cena: Pollo marroquí con coliflor y anacardo. (p. 309)

Día 4

Desayuno: Bebida suave de nuez y yogur (p. 298)

Refrigerio: Frutas de estación y nueces crudas y semillas. (p. 315)
Almuerzo: Ensalada de fríjoles asiáticos con tahini. (p. 302)
Refrigerio: Pasta de alcachofa con verduras crudas. (p. 316)
Cena: Cocido hindú de legumbres peladas (Dal) con coco, con arroz integral y brócoli al vapor (p. 310)

Día 5

Desayuno: Quinua con melocotones, linaza y nueces (p. 298); leche de soya simple y sin dulce.
Refrigerio: Frutas de estación y nueces crudas y semillas (p. 315)
Almuerzo: Ensalada Waldorf al curry (p. 303)
Refrigerio: Tahini con galletas de linaza (p. 317)
Cena: Lenguado con sésamo, con repollo chino y arroz silvestre (p. 311)

Día 6

Desayuno: Zumo de fruta con yogur (p. 297)
Refrigerio: Frutas de estación y nueces crudas y semillas (p. 315)
Almuerzo: Wraps de lechuga con camarones y anacardos (p. 304)
Refrigerio: Tapenade de aceitunas con verduras crudas (p. 317)
Cena: Pollo a la naranja con escarolas y kasha al vapor. (p. 313)

Día 7

Desayuno: Alforfón, banana, linaza y nueces (p. 299)
Refrigerio: Frutas de estación y nueces crudas y semillas (p. 315)
Almuerzo: Pechuga de pavo asada con crema de aguacate, en una pila de verduras (p. 305)
Refrigerio: Chocolate negro o cocoa con coco fresco (p. 317)
Cena: Cordero y verduras al curry con arroz integral al vapor (p. 314)

El caldo desintoxicante del doctor Hyman

Para aproximadamente 8 tazas.
Tiempo de preparación: 30 minutos.
Tiempo de cocción: 2 horas.

La sopa es un refrigerio maravilloso y completo que puede ofrecerle muchos nutrientes saludables. Prepárela a principios de la semana y disfrute unas buenas tazas al día.

10 tazas de agua filtrada
6 tazas de verduras orgánicas mixtas picadas
Hierbas frescas y secas, y especias como hojas de laurel,
    orégano, limoncillo, hinojo y jengibre.

Use una variedad de verduras que incluya al menos cuatro de las siguientes: champiñones shiitake, raíces de bardana, batatas, zanahorias, cebollas, apio, verduras marinas, verduras frondosas oscuras, rábanos blancos y sus hojas, papas y otras raíces vegetales como pastinaca, nabos suecos o nabos.

Agregue las hierbas y las verduras al agua y póngalas a hervir en una olla grande. Baje el calor y déjelas a fuego lento por algunas horas.

Cuele y bébala tibia; consuma entre 2 y 3 tazas al día.

Consérvela en el refrigerador entre 3 y 5 días.

Guárdela en un envase de vidrio con la tapa bien cerrada.

Fase I

Recetas para el desayuno

Amaranta y manzana con nueces

Cuatro porciones de $2/3$ de taza
Tiempo de preparación: 5 minutos
Tiempo de cocción: 30 minutos

1 taza de amaranta
3 tazas de leche de soya

¼ de cucharadita de canela molida
Una pizca de sal marina (opcional)
Una manzana grande, con cáscara, sin corazón y picada
  en cubos
½ taza de nueces picadas

Coloque la amaranta, leche de soya, canela, sal (si decide usarla) y la manzana en un recipiente mediano. Ponga a hervir y revuelva con frecuencia la mezcla. Cubra el recipiente y reduzca el calor a bajo. Deje en fuego lento durante 25 a 30 minutos, hasta que la amaranta se ablande. Cubra con nueces picadas y sirva.

Consejo de chef: Enjuagar y remojar los granos, como los de amaranta, por unas pocas horas antes o la noche anterior, ayuda a reducir el tiempo de cocción. Para ahorrar tiempo en la mañana, puede mezclar todos los ingredientes excepto las nueces en un recipiente con tapa la noche anterior, guardar en el refrigerador y cocinar en la mañana. Conserve los granos sobrantes en un recipiente de vidrio bien cerrado y congélelos para usarlos en una mañana muy ocupada. Descongele la noche anterior dejando el recipiente en el refrigerador. Caliente en la estufa.

Consejo rápido: La amaranta, una antigua semilla dorada, ha resucitado gracias a su valor nutricional y delicioso sabor. Es una buena fuente de proteína, calcio, vitamina B y fibra.

Nutrientes destacados

Por porción: 380 calorías, 48 g de carbohidratos,
10 g de fibra, 16 g de proteína, 15 g de grasa,
0 mg de colesterol, 83 mg de sodio, 370 mg de calcio.

Use exclusivamente leche de soya libre de gluten; algunas marcas están fortificadas con calcio, B12 y otros nutrientes, así que las vitaminas y minerales que contengan estas marcas pueden ser más altas que las indicadas si se usa ese tipo de productos.

Zumo de fruta con yogur

Una porción
Tiempo de preparación: 5 minutos
Tiempo de cocción: ninguno

½ taza de leche de soya
½ taza de yogur de soya
1½ taza de bayas mixtas, frescas o congeladas
1 cucharada grande de semillas de linaza

Introduzca los ingredientes en la licuadora y mezcle hasta que esté suave.

Consejo rápido: Las semillas de linaza poseen un suave sabor a nuez y suministran una rica fuente de ácido alfa-linoleico, ácido graso omega-3, fibra de dieta y lignanos, componentes únicos que previenen el cáncer.

Nutrientes destacados

Por porción: 287 calorías, 48 g de carbohidratos, 10 g de fibra,
10 g de proteínas, 8 g de grasas, 0 mg de colesterol,
80 mg de sodio, 250 mg de calcio.

Arroz integral, nueces y semillas de linaza

Dos porciones de ¾ de taza
Tiempo de preparación: 5 minutos
Tiempo de cocción: 50 minutos

½ taza de arroz integral de grano largo
1 taza de leche de soya
¼ de cucharadita de nuez moscada
Una pizca de sal marina (opcional)
8 nueces del Brasil, peladas y picadas
2 cucharadas grandes de semillas de linaza

Coloque el arroz integral, la leche de soya, la nuez moscada y la sal (si decide usarla) en un recipiente mediano. Ponga a hervir y revuelva con frecuencia. Cubra el recipiente y ponga el calor en bajo. Deje a fuego lento por cerca de 45 minutos. Cubra con nueces picadas del Brasil y semillas de linaza.

Nutrientes destacados

Por porción: 372 calorías, 46 g de carbohidratos,
6 g de fibra, 12 g de proteínas, 17 g de grasa,
0 mg de colesterol, 56 mg de sodio, 240 mg de calcio.

Bebida suave de nuez y yogur

Una porción
Tiempo de preparación: 5 minutos
Tiempo de cocción: ninguno

½ taza de leche de soya
¼ de taza de tofu seco y sedoso
½ taza pequeña de banana congelada
1 ½ cucharadas de mantequilla de nuez natural (almendras o
  anacardo)
Hielo (opcional)

Coloque los ingredientes en la licuadora y mezcle hasta que esté suave.

Consejo de chef: Pele las bananas, córtelas, envuélvalas en papel de lino, congele… ¡y ya están listas para la licuadora!

Consejo rápido: Las bananas son ricas en B6 y potasio, y quedan deliciosas cuando se mezclan con mantequilla de nuez.

Nutrientes destacados

Por porción: 295 calorías, 24 g de carbohidratos,
4 g de fibra, 13 g de proteínas, 18 g de grasa,
0 mg de colesterol, 74 mg de sodio, 130 mg de calcio.

Quinua con melocotones, linaza y nueces

4 porciones de ¾ de taza
Tiempo de preparación: 5 minutos
Tiempo de cocción: 25 minutos

1 taza de quinua, completamente enjuagada y seca
2 tazas de leche de soya
¼ de cucharadita de aliños
Una pizca de sal marina (opcional)

2 duraznos medianos, pelados, sin semilla y picados en cubos
2 cucharadas de semillas de linaza
2 cucharadas de avellanas picadas

Coloque la quinua, la leche de soya, los aliños, la sal (si decide usarla) y los duraznos en un recipiente mediano. Ponga a hervir y revuelva con frecuencia. Tape el recipiente y deje a fuego lento por cerca de 20 minutos hasta que la quinua se ablande. Cubra con semillas de linaza y avellanas picadas.

Nutrientes destacados

Por porción: 285 calorías, 41 g de carbohidratos,
5 g de fibra, 12 g de proteínas, 9 g de grasa,
0 mg de colesterol, 59 mg de sodio, 230 mg de calcio.

Alforfón, banana, linaza y nueces

4 porciones de $2/3$ de taza
Tiempo de preparación: 5 minutos
Tiempo de cocción: 25 minutos

1 taza de alforfón entero (kasha)
2 tazas de leche de soya
¼ de cucharadita de canela
Una pizca de sal marina (opcional)
1 banana pequeña, triturada
2 cucharadas de semillas de linaza
2 cucharadas de nueces picadas

Coloque el alforfón, la leche de soya, la canela, la sal (si decide usarla) y la banana triturada en un recipiente mediano. Ponga a hervir y revuelva con frecuencia. Cubra el recipiente y ponga el fuego en bajo. Deje a fuego lento entre 15 y 20 minutos, hasta que el alforfón esté blando. Cubra con las semillas de linaza y las nueces trituradas.

Nutrientes destacados

Por porción: 270 calorías, 43 g de carbohidratos,
7 g de fibra, 12 g de proteínas, 8 g de grasa,
0 mg de colesterol, 55 mg de sodio, 210 mg de calcio.

Fase I

Recetas para almuerzos

Fríjoles blancos sobre verduras

2 porciones
Tiempo de preparación: 10 minutos
Tiempo de cocción: ninguno

2 tazas de fríjoles blancos enlatados y sin líquido
3 cucharadas de jugo de limón recién exprimido
½ taza de de hojas de perejil picadas
1 diente de ajo, machacado
2 cucharadas de aceite de oliva extra-virgen
Una pizca de sal marina
Una pizca de pimienta fresca
4 tazas de verduras frescas mezcladas

En un tazón mediano, mezcle los fríjoles con el jugo de limón, el perejil, el ajo, el aceite, la sal y la pimienta. Divida las verduras en dos platos y rocíe la mezcla de fríjoles sobre las verduras.

Consejo de chef: Un exprimidor para cítricos es una excelente herramienta para extraer el jugo de limones y naranjas. Retiene las semillas del jugo.

Consejo rápido: El humilde diente de ajo es una fuente de alicina fitoquímica, un eficaz desintoxicante y un excelente agente antimicrobiano.

Nutrientes destacados

Por porción: 228 calorías, 32 g de carbohidratos, 7 g de fibra,
11 g de proteínas, 7 g de grasa, 0 mg de colesterol,
56 mg de sodio, 130 mg de calcio.

Ensalada de pollo al estragón

2 porciones
Tiempo de preparación: 15 minutos
Tiempo de cocción: ninguno

8 onzas de pechuga de pollo cocida, cortada en cubos
3 tazas de berros frescos, lavados y separados, sin los tallos
gruesos
5 rábanos, tajados
2 ramas de apio, picadas en tajadas
Una pera y media, con cáscara, sin corazón y picada en cubos
$\frac{1}{3}$ de taza de piñones
3 cucharadas de estragón fresco picado, o una cucharada de estragón deshidratado
$\frac{1}{8}$ de cucharada de cardamomo
Una cucharada de aceite de nuez

En un recipiente grande, mezcle todos los ingredientes al tiempo y sirva.

Consejo de chef: Puede dejar el pollo fuera y añadir una taza de granos secos cocinados o en lata, como garbanzos, fríjoles negros o rojos. Mezcle todo y sirva. También puede añadir cualquier hierba o especia fresca y seca, como alholva, eneldo, cebollinos, comino, etcétera, al gusto, para dar sabor a los granos.

Consejo rápido: Los berros, de la familia de la mostaza y con sabor a pimienta, disponibles todo el año, son la fuente natural más rica en compuestos del feniletilisotiocianato (PEITC, sigla en inglés). Más de cincuenta estudios científicos demostraron que este compuesto PEITC es un poderoso agente desintoxicante e inhibidor del desarrollo del cáncer.

Nutrientes destacados

Por porción: 387 calorías, 18 g de carbohidratos, 5 g de fibra,
32 g de proteínas, 24 g de grasa, 68 mg de colesterol,
136 mg de sodio, 110 mg de calcio.

Burrito de fríjoles y aguacate

2 porciones
Tiempo de preparación: 15 minutos
Tiempo de cocción: ninguno

2 tazas de lechuga romana triturada
2 cucharadas de cebolla amarilla, picada

1½ aguacate, sin cáscara, picado en trozos
2 cucharadas de cilantro picado
4 cucharadas de salsa con trozos de tomate
½ taza de fríjoles refritos vegetarianos sin grasa
2 tortillas de maíz en brote

Mezcle la lechuga, la cebolla, el aguacate, el cilantro y la salsa en un recipiente mediano hasta que las verduras estén completamente empapadas. Unte la mitad de las tortillas con los fríjoles, rellene con la mezcla de verduras y sirva un wrap al estilo burrito.

Consejo de chef: No extrañará en lo absoluto el queso con este delicioso burrito relleno con verduras frescas.

Consejo rápido: El cilantro, los tallos y hojas de la planta de cilantro, están llenos de vitamina C, carotenos y ácido fólico y su alta dosis de vivo sabor.

Nutrientes destacados

Por porción: 288 calorías, 35 g de carbohidratos, 9 g de fibra,
7 g de proteínas, 15 g de grasa, 0 mg de colesterol,
379 mg de sodio, 90 mg de calcio.

Ensalada de fríjoles asiáticos con tahini

2 porciones
Tiempo de preparación: 15 minutos
Tiempo de cocción: ninguno

Aderezo de tahini

¼ de taza de tahini
2 cucharadas de aceite de oliva extra-virgen
1 cucharada de ajo picado
2 cucharadas de jugo de limón recién exprimido
Una pizca de sal marina
Una pizca de pimienta negra fresca molida
4 tazas de espinacas frescas
¼ de cebolletas picadas
½ taza de arvejas
1 taza de brotes de arvejas germinadas, enjuagados y secos
1 taza de fríjoles enlatados y secos

En un recipiente pequeño, mezcle el tahini, el aceite de oliva, el ajo, el jugo de limón, la sal y la pimienta. Coloque las espinacas, las cebolletas, los brotes y las arvejas en un recipiente grande para ensaladas. Vierta el aderezo de tahini sobre la mezcla de verduras y revuelva hasta cubrir todo. Sirva.

Consejo de chef: El tahini es una pasta hecha de semillas de sésamo; con frecuencia es un ingrediente en los purés de garbanzo.

Nutrientes destacados

Por porción: 426 calorías, 35 g de carbohidratos, 12 g de fibra, 13 g de proteínas, 28 g de grasa, 0 mg de colesterol, 160 mg de sodio, 200 mg de calcio.

Ensalada Waldorf al curry

Prepare 2 porciones
Tiempo de preparación: 15 minutos
Tiempo de cocción: ninguno

Una manzana roja grande, con cáscara, sin corazón y picada en cubos
Una taza de tofu extra-firme, bien seco y cortado en cubos
½ taza de apio picado
¼ de taza de nueces tostadas picadas
½ cucharada de semillas de linaza, molidas
½ cucharadita de jengibre fresco rallado
½ cucharadita de polvo de curry
Una cucharada de aceite de nuez
Una cabeza de escarola, separada y lavada

En un recipiente grande, combine la manzana, el tofu, el apio, las nueces, las semillas de linaza, el jengibre, el polvo de curry y el aceite. Coloque las escarolas en capas sobre los platos para ensalada. Unte la mezcla de manzana con tofu sobre las escarolas y sirva.

Consejo de chef: Las nueces tostadas dejan percibir mejor su delicioso sabor. Riegue unas nueces en una bandeja para horno y póngalas a tostar a 350°F durante 10 a 15 minutos, revuélvalas de vez en cuando.

Consejo rápido: El jengibre es una raíz nudosa de aroma acre con sabor intenso. Le confiere un brío antiinflamatorio a cualquier plato. Pruebe cortar rebanadas de jengibre, mezclarlas con agua filtrada y con una ramita de menta para saborear una deliciosa bebida refrescante; o bien caliente, un té de jengibre, como bebida relajante para la noche.

Nutrientes destacados

Por porción: 286 calorías, 28 g de carbohidratos, 12 g de fibra, 16 g de proteínas, 16 g de grasa, 0 mg de colesterol, 88 mg de sodio, 350 mg de calcio.

Wraps de lechuga con camarones y anacardos

2 porciones
Tiempo de preparación: 20 minutos
Tiempo de cocción: ninguno

Salsa de anacardos

¼ de taza de mantequilla de anacardo natural
Una cucharada de leche de coco
3 cucharadas de jugo de limón recién exprimido
¼ de cucharadita de chile en polvo
½ taza de camarones cocinados, descongelados si es necesario
¼ de taza de cebolletas picadas
½ taza de zanahorias ralladas
½ taza de brotes de fríjoles, lavados y secos
½ taza de pepino sin semillas y cortado en cubos
¼ de taza de semillas de sésamo
Una cucharada de jengibre fresco rallado o una cucharadita de jengibre seco
½ cucharada de salsa de soya sin gluten y baja en sodio
2 cucharadas de jugo de limón recién exprimido
¼ de taza de vinagre de arroz sin condimentar
6 hojas grandes de lechuga Boston, lavadas

En un recipiente pequeño o en la licuadora, revuelva la mantequilla de anacardo, la leche de coco, 3 cucharadas de jugo de limón y el chile en polvo. En un recipiente grande, mezcle los camarones, las cebolletas, las zanahorias, los brotes de soya, el pepino, las semillas de sésamo, el jengibre, la salsa de soya, 2 cucharadas de jugo de limón y el vinagre. Mezcle bien y deje marinar los sabores durante 20 minutos en el refrigerador. Reparta la salsa de anacardos y la mezcla de verduras con camarones en el centro de cada hoja de lechuga y haga un wrap. Sirva.

Consejo de chef: Puede usar otro tipo de mantequillas para hacer esta deliciosa salsa, que agreguen sabor a las ensaladas, wraps y a los salteados de verduras.

Nutrientes destacados

Por porción: 436 calorías, 22 g de carbohidratos, 5 g de fibra, 33 g de proteínas, 26 g de grasa, 215 mg de colesterol, 430 mg de sodio, 100 mg de calcio.

Pechuga de pavo asada con crema de aguacate, en una pila de verduras

2 porciones
Tiempo de preparación: 20 minutos
Tiempo de cocción: ninguno

Un aguacate grande, sin cáscara y picado
¼ de taza de jugo de limón recién exprimido
3 cucharadas de aceite de oliva extra-virgen
Un diente de ajo, picado
Una pizca de sal marina
Pimienta negra fresca molida
6 tazas de mezcla de verduras frescas
6 a 8 onzas de tajadas de pechuga de pavo, horneadas
  y sin piel
½ cebolla roja pequeña, cortada en lonchas
Un pepino, en tajadas delgadas
10 aceitunas verdes deshuesadas, secas y picadas

En un procesador de alimentos, mezcle el aguacate, el jugo de limón, el aceite de olivas, el ajo, sal y pimienta. Lentamente, agregue hasta ¼ de taza de agua filtrada y procese hasta que la mezcla tenga una consistencia cremosa.

Coloque las verduras en dos fuentes y cubra con pavo, cebolla, pepino y aceitunas. Rocíe con la crema de aguacate.

Consejo de chef: Este aderezo puede ser refrigerado cubierto y permanece fresco durante 2 ó 3 días.

Consejo rápido: El aguacate y las aceitunas son ricos en saludables grasas monoinsaturadas.

Nutrientes destacados

Por porción: 304 calorías, 12 g de carbohidratos, 6 g de fibra, 31 g de proteínas, 15 g de grasa, 70 mg de colesterol, 307 mg de sodio, 100 mg de calcio.

Fase I

Recetas para la cena

Salmón silvestre con batatas al romero y espárragos al limón

2 porciones
Tiempo de preparación: 20 minutos
Tiempo de cocción: 25 minutos

2 batatas pequeñas
Una cebolla amarilla pequeña
2 cucharadas de aceite de oliva extra-virgen
Una pizca de sal marina
Un diente de ajo, machacado
2 cucharadas de mostaza seca
Una cucharada de jugo de limón recién exprimido
Una cucharada de romero fresco picado
½ libra de espárragos frescos, sin las puntas
Ralladura de un limón
Dos filetes de salmón silvestre, de cuatro onzas cada uno

Precaliente el horno a 425°F. Corte un pedazo de papel pergamino y colóquelo en una bandeja para hornear.

Lave las batatas. Corte las batatas y las cebollas en tajadas delgadas. Coloque las batatas y las cebollas en la bandeja para hornear, en una sola capa. Salpique con el aceite de oliva y rocíe con un poco de sal. Hornee durante 15 minutos.

Mientras tanto, mezcle el ajo, la mostaza, el jugo de limón y el romero para hacer una pasta y déjela a un lado.

Retire las batatas y las cebollas del horno, pero déjelas en la bandeja para hornear. Coloque los espárragos sobre el papel alrededor de las batatas y las cebollas. Rocíe la ralladura de limón sobre los espárragos y coloque el salmón encima de los espárragos y las cebollas. Distribuya la pasta sobre el salmón.

Vuelva a meter la bandeja en el horno durante 12 minutos; el salmón estará listo cuando las escamas se caigan suavemente.

Consejo de chef: El papel de pergamino es un aislante especial que no se quema en el horno. Simplemente bótelo después de usarlo; no necesitará lavar la bandeja para hornear. No lo cambie por papel encerado; use solamente papel de pergamino natural.

Consejo rápido: "Romero para el recuerdo", dice un antiguo refrán. Eso es cierto aún hoy en día. Esta hierba aromática de la familia de las mentas ofrece beneficios antioxidantes y antiinflamatorios importantes para la memoria.

Nutrientes destacados

Por porción: 390 calorías, 22 g de carbohidratos, 5 g de fibra, 29 g de proteínas, 21 g de grasa, 50 mg de colesterol, 77 mg de sodio, 120 mg de calcio.

Sopa de fríjoles negros y cocoa con limón

4 porciones
Tiempo de preparación: 15 minutos
Tiempo de cocción: 50 minutos

2 cucharadas de aceite de oliva extra-virgen
Una cebolla roja pequeña, picada
3 dientes de ajo, machacados
Una zanahoria grande, picada
Una rama de apio, picada
3 tazas de caldo de verduras orgánicas bajas en sodio
2 cucharadas de polvo de cocoa

Una cucharadita de comino
2 tazas de fríjoles negros enlatados
Ralladura de un limón

Vierta el aceite de oliva en un recipiente mediano y agregue la cebolla. Saltee a temperatura baja, durante 15 minutos, hasta que la cebolla adquiera una consistencia acaramelada. Agregue el ajo, las zanahorias y el apio, y cocine durante 5 minutos. Agregue entonces el caldo de verduras, el polvo de cocoa y el comino. Revuelva bastante; deje a fuego lento durante 10 minutos. Revuelva los fríjoles negros, agregue la ralladura de limón y cocine aproximadamente durante 20 minutos a temperatura baja.

Sirva con ensalada de arúgula y vinagreta.

Consejo de chef: Experimente con el polvo de cocoa en algunas de sus recetas favoritas, como verduras asadas, sopas y guisos para una maravillosa experiencia con nuevos sabores.

Consejo rápido: El polvo de cocoa y el chocolate, acertadamente conocidos como alimento de los dioses, provienen de la planta *Theobroma cacao*. Son reconocidos por contener el poderoso antioxidante polifenol y la maravillosa grasa antiinflamatoria oleoetanolamida.

Nutrientes destacados

Por porción: 248 calorías, 37 g de carbohidratos, 11 g de fibra,
10 g de proteínas, 8 g de grasa, 0 mg de colesterol,
128 mg de sodio, 120 mg de calcio.

Ensalada de arúgula con vinagreta

9 porciones de 2 cucharadas de vinagreta
Tiempo de preparación: 10 minutos
Tiempo de cocción: ninguno

¾ de taza de aceite de oliva extra-virgen
½ taza de jugo de limón recién exprimido
2 cucharadas de mostaza de Dijon
Una cucharadita de cúrcuma
Una pizca de sal marina
Pimienta negra fresca y machacada
4 tazas de arúgula cortada y lavada

En un recipiente pequeño, mezcle el aceite, el jugo, la mostaza, la cúrcuma, la sal y la pimienta. Riegue sobre la arúgula fresca. Cubra completamente.

Consejo de chef: Este aderezo puede ser refrigerado hasta por 10 días.

Nutrientes destacados

Por cada porción de dos cucharadas de vinagreta:
184 calorías, 1 g de carbohidratos, 0 g de fibra,
0 g de proteínas, 20 g de grasa, 0 mg de colesterol,
43 mg de sodio, 0 mg de calcio.
Por cada porción de arúgula: 50 calorías,
5 g de carbohidratos, 2 g de fibra, 2 g de proteínas, 0 g de grasa,
0 mg de colesterol, 30 mg de sodio, 40 mg de calcio.

Pollo marroquí con coliflor y anacardos

Prepare 4 porciones
Tiempo de preparación: 30 minutos
Tiempo de cocción: 30 minutos

Una cucharada de aceite de oliva extra-virgen
½ libra de pechuga de pollo deshuesada, sin piel, cortada en cubos
Una cebolla amarilla pequeña, picada
3 dientes de ajo, machacados
2 tazas de cogollos de coliflor
2 tazas de garbanzos en lata secos
6 tazas de caldo de pollo, orgánico y bajo en sodio
2 cucharadas de melaza de granada
1 cucharada de mezcla de especias indias (garam masala)
½ taza de anacardos crudos, picados

Precaliente el horno a 350°F.

En una cacerola resistente al fuego, caliente el aceite de oliva a temperatura media-alta. Agregue el pollo; deje tostar durante 5 minutos y revuelva ocasionalmente. Añada la cebolla, el ajo, la coliflor, los garbanzos, el caldo, la melaza de granada y la mezcla de especias indias. Agite para revolver todo. Cubra y coloque en el horno durante unos 25 minutos.

Cubra con anacardos antes de servir.

Consejo de chef: El sabor de las hierbas secas se incrementa cuando se agregan al inicio de la preparación de la receta. Al contrario, las hierbas frescas deben añadirse al final de la preparación, para obtener el máximo sabor.

Consejo rápido: La mezcla de hierbas indias garam masala es un conjunto de especias que puede incluir clavo, cilantro, comino, cardamomo, hinojo, macis, pimienta negra y nuez moscada; se trata de un extraordinaria fuente de fitonutrientes.

Nutrientes destacados

Por porción: 442 calorías, 39 g de carbohidratos, 7 g de fibra, 29 g de proteínas, 21 g de grasa, 38 mg de colesterol, 173 mg de sodio, 100 mg de calcio.

Cocido hindú de legumbres peladas (Dal) con coco, con arroz integral y brócoli al vapor

6 porciones
Tiempo de preparación: 10 minutos
Tiempo de cocción: 30 minutos

2 tazas de arvejas amarillas secas y partidas
Una lata de leche de coco baja en calorías, de 14 onzas
4 tazas de caldo de vegetales bajo en sodio
Una cebolla amarilla pequeña, en tajadas
3 dientes de ajo machacados
Una cucharada de jengibre fresco, rallado
2 cucharaditas de cúrcuma
Una cucharadita de sal marina
4 cucharadas de cilantro fresco picado
Un ramillete mediano de brócoli, tajado y al vapor
1½ tazas de arroz integral crudo, al vapor

Enjuague las arvejas. Coloque en una cazuela grande las arvejas, la leche de coco, el caldo de vegetales, las cebollas, el ajo, el jengibre, la cúrcuma y la sal. Deje a fuego lento en temperatura media aproximadamente durante 30 minutos, hasta que las arvejas estén blandas. Rocíe con cilantro fresco picado.

Sirva con brócoli al vapor y arroz integral.

Consejo de chef: Cuando use arvejas y fríjoles secos, asegúrese de colarlos y remover cualquier piedra que puedan contener antes de utilizarlos.

Esta receta puede ser preparada fácilmente en doble cantidad, y reservarla para un uso posterior como el almuerzo o la cena.

Consejo rápido: Los curanderos y médicos antiguos hicieron un extenso uso de la cúrcuma como remedio antiinflamatorio. Es esta especia lo que da a los platos de mostaza y curry un ligero tono característico amarillo.

Nutrientes destacados

Cocido hindú, por porción de una taza: 317 calorías, 51 g de carbohidratos, 18 g de fibra, 18 g de proteínas, 6 g de grasa, 0 mg de colesterol, 490 mg de sodio, 90 mg de calcio.
Arroz al vapor, por porción de ½ taza: 110 calorías, 23 g de carbohidratos, 2 g de fibra, 2 g de proteínas, 1 g de grasa, 0 mg de colesterol, 1 mg de sodio, 10 mg de calcio.
Brócoli, por porción de una taza: 60 calorías, 12 g de carbohidratos, 6 g de fibra, 4 g de proteínas, 0 g de grasa, 0 mg de colesterol, 32 mg de sodio, 30 mg de calcio.

Lenguado con sésamo, con repollo chino y arroz silvestre

2 porciones
Tiempo de preparación: 15 minutos
Tiempo de cocción: 55 minutos

½ taza de arroz silvestre
½ libra de verduras chinas (bok choy) pequeñas, picadas
¼ de taza de semillas de sésamo
Una cucharada de aceite de sésamo
2 filetes frescos de lenguado, de 4 onzas cada uno
2 dientes de ajo, machacados
2 cucharadas de jengibre fresco rallado
Una pizca de sal marina
Una pizca de pimienta negra fresca picada

Enjuague el arroz silvestre y colóquelo en una cazuela mediana con 1½ taza de agua filtrada. Tape y ponga a hervir. Reduzca la temperatura hasta bajo y deje a fuego lento durante 50 minutos, hasta que el agua se absorba y los granos se abran. Mientras tanto, corte las puntas de las verduras chinas, lávelas bien y déjelas a un lado.

A continuación, coloque las semillas de sésamo sobre un plato. Cubra ligeramente el filete con una cucharadita de aceite de sésamo. Presione el filete contra las semillas de sésamo hasta formar una costra. Deje a un lado.

Alrededor de 10 minutos antes de estar listo el arroz silvestre, coloque una sartén grande en la estufa, en medio-alto hasta que caliente. Añada dos cucharadas de aceite de sésamo y mueva la sartén para distribuirlo uniformemente incluso hasta el borde. Con cuidado, coloque los filetes en la sartén. Cocine el pescado durante 2 ó 3 minutos, dejándolo quieto para asegurar la formación de una corteza dorada y crujiente. Use una espátula y dé vuelta al pescado cuidadosamente para que se dore el otro lado durante otros 2 ó 3 minutos. Cuide que el pescado se cocine bien: debe desmenuzarse suavemente cuando esté listo. Retire el filete de la sartén y déjelo a un lado para que conserve el calor.

Agregue las verduras chinas, el ajo y el jengibre a la sartén. Remueva bien hasta que las verduras chinas comiencen a ablandarse; añada sal y pimienta. Coloque las verduras y el arroz silvestre al vapor en platos y sirva el pescado encima.

Consejo de chef: Un rallador es un excelente instrumento para el jengibre. Existen algunos muy cortantes que vienen en varios tamaños. Simplemente lave el pedazo de jengibre fresco con agua caliente, enjuague bien y consérvelo seco. Cuando use el rallador, no es necesario pelar la cáscara del jengibre.

Una buena espátula para pescado es muy delgada y amplia, con tiras a los lados para levantar y voltear alimentos delicados.

Consejo rápido: El arroz silvestre es en realidad una hierba de pantano con una textura correosa. Es una buena fuente de vitaminas B, hierro, magnesio, zinc y fibra. Con frecuencia es consumido como "opción de grano" libre de gluten, al igual que la quinua, el arroz integral, el mijo, la amaranta, el cereal de alforfón (kasha) y el teff.

Nutrientes destacados

Por porción: 420 calorías, 39 g de carbohidratos, 7 g de fibra,
32 g de proteínas, 16 g de grasa, 54 mg de colesterol,
224 mg de sodio, 180 mg de calcio.

Pollo a la naranja con escarolas y kasha al vapor

2 porciones
Tiempo de preparación: 15 minutos
Tiempo de cocción: 30 minutos

3 tazas de caldo de pollo orgánico, bajo en sodio
2 cucharadas de jugo de naranja recién exprimido
Ralladura de una naranja
2 cucharadas de mostaza de Dijon
¼ de cucharadita de aliños picados
5 higos frescos, negros o verdes, picados en cubos
2 pechugas de pollo deshuesadas y sin piel, de 4 onzas cada una
⅓ de taza de cereal molido de alforfón (kasha)
4 tazas de escarola fresca tajada, sin semillas, lavada completamente y secada con cuidado (si desea, también puede usar otras verduras de hojas oscuras)

Precaliente el horno a 375°F.

Mezcle 2 tazas del caldo con el jugo de naranja, la ralladura
de naranja, la mostaza, los aliños y los higos en la licuadora y
convierta en puré hasta alcanzar una consistencia suave. Coloque
el pollo en una cazuela para hornear y cúbralo con la salsa de
higos. Hornee durante 30 minutos.

Mientras tanto, revuelva en una cazuela pequeña el alforfón
con la taza sobrante del caldo de pollo. Ponga a hervir, tape y deje
a fuego lento de 15 a 20 minutos, hasta que ablande. Deje a un
lado para que permanezca caliente.

Cocine al vapor la escarola en una cazuela tapada durante 3
a 5 minutos. Escurra bien.

Coloque la escarola en los platos para servir y encima el
pollo horneado. Sirva con kasha al vapor.

Consejo rápido: La kasha (alforfón) es una semilla altamente
nutritiva de la misma familia del ruibarbo y no está emparentada

con el trigo. Este delicioso grano provee fibra, flavonoides y variedad a la despensa sin gluten.

Nutrientes destacados

Pollo a la naranja, por porción de 3 onzas: 233 calorías,
27 g de carbohidratos, 4 g de fibra, 27 g de proteínas, 4 g de grasa,
65 mg de colesterol, 243 mg de sodio, 70 mg de calcio.
Alforfón, por porción de ⅔ de taza: 113 calorías, 22 g de carbohidratos, 3 g de fibra, 6 g de proteínas, 1 g de grasa,
0 mg de colesterol, 40 mg de sodio, 10 mg de calcio.
Escarola, por porción de 1½ taza: 53 calorías,
10 g de carbohidratos, 5 g de fibra, 5 g de proteínas, 5 g de
grasa, 0 mg de colesterol, 86 mg de sodio, 120 mg de calcio.

Cordero y verduras al curry con arroz integral al vapor

4 porciones
Tiempo de preparación: 20 minutos
Tiempo de cocción: 50 minutos

Una taza de arroz integral
2 cucharaditas de aceite de sésamo
Una cebolla mediana amarilla, en tajadas
Un pimentón rojo mediano, cortado en tiras
2 dientes de ajo, machacados
Una cucharada de jengibre fresco rallado
¼ de cucharadita de pasta de curry rojo (o más, según el gusto)
Una libra de lomo de cordero sin hueso, cortado en tiras de una
    pulgada
Una taza de caldo orgánico de verduras, bajo en sodio
Una taza de leche de coco, baja en calorías
Una cucharada de salsa de soya, con bajo contenido de sodio y sin
    gluten
2 tazas de cogollos de coliflor
4 tazas de espinacas, enjuagadas y bien secas
Una cucharada de jugo de limón recién exprimido
¼ de taza de cilantro picado

Mezcle el arroz integral con dos tazas de agua filtrada en una cazuela pequeña. Tape y ponga a hervir. Reduzca el calor hasta bajo y cocine al vapor durante aproximadamente 45 minutos, hasta que el agua se absorba y el arroz esté blando.

Cuando el arroz se haya cocinado durante 25 minutos, caliente el aceite en una sartén grande a temperatura media-alta. Añada las cebollas y la pimienta y cocine hasta que las verduras comiencen a ablandarse. Agregue el ajo, el jengibre y la pasta de curry; mezcle bien. Luego, añada el cordero y cocine durante 3 minutos aproximadamente. Revuelva con frecuencia. Mezcle todo con el caldo, la leche de coco y la salsa de soya, y ponga a fuego lento. Luego, agregue la coliflor y reduzca la temperatura a media-baja durante 10 minutos, revuelva ocasionalmente hasta que el cordero esté cocinado y la coliflor esté tierna. Revuelva con las espinacas y el jugo de limón, y cocine hasta que las espinacas estén blandas. Sirva inmediatamente sobre el arroz integral al vapor y luego cubra con el cilantro picado.

Consejo de chef: La pasta de curry rojo añade bastante sustancia a las recetas. Es una mezcla de chile, ajo, limón y galanga (una raíz con un sabor parecido al jengibre).

Consejo rápido: Especias como el chile han demostrado capacidad para reactivar el metabolismo. Como si fuera poco, ¡también es bueno para limpiar el intestino!

Nutrientes destacados

Cordero y verduras al curry, por porción de 1 ½ taza:
273 calorías, 14 g de carbohidratos, 4 g de fibra,
27 g de proteínas, 13 g de grasa, 72 mg de colesterol,
311 mg de sodio, 90 mg de calcio.
Arroz integral al vapor, por porción de ½ taza: 110 calorías,
23 g de carbohidratos, 2 g de fibra, 2 g de proteínas, 1 g de
grasa, 0 mg de colesterol, 1 mg de sodio, 10 mg de calcio.

Fase I

Refrigerios

Frutas frescas de estación y nueces crudas y semillas

Un pedazo mediano o una taza de frutas de temporada
¼ de taza de nueces y/o semillas

Disfrútelas diariamente. Consuma una variedad de nueces, semillas y frutas frescas de estación.

Nutrientes destacados

Frutas frescas, porción mediana o una taza: 75 calorías,
20 g de carbohidratos, 3 g de fibra, 2 g de proteínas,
0 g de grasa, 0 mg de colesterol, 5 mg de sodio,
el contenido de calcio varía según la fruta.
Nueces/semillas, por porción de ¼ de taza: 200 calorías,
7 g de carbohidratos, 2 g de fibra, 8 g de proteínas,
18 g de grasa, 0 mg de colesterol, 5 mg de sodio,
el contenido de calcio varía según la fruta.

Aguacate con limón

Pele un aguacate, retire la pepa y la cáscara, córtelo en trozos grandes y báñelo con jugo de limón recién exprimido.

Nutrientes destacados

Por porción de un aguacate con limón: 322 calorías, 17 g de
carbohidratos, 13 g de fibra, 4 g de proteínas, 29 g de grasa,
0 mg de colesterol, 14 mg de sodio, 20 mg de calcio.

Pasta de alcachofa con verduras crudas

Ponga a escurrir una lata de 14 onzas, o un tarro de 12 onzas de corazones de alcachofa y haga un puré con ellos en la licuadora, mediante la adición de una cucharadita de aceite de oliva y otra cucharadita de hierbas italianas secas.

Nutrientes destacados

Verduras crudas, por porción de 1 taza: 40 calorías, 7 g de carbohidratos, 3 g de fibra, 2 g de proteínas, 0 g de grasa, 0 mg de colesterol,
20 mg de sodio, 50 mg de calcio.
Pasta de alcachofa, por porción de ½ taza: 70 calorías, 12 g de carbohidratos, 5 g de fibra, 3 g de proteínas, 3 g de grasa, 0 mg de
colesterol, 134 mg de sodio, 55 mg de calcio.

Tahini con galletas de linaza

Mezcle 2 cucharaditas de jugo de limón con 2 cucharadas de tahini. El tahini (polvo de semillas de sésamo) es una pasta semejante a la mantequilla de maní y se utiliza como ingrediente para salsas, marinadas, pastas de verduras y otros alimentos. Las galletas de linaza proveen omega-3 y un delicioso sabor crujiente.

Nutrientes destacados

Por porción de una cucharada: 227 calorías, 26 g de carbohidratos, 5 g de fibra, 5 g de proteínas, 13 g de grasa, 0 mg de colesterol, 170 mg de sodio, 80 mg de calcio.

Chocolate negro o cocoa con coco fresco

Elija un chocolate que contenga por lo menos un 70% de cocoa, o ensaye los trocitos de cocoa: granos sin cáscara de cocoa tostada y partidos en trozos pequeños. Los trocitos de cocoa son la esencia del chocolate y pueden añadirse a los platos y alimentos horneados para darles más sabor. La combinación de los trocitos de cocoa con coco fresco produce un sabor crujiente con la dosis precisa de dulzura.

Nutrientes destacados

Chocolate negro, por porción de 1 onza: 149 calorías, 16 g de carbohidratos, 2 g de fibra, 2 g de proteínas, 9 g de grasa, 0 mg de colesterol, 2 mg de sodio, 8 mg de calcio.
Trocitos de cocoa, por porción de 2 cucharadas: 140 calorías, 8 g de carbohidratos, 2 g de fibra, 2 g de proteínas, 10 g de grasa, 0 mg de colesterol, 2 mg de sodio, 8 mg de calcio.
Coco fresco, por porción de una pieza mediana: 160 calorías, 7 g de carbohidratos, 4 g de fibra, 1.5 g de proteínas, 15 g de grasa, 0 mg de colesterol, 9 mg de sodio, 10 mg de calcio.

Tapenade de aceitunas con verduras crudas

6 porciones
Tiempo de preparación: 15 minutos
Tiempo de cocción: 30 a 45 minutos

Disfrute el sabor de las aceitunas con los crujientes vegetales crudos.
Existen muchas marcas disponibles de tapenade de aceitunas.

2 a 3 cabezas de ajo enteras, peladas
½ taza de aceitunas kalamata deshuesadas
½ taza de aceitunas verdes deshuesadas y secas
Una cucharada de jugo de limón recién exprimido
Una cucharada de aceite de oliva extra-virgen

Precaliente el horno a 350°F. Coloque las cabezas de ajo en papel de pergamino, hornee durante 30 a 45 minutos hasta que queden doradas y suaves. Deje enfriar, exprima las cabezas y separe los dientes de ajo para sacarlos; estarán suaves y pulposos. Mida ½ taza de estos dientes de ajo horneados.

En el procesador, haga un puré suave con el ajo, las aceitunas, el jugo y el aceite. Sirva con verduras crudas, como apio, pimentones rojos o tiras de rábanos.

Nutrientes destacados

Aceitunas, por porción de ¼ de taza: 106 calorías,
8 g de carbohidratos, 2 g de fibra, 2 g de proteínas, 8 g
de grasa, 490 mg de sodio, 70 mg de calcio.

Fase I: Lista de compras

Las siguientes son cantidades para una semana, e incluyen los ingredientes para refrigerios con frutas y verduras. Se recomienda comprar al menos dos veces por semana para tener productos frescos. Siéntase libre para hacer combinaciones según la estación y la disponibilidad.

Verduras

Arúgula, ½ libra
Espárragos, un racimo
  (alrededor de ½ libra)

Verduras chinas pequeñas,
  bok choy, ½ libra
Mezcla de verduras (verdes)

pequeñas, un kilo

Espinacas pequeñas, ½ libra

Escarola belga, una cabeza

Brotes de soya, 2 onzas

Lechuga Boston, una cabeza

Brócoli, una cabeza

Zanahorias, 2 y un paquete
de zanahorias orgánicas
pequeñas para refrigerios

Coliflor, una cabeza pequeña
o una libra y media

Apio, un racimo

Pepinos, 4

Rábano de tipo Daikon, 1

Escarola, una cabeza pequeña
(½ libra)

Ajo, 5 bulbos

Jengibre, fresco, una pieza

Hierbas (racimos): Romero
(1), perejil, de hoja
delgada (1), Cilantro (1),
estragón (1)

Aceitunas: 20 verdes,
10 kalamata

Cebollas: 5 amarillas, 2 rojas

Pimentones rojos, 2

Rábanos, un racimo pequeño

Lechuga romana, una cabeza
pequeña

Cebolletas, un racimo

Arvejas, 2 onzas

Espinacas, media libra

Batatas, 2

Berros, 2 racimos

Frutas

Manzanas, 3

Aguacates, 3

Bananas, 2

Bayas, de cualquier tipo,
2 kilos

Coco, un trozo grande

Higos, 5 (verdes o negros)

Limones, 4

Limas, 3

Naranjas, 2

Duraznos, 2

Peras, 2

Frutas secas y semillas

Compre nueces crudas y semillas y guárdelas en el refrigerador;
esta cantidad incluye lo necesario para refrigerios.

Almendras, ½ libra

Nueces del Brasil, ¼ de libra

Anacardos, ¼ de libra

Semillas de linaza, una libra

Avellanas, ¼ de libra

Piñones

Semillas de sésamo, ½ libra

Nueces, ½ libra

Carnes rojas, pescados y aves

Pechuga de pollo, sin piel y deshuesadas 16 onzas

2 mitades de pechuga de pollo, deshuesadas y sin piel, de 4 onzas cada una

Pechuga horneada de pavo, de 6 a 8 onzas

Lomo de cordero sin hueso, ½ libra

Salmón silvestre, 8 onzas

Lenguado fresco, 8 onzas

Productos congelados

Camarones congelados, cocinados y grandes, ½ libra

Mezcla de bayas congeladas, un paquete de 10 onzas

Productos de soya orgánica

Estos productos se encuentran en las secciones de congelados de los supermercados y almacenes.

Leche de soya, entera y sin edulcorantes, un galón (sin gluten)

Yogur de soya, sin edulcorantes, una caja de 8 onzas

Tofu suave, un paquete

Tofu extra-firme, un paquete

Granos enteros (sin gluten)

Estos granos pueden ser consumidos durante todas las fases.

Amaranta, un paquete de una libra

Arroz integral, de grano grande, un paquete de una libra

Kasha, un paquete de una libra

Tortillas de maíz (de brotes de grano), un paquete

Galletas de linaza, un paquete

Quinua, una libra y media

Arroz silvestre, una caja de 8 onzas

Para la despensa

Corazones de alcachofa, un tarro o bien antipasto de alcachofa preparado
Fríjoles (en lata): una lata de cada uno de los siguientes tipos: aduki, fríjol negro, garbanzos, fríjoles blancos, fríjoles refritos vegetarianos (sin grasa).

Chocolate negro, una onza
Cocoa en polvo, un envase
Leche de coco, baja en calorías, 2 latas
Arvejas amarillas partidas, 2 tazas o un paquete

Alimentos básicos

Estos productos pueden consumirse en las dos fases y podrían no ser incluidos en la lista de compras para la Fase II siempre y cuando se encuentren ahora en su despensa.

Trocitos de cocoa, una taza
Caldo orgánico de pollo, bajo en sodio y sin gluten, 3 envases de 32 onzas
Mostaza de Dijon, un tarro
Mantequillas de granos: almendras y anacardos, un tarro de cada una
Aceites (compre los exprimidos en prensa que vienen en botellas pequeñas y consérvelos en un sitio fresco y oscuro)
Aceite de oliva extra-virgen, una botella pequeña
Aceite de sésamo y de sésamo tostado, una botella pequeña de cada uno

Aceite de nueces, una botella pequeña
Melaza de granada, una botella
Pasta de curry rojo, un tarro pequeño
Vinagre de arroz, sin condimentos, una botella
Salsa, con trozos sólidos, un tarro pequeño
Salsa de soya, sin gluten y con sodio reducido, una botella
Tahini, un tarro pequeño
Caldo de verduras, orgánica, con bajo sodio y sin gluten, o bien dos envases de 32 onzas cada uno

Hierbas, especias y condimentos

Cómprelas en pequeñas cantidades (25 onzas o menos) pues serán utilizadas en varias recetas a lo largo de todas las fases; otras se añaden a esta lista en la fase II.

Pimienta inglesa, picada

Cardamomo, picado

Chile en polvo

Canela, picada

Comino, picado

Curry en polvo

Mostaza seca

Mezcla de especias de la India

Jengibre, picado

Condimento italiano

Nuez moscada, picada

Granos de pimienta, negros e integrales

Sal marina

Estragón, picado

Cúrcuma, picada

Capítulo 21

Fase II: Vuelva a equilibrar el metabolismo y consérvelo saludable para toda la vida

Esta es la hoja de ruta para la salud, el equilibrio y el peso óptimo. En la fase II reeducará el metabolismo, volverá a equilibrar las hormonas y moléculas que controlan el apetito, calman el sistema nervioso, reducen la inflamación y el estrés oxidante ("óxido") e incrementan la desintoxicación. Muchas personas bajan entre medio kilo a un kilo y medio semanal durante esta fase, hasta que alcanzan el peso óptimo.

Una dieta orgánica (siempre que sea posible seguirla) de alimentos reales ricos en antioxidantes, desintoxicantes y mensajes antiinflamatorios para los genes está integrada en el plan de recetas y comidas que le ofreceré para esta fase. No habrá cuentas de calorías, ni raciones específicas de macronutrientes, y tampoco cálculos de gramos de grasa o carbohidratos por los cuales preocuparse (no obstante, se informa sobre la densidad de nutrientes de estos alimentos en cada receta). El énfasis está puesto en los alimentos que incrementan el metabolismo y deleitan el paladar. Para quienes tienen una vida muy ocupada, se incluyen sugerencias y opciones rápidas.

Esta es la clave del programa: reeducar el metabolismo para permitirle al cuerpo recuperar la salud (con pérdida de peso como fácil efecto secundario). Parte de mi secreto consiste en que nunca le sugiero a la gente que baje de peso. Simplemente, la educo sobre el cómo y el porqué del mal funcionamiento del metabolismo, y la manera como puede resolverse. Yo les doy las herramientas para usar las 7 claves del UltraMetabolismo.

Una vez que todo comienza a funcionar normalmente, el problema del peso se soluciona por sí solo, sin tener que concentrarse en eso. ¡Nunca me enfoco en el peso sino en los problemas! La razón por la cual he escrito este libro ha sido para ayudar a las personas a resolver los problemas de metabolismo. Los menús y recetas de esta sección le ayudarán en el camino de la recuperación del metabolismo a largo plazo.

Volver a introducir alimentos

Durante esta fase, la dieta es más libre y relajada, y algunos alimentos se vuelven a introducir. Debe concentrarse sobre lo que pasa con su cuerpo durante este tiempo. En la Fase I del programa, habrá eliminado alimentos a los cuales era inconscientemente sensible o que le causaban alergias.

Volver a consumir alimentos a los cuales era sensible o alérgico puede disparar muchos síntomas, incluidos:

* Congestión nasal
* Congestión en el pecho
* Dolores de cabeza
* Confusión cerebral
* Dolor en las articulaciones
* Dolores musculares
* Otros dolores
* Fatiga
* Cambios en la piel (acné)
* Cambios en la digestión o función intestinal

Idealmente, debe esperar dos o tres días entre la reintroducción de cada uno los tres mayores alergenos. Al reintroducir el consumo de gluten, lácteos, huevos y otros alimentos en la Fase II, debe vigilar cuidadosamente la reacción y suspender por 12 semanas los alimentos que disparen alguno de los síntomas mencionados antes. Intente de nuevo después de esas 12 semanas y observe si presenta alguna de esas reacciones. Tenga en cuenta que las reacciones pueden tardar hasta 48 horas en presentarse después de comer. Si todavía reacciona, tendrá que dejarlo por muy largo tiempo, o consultar al médico o nutricionista especialista en el manejo de las alergias alimenticias.

Algo que puede ayudarlo a volverse más consciente de los alimentos que pueden afectar el cuerpo es llevar un diario alimenticio. Úselo para anotar la relación entre los alimentos y los síntomas físicos como el dolor de cabeza, la congestión de la sinusitis, la fatiga o los problemas digestivos. Esté pendiente de la conexión entre alimentos y estados de ánimo.

Llevar un registro de la energía y la alimentación ayuda a establecer las conexiones entre las elecciones alimenticias diarias, las actividades, el manejo del estrés y la forma como se siente. Un diario registrará su estado continuo de bienestar, energía y pérdida de peso. Tener un récord de esta naturaleza por escrito es la forma más práctica y accesible para seguir la trayectoria de lo que está pasando con usted, mucho más fácil que tratar de recordarlo.

Conservar un metabolismo saludable para toda la vida

En esta fase desarrollará una receta para alcanzar y conservar un peso óptimo para toda la vida. Las primeras 4 semanas de la receta del UltraMetabolismo –las fases de preparación y desintoxicación– conducen a bajar de peso relativamente rápido en la mayoría de las personas. Las nuevas conductas y relaciones con los alimentos y el estrés se convertirán en algo propio y personal, como una segunda naturaleza, de manera que las elecciones diarias sobre qué, cuándo y dónde comer resultarán obvias debido a lo que usted siente.

Podrá conservar un metabolismo saludable de por vida al comer alimentos ricos en grasas saludables; carbohidratos ricos en fibra, con baja carga glicémica, que se absorben lentamente; productos de proteínas vegetales y productos magros de animales, al igual que antiinflamatorios, antioxidantes y fitonutrientes que defienden de las enfermedades y ayudan a bajar de peso. Estos alimentos les hablarán a sus genes de otra manera y sus genes dirán que sí.

Entienda lo que funciona para usted

En el curso de la dieta, ponga atención al cuerpo y establezca lo que funciona para usted. Se parecerá más a los indígenas inuit de Groenlandia y se sentirá más satisfecho con grasas saludables en la dieta; o tal vez se parezca más a los indios pima, y entenderá que los carbohidratos ricos en fibra le funcionan mejor. Ese mismo resultado puede obtenerse al seguir los conocimientos básicos nutricionales que fundamentan la receta del UltraMetabolismo.

Al confiarse a esta dieta durante cuatro semanas en la Fase II, estos principios se convertirán en una segunda naturaleza para usted. Elija alimentos de calidad, integrales, reales, no procesados, provenientes de una gran variedad de plantas y cantidades moderadas de proteína animal y, el resto, vendrá por añadidura.

Sea flexible

Dentro de estos parámetros, existe una casi infinita flexibilidad en la combinación de alimentos de las cocinas asiática, mediterránea, mexicana tradicional y del Medio Oriente. Pero aprender cómo comer alimentos reales es un descubrimiento, porque esos alimentos contienen más fibra y nutrientes y por eso satisfacen más. Puede ajustar el tamaño de las porciones a las propias necesidades. Si usted es un hombre de 170 kilos que trata de bajar de peso, necesitará mucha más comida diaria que si es una mujer de 75 kilos que quiere perder cinco.

Una vez recompuesto su metabolismo y establecido un patrón de alimentación y cuidado nutritivos, la flexibilidad se convierte en algo importante. Comer cualquier alimento con gran deleite –desde una deliciosa torta de chocolate hasta el más cremoso de los helados– es bueno para el alma y los sentidos. Para algunas personas hay alimentos que desencadenan malas consecuencias, como en el caso del primer trago para los alcohólicos, la mayoría de nosotros podemos disfrutar esas alegrías de vez en cuando, razón por la cual he incluido algunos de mis postres favoritos en la sección de recetas, sin dejar por fuera tres con chocolate para que los disfrute ocasionalmente. Limite el consumo de postres a una o dos veces a la semana. Puede disfrutar de una o dos onzas de chocolate negro al día si ama el chocolate. El cuerpo le informará sobre lo que le sienta bien o le cae mal.

Establecerá los alimentos que le sientan bien y, de vez en cuando, eso incluye casi todo. Conservar el equilibrio y encontrar el ritmo son la clave para una vida siempre saludable y un metabolismo adecuado. La moderación respecto a todas las cosas sigue siendo un gran consejo y eso incluye moderación respecto a la moderación misma. ¡Disfrute la vida!

Les deseo a todos infinita salud y felicidad.

Alimentos para disfrutar

Siga disfrutando una amplia variedad de alimentos integrales, reales, orgánicos y no procesados. Como en la Fase I, aquí encontrará alimentos para disfrutar y para evitar, los menús, las recetas y las listas para compras que lo guiarán.

La siguiente es una lista de alimentos que puede comenzar a disfrutar en la Fase II. Notará que algunos de los alimentos estaban en la lista para evitar de la Fase I. Está bien volver a consumir algunos de esos alimentos en esta fase, pero sea muy cuidadoso con las reacciones. Si aparecen signos que le dicen que probablemente sea alérgico a uno de los alimentos que ha vuelto a consumir, deberá eliminarlo de la dieta por un largo período o para siempre.

Por supuesto, también debe tener en mente que todos los alimentos que disfrutó en la Fase I siguen siendo válidos en esta fase.

Frutas

Frutas secas (sin sulfito)
Jugos puros de frutas, usadas para cocinar, sin edulcorantes

Granos

Granos integrales que contengan gluten:

* Cebada, entera o sin cáscara
* Trigo bulgur
* Trigo kamut
* Avena y salvado de avena
* Centeno, integral

* Cereal (de trigo)
* Brotes de trigo integral
* Triticale
* Trigo, trigo integral
* Bayas de trigo
* Cereal de trigo
* Germen de trigo, crudo

Productos alimenticios fabricados a partir de los brotes o los alimentos integrales mencionados arriba.

Fríjoles

Miso   Tempeh

Carnes rojas (de reses nutridas con hierba) y cerdo

Solomillo, sin grasa   Lomo, sin grasa

Frutos secos y semillas

Maní y mantequilla de maní   Pistachos

Aceites y grasas

Aceite de almendras
Aceite de aguacate
Mantequilla y aceite de coco
Semillas de linaza (picadas y en forma de aceite)
Aceite de semillas de uva

Aceite de nueces de macadamia
Aceitunas, negras y verdes
Aceite de oliva extra-virgen
Aceite de palmito
Aceite de semillas de calabaza

Aceites y grasas *(continuación)*

Aceite de semillas de sésamo   Aceite de nueces
  (crudas y tostadas)   Aceite de germen de trigo

Lácteos (preferidos) (Elija productos lácteos orgánicos)

Queso (de todos los tipos, sin   Leche, 1%, descremada
  procesar)   y sin grasa
Queso fresco   Leche y queso de oveja
Queso crema   Crema de leche agria
Leche y queso de cabra   Yogur (vaca, cabra, oveja)

Huevos

Del tipo omega-3

Edulcorantes

Miel   Néctar de maguey

Alcohol

Si le gusta el alcohol, puede introducirlo de nuevo pero limítelo a un trago, tres o cuatro veces por semana. Las siguientes son medidas adecuadas para lo que constituye un trago:

* 4 a 5 onzas líquidas de vino
* 1.5 onzas líquidas de licor
* 12 onzas líquidas de cerveza o 16 onzas líquidas de cerveza light

Alimentos para evitar

Los siguientes son alimentos que querrá evitar en la Fase II. Algunos de ellos tienen puntos en común o coinciden con los de la Fase I. No olvide que debe continuar evitando los alimentos que quiere eliminar de la dieta en cada fase del programa.

Granos

Arroz blanco
Productos de granos que no provienen de grano
   100% integral o de brotes
Productos de harina blanca

Carnes de aves

Carne de aves con piel   Productos de aves procesados

Carnes rojas

De animales alimentados con grano

Cerdo

Tocino   Salchichas
Jamón

Carnes de Delicatessen

Todas las carnes procesadas

Hígado y menudencias

Bebidas

Bebidas con cafeína (café, té, sodas, aguas)

Bebidas y ponches de frutas

Té instantáneo

Sodas

Menús para la Fase II

Día 1

Desayuno: Tostadas de centeno integral con mantequilla de almendras y banana (p. 333)

Refrigerio: Frutas de estación con nueces y semillas crudas (p. 315)

Almuerzo: Ensalada de huevos al eneldo con espinacas pequeñas (p. 338)

Refrigerio: Aguacate con limón (p. 316)

Cena: Vieiras tostadas con salsa de durazno y kiwi, con bok choy y kasha al vapor (p. 345)

Día 2

Desayuno: Brotes de cereal con bayas y leche de soya (p. 334)

Refrigerio: Frutas de estación con nueces y semillas crudas (p. 315)

Almuerzo: Pita de ensalada griega (p. 339)

Refrigerio: Yogur con frutas frescas, pedazos de coco y germen de trigo (p. 315)

Cena: Chile vegetariano con melaza oscura con ensalada de verduras y vinagreta de cítricos (p. 346)

Día 3

Desayuno: Huevos revueltos con verduras y tostadas de linaza integral con mezcla de frutas frescas (p. 334)
Refrigerio: Frutas de estación con nueces y semillas crudas (p. 315)
Almuerzo: Croquetas de salmón silvestre con ensalada asiática de cohombro y repollo (p. 340)
Refrigerio: Mezcla para el camino del UltraMetabolismo (p. 355)
Cena: Pollo cubierto con pistacho y frambuesa con repollo kale al vapor y arroz silvestre (p. 347)

Día 4

Desayuno: Panqueques de semillas de soya con salsa de banana y fresa (p. 336)
Refrigerio: Frutas de estación con nueces y semillas crudas (p. 315)
Almuerzo: Ensalada confetti con fríjoles negros (p. 341)
Refrigerio: Barra de nueces del Brasil (p. 356)
Cena: Chuletas de cordero cubiertas con mostaza y brócoli al ajo (p. 349)

Día 5

Desayuno: Parfait de yogur con bayas y jengibre (p. 337)
Refrigerio: Frutas de estación con nueces y semillas crudas (p. 315)
Almuerzo: Ensalada de quinua con tabouleh (p. 342)
Refrigerio: Pastilla de chocolate negro
Cena: Halibut a la Louisiana con pimentones, mostaza verde y batatas horneadas (p. 350)

Día 6

Desayuno: Avena de grano entero con canela y manzana, con linaza y nueces (p. 337)
Refrigerio: Frutas de estación con nueces y semillas crudas (p. 315)
Almuerzo: Ensalada de salmón y wasabi (p. 343)
Refrigerio: Antipasto (p. 354)
Cena: Fajitas de pollo con verduras en tortillas de grano en brotes (p. 351)

Día 7

Desayuno: Zumo de fruta con yogur (p. 297)
Refrigerio: Frutas de estación con nueces y semillas crudas (p. 315)
Almuerzo: Ensalada de pavo al curry con berros (p. 344)
Refrigerio: Galletas de linaza con mantequilla de almendras (p. 355)
Cena: Verduras sazonadas con huevos chinos del doctor Hyman (p. 352)

Fase II

Recetas para el desayuno

Tostadas de centeno integral con mantequilla de almendras y banana

Una porción
Tiempo de preparación: 3 minutos
Tiempo de cocción: un minuto (en la tostadora)

2 tajadas de pan integral de centeno
2 cucharadas de mantequilla de almendras

Una banana pequeña, cortada en rebanadas de
¼ de pulgada

Tueste el pan, unte con mantequilla de almendras y coloque encima las rebanadas de banana.

Nutrientes destacados

Por porción: 350 calorías, 56 g de carbohidratos, 7 g de fibra,
10 g de proteínas, 12 g de grasa, 0 mg de colesterol,
214 mg de sodio, 110 mg de calcio.

Brotes de cereal con bayas y leche de soya

Una porción
Tiempo de preparación: menos de 5 minutos
Tiempo de cocción: ninguno

¾ de taza de brotes de cereal en grano, bajo en azúcar y
con alto contenido de fibra
¾ de taza de leche de soya
½ taza de bayas frescas

Sirva el cereal, la leche de soya y las bayas en un plato. ¡Disfrútelo!

Nutrientes destacados

Por porción: 225 calorías, 40 g de carbohidratos, 10 g de fibra,
8 g de proteínas, 4 g de grasa, 0 mg de colesterol,
294 mg de sodio, 235 mg de calcio.

Huevos revueltos con verduras y tostadas de linaza integral con mezcla de frutas frescas

Una porción
Tiempo de preparación: 10 minutos
Tiempo de cocción: 10 minutos

2 huevos integrales omega-3
Una cucharada de agua filtrada
Una cucharadita de aceite de oliva

Una taza de sur.tido de verduras crudas picadas (como cebolla,
pimentones rojos, tomates, brócoli, calabacín, calabacines de verano, espárragos, champiñones)
Una pizca de sal marina (opcional)
Una pizca de pimienta negra recién molida (opcional)
2 cucharadas de salsa de tomate en trozos
2 tostadas de linaza integrales
Una taza de mezcla de fruta fresca de estación (como bayas, duraznos, kiwis, melón)

En un recipiente pequeño para mezclar, revuelva los huevos y el
agua. Caliente una sartén de 8 pulgadas en temperatura media.
Agregue el aceite de oliva y unte uniformemente la sartén. Añada las verduras y saltee durante 5 minutos hasta que se vuelvan
blandas y tostadas. Vierta los huevos sobre las verduras y cocine;
revuelva constantemente hasta que los huevos estén listos. Rocíe
con sal y pimienta si lo desea, y cubra con salsa.

Sirva con tostadas de linaza integral y frutas frescas de estación.

Consejo de chef: La mezcla congelada de verduras mezcladas y
picadas puede reemplazarse con verduras frescas. Simplemente,
descongele desde la noche anterior y ya están listas.

Consejo rápido: Los huevos omega-3 enriquecidos son un "alimento funcional" disponible en los supermercados. Provienen de
aves criadas con una dieta rica en algas o semillas de linaza como
fuente original de estas grasas saludables. Recuerde que "usted es
lo que esas aves comen".

Nutrientes destacados

Huevos, por porción: 222 calorías, 8 g de carbohidratos, 3 g de fibra,
16 g de proteínas, 15 g de grasa, 423 mg de colesterol,
194 mg de sodio, 90 mg de calcio.
Tostadas de linaza integral, por porción de una tostada: 90 calorías,
15 g de carbohidratos, 3 g de fibra, 3 g de proteínas, 1 g de grasa,
0 mg de colesterol, 140 mg de sodio, 30 mg de calcio.
Mezcla de frutas frescas de estación, por porción de una taza:
75 calorías, 20 g de carbohidratos, 3 g de fibra, 2 g de
proteínas, 0 g de grasa, 0 mg de colesterol, 5 mg de sodio,
15 mg de calcio.

Panqueques de semillas de soya con salsa de banana y fresa

4 porciones, con tres panqueques para cada persona
Tiempo de preparación: 15 minutos
Tiempo de cocción: 5 a 7 minutos

Una banana pequeña
2 tazas de fresas frescas
Una cucharadita de miel
½ taza de tofu seco
½ taza de leche de soya
2 cucharadas de semillas de linaza picadas
¾ de taza de harina de almendras
½ taza de harina de soya
2 cucharaditas de polvo para hornear
Una pizca de sal marina
Una cucharadita de extracto de vainilla
Un huevo omega-3 entero
Aceite de semillas de uva para la parrilla

Mezcle la banana, las fresas y una cucharadita de miel en la licuadora. Convierta en puré, durante 5 a 10 segundos para obtener una salsa gruesa. Reserve en un recipiente pequeño.

Sin lavar la licuadora, mezcle el tofu, la leche de soya, las semillas de linaza, las harinas de almendra y de soya, el polvo para hornear, la sal, vainilla y el huevo, y licue hasta volver todo una mezcla suave.

Precaliente una parrilla a 400°F y unte ligeramente con el aceite de semillas de uva. Vierta aproximadamente 1/4 de taza de la mezcla directamente desde la licuadora a la parrilla para cada panqueque. Cocine los panqueques durante unos 4 minutos, hasta que se formen burbujas en la superficie y luego se revienten. Voltee los panqueques y cocine durante otros 2 minutos aproximadamente, hasta que estén listos. Sirva 3 panqueques por persona con ½ taza de salsa.

Consejo de chef: Puede añadir fruta fresca a la mezcla y ensayar la mantequilla natural de nuez con un toque de miel.

Consejo rápido: La miel, uno de los remedios naturales mejor estudiados, es rica en antioxidantes. Una cantidad mínima es suficiente para dar un toque de dulzura.

Nutrientes destacados

Panqueques, por porciones de tres: 221 calorías, 13 g de
carbohidratos, 5 g de fibra, 14 g de proteínas, 14 g de grasa,
53 mg de colesterol, 79 mg de sodio, 250 mg de calcio.
Salsa, por porción de ½ taza: 66 calorías, 17 g de carbohidratos,
3 g de fibra, 1 g de proteínas, 0 g de grasa, 0 mg de
colesterol, 3 mg de sodio, 20 mg de calcio.

Parfait de yogur con bayas y jengibre

Una porción
Tiempo de preparación: 5 minutos
Tiempo de cocción: ninguno

Una taza de yogur (de soya, de vaca o de cabra)
¼ de cucharadita de jengibre seco o rallado
Una taza de bayas frescas o congeladas
2 cucharadas de nueces picadas, de cualquier clase

Mezcle el yogur y el jengibre en un recipiente pequeño. En un
vaso alto, vierta el yogur, las bayas y las nueces. ¡Disfrútelo!

También puede cubrir con germen de trigo o semillas de
linaza picadas.

Consejo rápido: La combinación de yogur, bayas y nueces es
rica en fibra, minerales y cultivos activos que son muy buenas
para el tracto digestivo.

Nutrientes destacados

Por porción: 307 calorías, 40 g de carbohidratos, 6 g de fibra,
17 g de proteínas, 10 g de grasa, 5 mg de colesterol,
190 mg de sodio, 370 mg de calcio.

Avena de grano entero con canela, manzana, linaza y nueces

4 porciones
Tiempo de preparación: 5 minutos
Tiempo de cocción: 45 minutos

4 tazas de agua filtrada
Una pizca de sal marina (opcional)

Una taza de avena de grano entero
2 manzanas, con cáscara, sin corazón y cortada en cubos
Una cucharadita de canela picada
4 cucharadas de semillas de linaza, molidas
⅓ de taza de nueces picadas

Ponga a hervir el agua y la sal (opcional), mezcle con la avena y revuelva lentamente. Hierva durante unos 5 minutos, hasta que la avena comience a espesarse. Reduzca la temperatura hasta bajo y deje a fuego lento entre 30 y 40 minutos, hasta obtener la consistencia deseada. Cubra con las semillas de linaza y las nueces.

Consejo rápido: La avena es rica en fibras solubles o viscosas que ayudan a bajar el LDL o colesterol malo. Acompañada con semillas de linaza, nueces, manzanas y canela, puede incrementar la energía.

Nutrientes destacados

Por porción: 282 calorías, 39 g de carbohidratos, 8 g de fibra, 9 g de proteínas, 11 g de grasa, 0 mg de colesterol, 24 mg de sodio, 0 mg de calcio.

Fase II

Recetas para almuerzos

Ensalada de huevos al eneldo con espinacas pequeñas

2 porciones
Tiempo de preparación: 15 minutos
Tiempo de cocción: 20 minutos

4 huevos omega-3
2 cucharadas de cebolletas finamente picadas
2 cucharadas de eneldo fresco finamente picado
2 cucharadas de mayonesa de soya
2 cucharadas de mostaza Dijon

Una pizca de sal marina
Una pizca de pimienta negra recién molida
3 tazas de espinaca fresca, lavada y cortada
Una manzana roja grande, cortada en tajadas

Coloque los huevos en una cazuela mediana y cúbralos con agua fría. Ponga a hervir a temperatura media-alta. Retire del fuego, tape y déjelos allí por 15 minutos. Saque los huevos y sumérjalos en agua helada para enfriarlos. Cuando estén fríos, quite la cáscara y píquelos en trozos grandes.

Mezcle los huevos, las cebolletas, el eneldo, la mayonesa, la mostaza, la sal y la pimienta en un recipiente mediano y revuelva ligeramente. Coloque las verduras y las tajadas de manzana en un plato para ensaladas y cubra con la ensalada de huevos.

Consejo rápido: El eneldo es un delicioso y nutritivo complemento para los alimentos con proteínas, como los huevos y el pescado, porque les añade fibra y fitonutrientes. También es un relajante para el tracto digestivo.

Nutrientes destacados

Por porción: 270 calorías, 19 g de carbohidratos, 4 g de fibra, 15 g de proteínas, 15 g de grasa, 423 mg de colesterol, 398 mg de sodio, 120 mg de calcio.

Pita de ensalada griega

2 sándwiches
Tiempo de preparación: 10 minutos
Tiempo de cocción: ninguno

½ taza de queso feta desmenuzado
Un pepino pequeño en vinagre, sin piel y cortado en cubos
Un tomate de pera, picado
4 cucharadas de pimentón verde picado
4 cucharadas de cebolla roja picada
4 aceitunas negras, cortadas por la mitad y deshuesadas
2 cucharaditas de aceite de oliva extra-virgen
4 cucharaditas de jugo de limón recién exprimido
Una cucharada de orégano fresco picado y una cucharadita de orégano seco

Aderezo

½ taza de yogur griego
Una cucharada de menta fresca finamente picada
Una pizca de sal marina
Una pizca de pimienta negra recientemente molida
2 pitas de trigo integral o de brotes de grano

Coloque el queso, el pepino, los tomates, el pimentón, la cebolla y las aceitunas en un recipiente mediano. Incorpore el aceite de oliva, el jugo de limón y el orégano. Deje a un lado.

En un recipiente pequeño, mezcle el yogur, la menta, la sal y la pimienta.

Divida cada pita y abra hasta formar un bolsillo. Divida la ensalada entre cada pita y rellene con una cucharada del aderezo de yogur.

Nutrientes destacados

Por porción de una pita: 301 calorías, 32 g de carbohidratos, 4 g de fibra, 13 g de proteínas, 17 g de grasa, 35 mg de colesterol, 715 mg de sodio, 340 mg de calcio.

Croquetas de salmón silvestre con ensalada asiática de cohombro y repollo

2 porciones
Tiempo de preparación: 20 minutos
Tiempo de cocción: 10 minutos

Una lata de 6 onzas de salmón silvestre, finamente picado
½ taza de pimentón rojo, finamente cortado en cubos
¼ de taza de cebolletas, finamente picadas
½ taza de apio, finamente cortado en cubos
¼ de taza de harina de soya
2 cucharadas de cilantro, picado
Un huevo entero, de tipo omega-3
Una pizca de sal marina (opcional)
Una pizca de pimienta negra recién molida (opcional)
Una cucharada de aceite de sésamo
2 tazas de repollo, cortados en tiras
Un cohombro, sin pepas, cortado finamente en tajadas
   (incluyendo la cáscara)
½ taza de rábanos, cortados en palitos
⅓ de taza de habichuelas edamame, descongeladas

2 cucharadas de cilantro fresco, picado
½ cucharadita de polvo de laminaria
¼ de taza de vinagre de arroz sin condimentar
2 cucharaditas de miel
2 cucharaditas de aceite de sésamo tostado

En un recipiente grande, coloque el salmón, el pimentón, las cebolletas, el apio, la harina de soya, el cilantro, el huevo, la sal y la pimienta. Mezcle todo y divida en 6 partes para formar croquetas. Precaliente una sartén en calor medio-alto. Añada el aceite de sésamo y dé vueltas a la sartén para que se unte de manera pareja. Agregue las croquetas y cocínelas durante tres a cinco minutos por cada lado.

Mientras tanto, mezcle en un recipiente grande el repollo, el cohombro, los rábanos, el edamame, el cilantro, el polvo de laminaria, el vinagre de arroz, la miel y el aceite de sésamo. Divida la ensalada en dos platos; coloque las croquetas de salmón encima de la ensalada y sirva.

Consejo de chef: Puede sustituir las croquetas de salmón silvestre por tortas de salmón hechas en casa.

Consejo rápido: Las verduras marinas como el arame, el dulse, el hijiki, la laminaria, el nori, el wakame y otras, están repletas de minerales, que incluyen la iodina, importante para las funciones de la tiroides y pueden añadir sabor a muchos platos.

Nutrientes destacados

Por porción: 279 calorías, 8 g de carbohidratos, 3 g de fibra, 27 g de proteínas, 16 g de grasa, 143 mg de colesterol, 114 mg de sodio, 260 mg de calcio.
Ensalada de cohombro, por porción de ½ taza: 124 calorías, 13 g de carbohidratos, 3 g de fibra, 5 g de proteínas, 7 g de grasa, 0 mg de colesterol, 63 mg de sodio, 140 mg de calcio.

Ensalada confetti con fríjoles negros

2 porciones
Tiempo de preparación:
15 minutos (más el tiempo para el marinado)
Tiempo de cocción: ninguno

Una lata de 15 onzas de fríjoles negros, enjuagados y secos
Una taza de maíz orgánico, descongelado y seco
12 tomates cherry, divididos por la mitad
½ taza de cebolletas picadas
2 dientes de ajo, machacados
½ taza de pimentones rojos, cortados en cubos
½ taza de cilantro picado
2 cucharadas de aceite de oliva extra-virgen
3 cucharadas de jugo de limón recién exprimido
¼ de cucharadita de comino picado

Mezcle todos los ingredientes en un recipiente grande, tape y deje marinar en el refrigerador por unas pocas horas antes de servir.

Nutrientes destacados

Por porción: 412 calorías, 57 g de carbohidratos, 18 g de fibra, 18 g de proteínas, 15 g de grasa, 0 mg de colesterol, 110 mg de sodio, 80 mg de calcio.

Ensalada de quinua con tabouleh

2 porciones
Tiempo de preparación: 10 minutos
(más el tiempo de la marinada)
Tiempo de cocción: 25 minutos

½ taza de quinua, enjuagada y seca
Una taza de agua filtrada
3 cucharadas de jugo de limón recién exprimido
3 cucharadas de menta fresca finamente cortada
Una pizca de sal marina
Una pizca de pimienta negra recién molida
3 cucharadas de aceite de oliva extra-virgen
Una taza de perejil fresco, finamente picado
½ taza de cebolletas picadas
2 tomates de pera, cortados en trozos grandes
Un diente de ajo, finamente picado
Una taza de garbanzos en lata, secos

Mezcle la quinua y el agua en una sartén pequeña. Ponga a hervir en calor medio-alto. Tape y cocine durante aproximadamente

20 minutos, hasta que la quinua esté blanda y el agua se haya evaporado. Ponga la temperatura en medio y deje cocinar ligeramente.

Añada el jugo de limón, la menta, la sal, la pimienta, el aceite de oliva, el perejil, las cebolletas, los tomates, el ajo y los garbanzos y mezcle todos los ingredientes hasta que queden bien cocinados. Tape el marinado y coloque en el refrigerador al menos por tres horas para que tomen sabor.

Consejo de chef: Esta ensalada es una variedad del tabuleh tradicional, donde se sustituye la harina bulgur por la quinua y se añaden los garbanzos. Puede prepararse con una taza de varios tipos de granos enteros cocinados, como el mijo, la amaranta, la cebada, la kasha o el arroz silvestre, especialmente si le han sobrado.

Nutrientes destacados

Por porción: 468 calorías, 53 g de carbohidratos, 11 g de fibra, 14 g de proteínas, 25 g de grasa, 0 mg de colesterol, 88 mg de sodio, 150 mg de calcio.

Ensalada de salmón y wasabi

2 porciones
Tiempo de preparación: 10 minutos
Tiempo de cocción: ninguno

Una lata de 6 onzas de salmón silvestre, seco
2 cucharadas de cebolletas, picadas
Una cucharada de pimiento rojo, cortado en cubos
Una cucharada de apio, cortado en cubos
Una cucharadita de jengibre fresco, rallado
½ taza de yogur griego
¼ de cucharadita de polvo de wasabi
2 tazas de repollo Napa picados o de bok choy (verduras chinas)

En un recipiente mediano, mezcle el salmón, las cebolletas, el apio, el jengibre, la pimienta roja, el yogur y el wasabi. Sirva con el repollo o las verduras chinas.

Nutrientes destacados

Por porción: 225 calorías, 17 g de carbohidratos, 3 g de fibra,
22 g de proteínas, 8 g de grasa, 37 mg de colesterol,
164 mg de sodio, 370 mg de calcio.

Ensalada de pavo al curry con berros

2 porciones
Tiempo de preparación: 15 minutos
Tiempo de cocción: ninguno

6 a 8 onzas de pechuga de pavo cocida, cortada en julianas
½ taza de apio, picado
¼ de taza de cebolla roja, picada
½ taza de uvas rojas sin semillas
½ taza de nueces, picadas
½ taza de yogur, sin grasa
Una cucharadita de polvo de curry
2 manojos de berros, lavados y cortados

En un recipiente mediano, mezcle el pavo, el apio, la cebolla roja, las nueces, las uvas, el yogur y el polvo de curry. Sirva sobre una cama de berros.

Consejo rápido: El polvo de curry es una mezcla de muchas hierbas, especias y semillas antiinflamatorias como el cardamomo, los chiles, la canela, los clavos, el cilantro, el hinojo, la alholva, el macis, la nuez moscada, la pimienta, el azafrán, la cúrcuma y otros.

Nutrientes destacados

Por porción: 409 calorías, 20 g de carbohidratos, 4 g de fibra,
40 g de proteínas, 20 g de grasa, 84 mg de colesterol,
143 mg de sodio, 250 mg de calcio.

Fase II

Recetas para la cena

Vieiras tostadas con salsa de durazno y kiwi, con bok choy y kasha al vapor

4 porciones
Tiempo de preparación: 20 minutos
Tiempo de cocción: 10 minutos

Una taza de kasha
3 tazas de caldo de verduras orgánicas bajo en sodio
½ taza de cebollas rojas picadas
Una taza de duraznos congelados, cortados en cubos
  pequeños
3 kiwis, sin cáscara y cortados en cubos
Una cucharadita de miel
Una cucharadita de jugo de limón recién exprimido
¼ de taza de cilantro fresco picado
Una pizca de sal marina
Una cucharada de aceite de sésamo
Una libra de vieiras marinas frescas, secas
4 cabezas de bok choy

Mezcle la kasha y el caldo en un recipiente mediano. Tape, ponga a hervir en calor medio-alto, luego ponga en temperatura baja y deje a fuego lento durante 15 a 20 minutos. Deje al lado para conservar el calor.

En una cazuela mediana, mezcle la cebolla, el durazno, el kiwi, la miel, el jugo de limón, el cilantro y la sal. Revuelva bien y deje al lado.

Ponga a calentar una bandeja para hornear a temperatura media. Agregue el aceite y unte toda la bandeja. Coloque las vieiras, una por una, hasta formar una capa. Ponga a cocinar las vieiras sin moverlas durante 2 a 3 minutos, hasta que doren. Voltéelas con cuidado y deje que se doren por el otro lado durante otros 3 minutos. Cocine al vapor el bok choy y divídalo en 4 porciones. Coloque la kasha y las vieiras sobre el bok choy y luego cubra todo con ¼ de taza de salsa.

Consejo rápido: Los kiwis son ricos en fibra, potasio y vitamina C; representan una adición nutricional densa para ensaladas, salsas y chutneys.

Nutrientes destacados

Vieiras y salsa, por porción: 272 calorías, 27 g de carbohidratos, 3 g de fibra, 29 g de proteínas, 5 g de grasa, 64 mg de colesterol, 324 mg de sodio, 160 mg de calcio.
Kasha, por porción de ½ taza: 77 calorías, 17 g de carbohidratos, 2 g de fibra, 3 g de proteínas, 1/0 g de grasa, 0 mg de colesterol, 3 mg de sodio, 10 mg de calcio.
Bok choy, por porción de una taza: 28 calorías, 5 g de carbohidratos, 2 g de fibra, 2 g de proteínas, 0 g de grasa, 0 mg de colesterol, 30 mg de sodio, 210 mg de calcio.

Chile vegetariano con melaza oscura, ensalada de verduras y vinagreta de cítricos

4 porciones
Tiempo de preparación: 20 minutos
Tiempo de cocción: 30 minutos

Una lata de 15 onzas de fríjoles
Una lata de 15 onzas de fríjoles pintos
2 latas de 14,5 onzas de tomates cortados en cubos y
   con su jugo
½ taza de apio picado
Una taza de cebolla amarilla picada
2 cucharadas de ajo fresco picado
Una taza de calabacín cortado en cubos
½ taza de pimentones rojos picados
2 tazas de caldo de verduras orgánicas bajo en sodio
2 cucharadas de melaza oscura
3 cucharadas de polvo de chiles
Una cucharada de comino picado
¼ de taza de aceite de oliva extra-virgen
2 cucharadas de jugo de limón recién exprimido
2 cucharadas de vinagre balsámico
Una pizca de sal marina (opcional)
Pimienta recién molida
Albahaca fresca picada u otra hierba para dar sabor
2 cucharaditas de mostaza de Dijon
8 tazas de verduras verdes

Mezcle los frijoles, los tomates, el apio, las cebollas, el ajo, el calabacín, los pimentones, el caldo, la melaza, el polvo de chile, el comino y la sal en un recipiente grande. Tape y deje a fuego lento en calor medio-bajo durante 20 minutos, hasta que los vegetales estén bien cocinados.

Revuelva el aceite, el jugo de limón y la albahaca. Vierta esta mezcla sobre las verduras en el recipiente grande y revuelva hasta cocinar. Sirva el chile con la ensalada de verduras.

Consejo de chef: Prepare una porción doble de este chile fácil, congele en porciones individuales y lo tendrá a la mano para uno de esos días súper ocupados.

Consejo rápido: La melaza oscura, uno de los ingredientes favoritos de las abuelas y un remedio natural, provee invaluables minerales como calcio, hierro y potasio en la dieta.

Nutrientes destacados

Chile, por porción de una taza: 381 calorías, 77 g de carbohidratos, 24 g de fibra, 19 g de proteínas, 3 g de grasa, 0 mg de colesterol, 1.060 mg de sodio, 310 mg de calcio. Ensalada, por porción de 2 tazas: 50 calorías, 10 g de carbohidratos, 3 g de fibra, 3 g de proteínas, 0 g de grasa, 0 mg de colesterol, 69 mg de sodio, 70 mg de calcio. Vinagreta de cítricos, por porción de una cucharada: 63 calorías, 1 g de carbohidratos, 0 g de fibra, 0 g de proteínas, 7 g de grasa, 0 mg de colesterol, 14 mg de sodio, 0 mg de calcio.

Consejo de chef: Puede reducir el sodio al enjuagar los frijoles en lata.

Pollo cubierto con pistacho y frambuesa con kale al vapor y arroz silvestre

4 porciones
Tiempo de preparación: 15 minutos
Tiempo de cocción: 55 minutos

½ taza de arroz silvestre
1 ½ taza de agua filtrada
Una taza de frambuesas congeladas, sin edulcorantes

Una cucharada de mostaza de Dijon
2 cucharadas de jugo de limón recién exprimido
4 pechugas de pollo en mitades, deshuesdas y sin piel
½ taza de migas de pan integral
2 cucharadas de nueces de pistacho picadas
2 cucharadas de perejil fresco picado
Una pizca de pimienta blanca fresca picada
Una pizca de sal marina
Una cabeza de repollo kale (de alrededor de una libra), lavada y con
las hojas recortadas
2 cucharaditas de aceite de oliva

Ponga el arroz silvestre, el agua y una pizca de sal en una sartén y hierva. Reduzca la temperatura y deje a fuego lento, tapado, durante 55 minutos.

Mientras se cocina el arroz, mezcle las frambuesas, la mostaza y el jugo de limón en un pequeño procesador de alimentos o en la licuadora. Procese hasta que se convierta en una pasta suave. Pase esta mezcla a una cacerola poco profunda, tape y reserve.

Coloque las pechugas de pollo entre dos hojas de papel de pergamino y golpee con un martillo para carnes hasta que queden muy delgadas. En otra cacerola poco profunda, mezcle la miga de pan, los pistachos, el perejil, la pimienta y una pizca de sal. Sumerja cada pechuga en esta salsa hasta cubrirla por completo; haga rodar las pechugas sobre la miga de pan hasta cubrirlas completamente.

Ponga al vapor el kale en una sartén grande con tapa hasta que esté tierno. Deje al lado.

Caliente el aceite de oliva en una sartén grande y saltee las pechugas de pollo a temperatura media hasta que se cocinen y la cubierta esté dorada, durante 5 minutos por cada lado. Sirva con el kale y el arroz silvestre.

Nutrientes destacados

Pollo cubierto con pistacho y frambuesa, por porción: 246 calorías, 14 g de carbohidratos, 4 g de fibra, 30 g de proteínas, 8 g de grasa, 65 mg de colesterol, 193 mg de sodio, 50 mg de calcio.
Kale al vapor, por porción de una taza: 35 calorías, 7 g de carbohidratos, 2 g de fibra, 2 g de proteínas, 0 g de grasa, 0 mg de colesterol, 30 mg de sodio, 90 mg de calcio.

Arroz silvestre, por porción de una taza: 83 calorías, 17 g de
carbohidratos, 3 g de fibra, 7 g de proteínas, 1 g de grasa,
0 mg de colesterol, 112 mg de sodio, 0 mg de calcio.

Chuletas de cordero cubiertas con mostaza
y brócoli al ajo

2 porciones
Tiempo de preparación: 20 minutos
Tiempo de cocción: 10 minutos

Una cucharada de mostaza de Dijon
Una cucharada de romero fresco finamente picado
Una cucharada de chalotas picadas
2 cucharadas de miga de pan integral
2 cucharadas ajo picado
2 cucharadas de aceite de oliva extra-virgen
6 chuletas magras de lomo de cordero, de 2 a 4 onzas
   cada una
3 tazas de brócoli picado

Precaliente el horno a 475°F.

En un recipiente pequeño, haga una pasta con la mostaza,
las chalotas, la miga de pan, una cucharada de ajo y una cucharada de aceite de oliva. Unte la pasta en los dos lados de las chuletas
de cordero, hasta cubrirlas por completo. Hornee las chuletas
durante 5 minutos por cada lado o hasta obtener el punto deseado. Coloque papel de pergamino en una bandeja para hornear y
luego coloque las chuletas sobre el papel, distantes aproximadamente 5 cm entre sí.

Mientras tanto, caliente una sartén grande a temperatura media. Agregue el aceite de oliva, el ajo restante y el brócoli, distribuya en la sartén. Cocine durante 3 a 5 minutos hasta que se ablande
y se ponga verde brillante. Sirva con las chuletas de cordero.

Consejo rápido: El brócoli es una gran verdura, rica en fibra y
con un ligero sabor a mostaza. Ayuda a desintoxicar el hígado.

Nutrientes destacados

Chuletas de cordero, por porción de una chuleta: 266 calorías,
8 g de carbohidratos, 1 g de fibra, 26 g de proteínas,

14 g de grasa, 72 mg de colesterol,
210 mg de sodio, 50 mg de calcio.
Brócoli, por porción de una taza: 135 calorías,
7 g de carbohidratos, 6 g de fibra, 9 g de proteínas, 8 g de
grasa, 0 mg de colesterol, 129 mg de sodio, 270 mg de calcio.

Halibut a la Louisiana con pimentones, mostaza verde y batatas horneadas

2 porciones
Tiempo de preparación: 5 minutos
Tiempo de cocción: 45 minutos

2 batatas pequeñas, limpias y agujereadas
Una cucharada de páprika
Una cucharada de orégano fresco picado o una cucharadita seco
Una cucharada de tomillo fresco picado o una cucharadita seco
½ cucharadita de pimienta de Cayena
Una pizca de sal marina
2 filetes de halibut de Alaska, de 4 a 6 onzas cada uno
Una cucharada de aceite de oliva
Un pimentón rojo, sin semillas y cortado en tajadas delgadas
Un pimentón verde, sin semillas y cortado en tajadas delgadas
Un manojo de hojas de mostaza (alrededor de ½ libra,
    enjuagadas y picadas.

Precaliente el horno a 400ºF. Hornee las papas hasta que ablanden, durante cerca de 45 minutos.

Mezcle la páprika, el orégano, el tomillo, la pimienta y la sal en un recipiente pequeño. Coloque los halibuts en un plato y rocíe con los condimentos hasta cubrir bien los filetes. Caliente 2 cucharaditas de aceite de oliva en una sartén, agregue el pimentón, las hojas de mostaza y saltee a temperatura media durante 5 a 7 minutos. Luego agregue el aceite de oliva restante y el halibut. Saltee en medio por 3 a 4 minutos por cada lado hasta que dore y se cocine por completo. Sirva el pescado y los vegetales con la batata horneada.

Nutrientes destacados

Pescado y verduras, por porción: 388 calorías, 10 g de carbohidratos, 6 g de fibra, 26 g de proteínas, 28 g de grasa, 68 mg

de colesterol, 145 mg de sodio, 120 mg de calcio.
Batatas, cada una: 100 calorías, 24 g de carbohidratos, 4 g de fibra,
2 g de proteínas, 0 g de grasa, 0 mg de colesterol,
41 mg de sodio, 40 mg de calcio.

Fajitas de pollo con verduras en tortillas de grano en brotes

4 porciones
Tiempo de preparación: 20 minutos (más el tiempo de marinado)
Tiempo de cocción: 15 minutos

2 cucharadas de jugo de lima recién exprimido
½ cucharadita de polvo de chile
½ cucharadita de comino picado
Un diente de ajo, picado
Una libra de pechugas de pollo, sin piel y deshuesadas,
  tajadas en rebanadas pequeñas
2 cucharadas de aceite de oliva
Un pimentón verde mediano, en tajadas delgadas
Un pimentón rojo mediano, en tajadas delgadas
Un pimentón amarillo mediano, en tajadas delgadas
Una pimentón amarillo grande, en tajadas delgadas
4 tortillas grandes de grano integral o de brotes

Guarniciones opcionales
Aguacate
Chile verde picado
Crema agria, baja en grasa
Salsa
Queso rallado

Mezcle el jugo de lima, el polvo de chile, el comino y el ajo en un recipiente mediano y revuelva bien. Añada el pollo y deje marinar, tapado, en el refrigerador al menos durante 3 horas.

Caliente el aceite en una sartén grande a temperatura media-alta y cocine el pollo y las verduras durante unos 15 minutos; revuelva ocasionalmente hasta que el pollo esté completamente cocinado y las verduras estén tiernas y crocantes. Divida la mezcla entre las tortillas.

Consejo rápido: En esta receta puede sustituir el pollo con tofu ahumado o tempeh para una deliciosa cena vegetariana.

Nutrientes destacados

Por porción: 404 calorías, 46 g de carbohidratos, 7 g de fibra,
35 g de proteínas, 10 g de grasa, 68 mg de colesterol,
422 mg de sodio, 40 mg de calcio.

Verduras sazonadas con huevos chinos del doctor Hyman

4 porciones
Tiempo de preparación: 5 minutos
Tiempo de cocción: 45 minutos

Una taza de arroz integral, lavado
2 tazas de agua filtrada
12 dientes de ajo
6 huevos omega-3
3 cucharadas de aceite de oliva
Una lata de 14,5 onzas de tomates cortados en trozos, con su jugo y
    bajos en sodio
Una cucharadita de aceite de sésamo tostado
2 cucharaditas de tamari, sin trigo y bajo en sodio
Una cucharadita de salsa Worcestershire
12 tazas de espinacas, enjuagadas pero no secas

Mezcle el arroz y el agua en una pequeña sartén. Ponga a hervir,
a temperatura baja y cocine aproximadamente durante 45 minutos hasta que el arroz esté tierno y el agua se haya evaporado.

Mientras se cocina el arroz, corte el ajo en trozos grandes.
Bata los huevos. Caliente el aceite de oliva en una sartén grande
antiadherente o en un wok a temperatura media. Agregue el ajo
y cocine durante un minuto. Añada los huevos y déjelos cocinar
hasta que dejen de estar líquidos, durante 3 a 5 minutos y déles la
vuelta para que cocinen por el otro lado. Cuando estén listos, de 2
a 3 minutos, córtelos en pedazos medianos. Agregue los tomates y
su jugo a los huevos; luego añada el aceite de sésamo, el tamari y la
salsa Worcestershire. Deje a fuego lento durante 10 minutos.

Mientras los huevos se cocinan, ponga las espinacas al vapor
en un recipiente grande y con tapa. Sirva los huevos y la salsa
sobre el arroz con las espinacas encima.

Consejo rápido: Las yemas de huevo, una vez retirado su contenido de colesterol, son ricas en muchos nutrientes, como choli-

ne, un fosfolípido que es un componente clave para las células e importante para el sistema nervioso.

Nutrientes destacados

Huevos y salsa, por porción: 250 calorías, 10 g de carbohidratos, 1 g de fibra, 11 g de proteínas, 19 g de grasa, 317 mg de colesterol, 221 mg de sodio, 100 mg de calcio.
Espinacas al vapor, por porción de 2 tazas: 82 calorías, 14 g de carbohidratos, 8 g de fibra, 5 g de proteínas, 0 g de grasa, 0 mg de colesterol, 126 mg de sodio, 240 mg de calcio.
Arroz integral, por porción de 1/2 taza: 108 calorías, 45 g de carbohidratos, 4 g de fibra, 5 g de proteínas, 2 g de grasa, 0 mg de colesterol, 10 mg de sodio, 20 mg de calcio.

Fase II

Refrigerios

Puré de garbanzos

1¼ de porción de puré de garbanzos
Tiempo de preparación: 15 minutos
Tiempo de cocción: ninguno

Una lata de garbanzos de 15 onzas, bien secos
¼ de taza de tahini
Un diente de ajo, finamente picado
½ taza de jugo de limón, recién exprimido
Una cucharada de aceite de oliva extra-virgen
2 cucharadas de agua
Sal marina y pimienta negra recién molida (opcional)

En un procesador de alimentos coloque los garbazos, el tahini, el ajo, el jugo de limón, el aceite de oliva y el agua; convierta en puré hasta que esté grueso y cremoso. Sazone al gusto con sal y pimienta. Si lo desea, puede mejorar la consistencia con un poco más de jugo de limón.

Sirva con verduras crudas, como zanahorias pequeñas, jícama, pimentón rojo, apio o rábanos.

Nutrientes destacados

Puré de garbanzos, por porción de dos cucharadas: 93 calorías,
10 g de carbohidratos, 3 g de fibra, 4 g de proteínas, 5 g de
grasa, 0 mg de colesterol, 98 mg de sodio, 40 mg de calcio.
Verduras crudas, por porción de una taza: 40 calorías, 9 g de carbohidratos, 3 g de fibra, 2 g de proteínas, 0 g de grasa,
0 mg de colesterol, 20 mg de sodio, 50 mg de calcio.

Yogur con frutas frescas, pedazos de coco y germen de trigo

Una porción
Tiempo de preparación: 5 minutos
Tiempo de cocción: ninguno

Un envase de yogur de 8 onzas
Una taza de frutas de estación: kiwi, fresas, mango, cortados en
cubos
2 cucharaditas de coco rallado
Una cucharadita de germen de trigo crudo

Mezcle las frutas con el yogur y cubra con el coco rallado y el
germen de trigo.

Nutrientes destacados

Por porción de 2 tazas: 275 calorías, 43 g de carbohidratos,
5 g de fibra, 17 g de proteínas, 5 g de grasa, 5 mg de colesterol, 194
mg de sodio, 320 mg de calcio.

Antipasto

Una porción
Tiempo de preparación: 5 minutos
Tiempo de cocción: ninguno

8 a 10 aceitunas, verdes o negras
½ taza de pimentones verdes tostados, secos
2 corazones de alcachofa, secos
4 corazones de palmito, secos

Coloque las verduras en un plato y sirva.

Nutrientes destacados

Por porción: 131 calorías, 20 g de carbohidratos, 10 g de fibra,
7 g de proteínas, 5 g de grasa, 0 mg de colesterol,
520 mg de sodio, 170 mg de calcio.

Galletas de linaza con mantequilla de almendras

Una porción
Tiempo de preparación: 5 minutos
Tiempo de cocción: ninguno

La mantequilla de almendras es un delicioso alimento para untar, hecho de almendras molidas y que puede sustituir a la mantequilla de maní. Puede ser usada como ingrediente para recetas, para untar en galletas de grano integral o con frutas frescas, como las rebanadas de manzana.

Nutrientes destacados

Mantequilla de almendras, por porción de una cucharada:
100 calorías, 3 g de carbohidratos, 1 g de fibra,
2 g de proteínas, 9 g de grasa, 0 mg de colesterol,
2 mg de sodio, 40 mg de calcio.
Galletas de linaza, por porción de 15 galletas: 120 calorías,
20 g de carbohidratos, 3 g de fibra, 3 g de proteínas, 3,5 g
de grasa, 0 mg de colesterol, 168 mg de sodio, 40 mg de calcio.

Mezcla para el camino del UltraMetabolismo

13 porciones de ½ taza
Tiempo de preparación: 5 minutos
Tiempo de cocción: ninguno

½ taza de arándanos silvestres secos
Una taza de trocitos de cocoa
Una taza de almendras crudas, integrales
Una taza de anacardos, integrales
Una taza de nueces crudas, integrales
Una taza de semillas crudas de calabaza, sin cáscara
Una taza de semillas crudas de girasol, sin cáscara

En un recipiente mediano, mezcle todos los ingredientes. Guarde en un tarro con tapa y conserve en un lugar oscuro y fresco.

Consejo de chef: Los trocitos de cocoa son semillas de cocoa tostadas, separadas de la cáscara y partidas en pequeños pedazos. Los trocitos pueden usarse en recetas o solas como refrigerio, cuando nada más que el chocolate puede satisfacer sus deseos.

Nutrientes destacados

Por porción de ½ taza: 300 calorías, 23 g de carbohidratos, 10 g de fibra, 13 g de proteínas, 24 g de grasa, 0 mg de colesterol, 54 mg de sodio, 70 mg de calcio.

Barras de nueces del Brasil

16 piezas
Tiempo de preparación: 15 minutos
Tiempo de cocción: 3 minutos

Aceite de semilla de uva
1 ½ taza de nueces del Brasil integrales
½ taza de semillas crudas de calabaza, sin cáscara
½ taza de almendras en tajadas
½ taza de semillas de girasol crudas, sin cáscara
½ taza de semillas de linaza, molidas
⅓ de taza de arándanos orgánicos, secos
Una cucharadita de canela molida
1 ½ taza de brotes de grano de cereal, con alto contenido de fibra y bajos en azúcar
¾ de taza de miel
Una taza de mantequilla natural de anacardo

Cubra ligeramente un plato para hornear con aceite de semillas de uva. Deje al lado.

En el recipiente del procesador de alimentos, triture las nueces del Brasil hasta que se conviertan en un polvo fino. Traslade este polvo a un recipiente grande. A continuación, añada las semillas de calabaza, las almendras, las semillas de girasol, las semillas de linaza, los arándanos, la canela y el cereal. En una cazuela grande para hornear, caliente la miel y la mantequilla de anacardo en medio-alto, hasta que se caliente bastante y borbotee, durante cerca de tres minutos. Coloque encima la mezcla del recipiente y revuelva bien con una cuchara de madera. Inmediatamente, presione con fuerza la mezcla en el plato para hornear (use guantes de caucho si resulta necesario). Ponga la mezcla a enfriar en el refrigerador. Corte en 16 piezas. Envuelva cada barra en papel encerado y guarde en el congelador.

Consejo de chef: Estas barras sirven para un magnífico refrigerio o un rápido desayuno con un pedazo de fruta.

Nutrientes destacados

Por porción: 377 calorías, 30 g de carbohidratos, 5 g de fibra, 10 g de proteínas, 27 g de grasa, 0 mg de colesterol, 25 mg de sodio, 170 mg de calcio.

Fase II

Postres

Ideas sencillas para postres:
Frutas frescas empapadas en salsa de chocolate completamente natural
Frutas horneadas (ver la receta a continuación)
Yogur con frutas y coco rallado
Barras de nueces del Brasil (ver la receta arriba)

Frutas horneadas

3 porciones
Tiempo de preparación: 10 minutos
Tiempo de cocción: 15 minutos

Frutas frescas de estación, como manzanas, peras, duraznos, ciruelas y albaricoques
Una cucharada de vinagre balsámico
¼ de cucharadita de cardamomo picado

Precaliente el horno a 375°F.
Corte la fruta en cubos pequeños. Necesitará 3 tazas de cu-

bos. Colóquelas en un plato plano para hornear. Rocíe el plato con el vinagre balsámico y el cardamomo. Hornee durante 15 minutos o hasta que la fruta esté blanda.

Nutrientes destacados

Por porción de una taza: 150 calorías, 30 g de carbohidratos, 4 g de fibra, 2 g de proteínas, 0 g de grasa, 0 mg de colesterol, 0 mg de sodio, 10 mg de calcio.

Auténtico chocolate caliente

Una porción
Tiempo de preparación:
5 minutos (más 20 minutos para reposo)
Tiempo de cocción: 10 minutos

Una taza de leche de soya sin edulcorantes o de agua filtrada
4 a 5 cucharadas de chocolate negro picado
Polvo de canela, o chocolate rallado, para guarnición

Hierva el líquido y vierta aproximadamente ¼ de taza del mismo sobre el chocolate en un recipiente pequeño. Bata hasta obtener una pasta suave. Vierta de nuevo esta pasta de chocolate en el líquido hirviente y bata hasta que hierva de nuevo. Retire del calor y deje reposar aproximadamente durante 20 minutos; luego, ponga a hervir de nuevo. Sirva con canela o chocolate rallado.

La bebida resultante durará hasta cinco días en el refrigerador.

Nutrientes destacados

Por porción de una taza: 430 calorías, 45 g de carbohidratos, 7 g de fibra, 14 g de proteínas, 24 g de grasa, 0 mg de colesterol, 138 mg de sodio.

Jalea japonesa de frutas con mousse de almendras

12 porciones
Tiempo de preparación:
15 minutos (más el tiempo para la jalea)
Tiempo de cocción: 2 minutos

4 tazas de jugo de granada al 100%
Una taza de agua filtrada
5 cucharadas de polvo agar-agar
Una cucharadita de extracto de vainilla
Una pinta de arándanos frescos
½ mango, pelado y tajado
3 kiwis, pelados y tajados
Una cucharada de mantequilla natural de almendras
½ taza de leche de soya sin azúcar

Coloque el jugo de granada y el agua en una sartén y ponga a hervir. Baje la temperatura a medio y agregue el agar-agar y la vainilla, revuelva constantemente hasta que se disuelvan. Rellene con la fruta un recipiente mediano para postres. Cuando la mezcla de agar-agar se enfríe, vierta la mitad en el recipiente con la fruta y vierta el resto en un recipiente aparte.

Ponga a enfriar hasta que esté listo. Retire la mezcla de la fruta y colóquela en la licuadora. Agregue la mantequilla de almendras y la leche de soya y bata hasta convertir en crema.

Para servir, haga rebanadas y cubra con cucharadas del mousse.

Nutrientes destacados

Por porción: 90 calorías, 18 g de carbohidratos, 1 g de fibra,
2 g de proteínas, 2 g de grasa, 0 mg de colesterol,
12 mg de sodio, 50 mg de calcio.

Macarrones de almendra

18 galletas
Tiempo de preparación: 10 minutos
Tiempo de cocción: 20 a 25 minutos

Aceite de nueces o de semillas de uva (para engrasar bandejas para hornear)
2 ⅔ de tazas de coco rallado sin azúcar
Una taza de almendras crudas tajadas
¼ de taza de néctar de maguey
4 huevos blancos grandes omega-3

Precaliente el horno a 375°F. Unte de aceite 2 bandejas grandes para hornear.

Mezcle el coco, las almendras y el néctar de maguey en un recipiente grande hasta que se encuentren bien combinados. Vierta dos huevos blancos en esta mezcla y revuelva bien en la licuadora. Vierta esta mezcla mediante cucharadas llenas en las bandejas para hornear, dejando una distancia de 5 cm aproximadamente entre cada montón.

Hornee estas galletas hasta que estén doradas, entre 20 a 25 minutos. Retire las galletas con unas pinzas y deje enfriar. Conserve en un recipiente con la tapa bien cerrada.

Nutrientes destacados

Por porción: 122 calorías, 8 g de carbohidratos, 2 g de fibra, 2 g de proteínas, 10 g de grasa, 0 mg de colesterol, 16 mg de sodio, 20 mg de calcio.

El mejor brownie

12 porciones
Tiempo de preparación: 10 minutos
Tiempo de cocción: 20 minutos

Una taza de pacanas [pecans] crudas
6 cucharadas de aceite de nueces, más algo extra para la bandeja de hornear
½ taza de néctar de maguey
2 huevos omega-3
½ taza de polvo de cocoa
¼ de taza de arrurruz

Precaliente el horno a 350°F. Engrase una bandeja rectangular para hornear.

En el procesador de alimentos, muela las pacanas hasta convertirlas en harina. Pase la harina a un recipiente mediano y agregue el aceite de nueces, el néctar de maguey, los huevos, la cocoa y el arrurruz. Revuelva y mezcle. Vierta en la bandeja para hornear y hornee durante 20 minutos o hasta que un palillo de madera salga limpio. Deje enfriar y luego corte en 12 partes.

Nutrientes destacados

Por porción: 197 calorías, 17 g de carbohidratos, 2 g de fibra,
3 g de proteínas, 15 g de grasa, 35 mg de colesterol,
13 mg de sodio, 20 mg de calcio.

Torta de zanahoria a la naranja

12 porciones
Tiempo de preparación: 20 minutos
Tiempo de cocción: 50 minutos

Aceite de nueces
6 huevos omega-3, separados
½ taza de néctar de maguey
1½ taza de zanahorias en puré (alrededor de 6 a 8 zanahorias me-
dianas)
2 cucharadas de ralladura de cáscara de naranja
Una cucharada de jugo de naranja concentrado, congelado
Una cucharadita de jengibre molido
3 tazas de harina de almendra

Precaliente el horno a 325°F. Engrase la base de una olla para hornear mediana y profunda.

Bata las yemas de los huevos con el néctar de maguey. Vierta el puré de zanahorias, la ralladura de cáscara de naranja, el jengibre y la harina de almendra. Bata las claras de los huevos hasta que haga picos y mezcle suavemente con la mezcla de zanahoria. Coloque a cucharadas en la olla de hornear.

Hornee durante 50 minutos aproximadamente, hasta que salga limpio un cuchillo que inserte en el centro de la torta. Deje enfriar durante 15 minutos y luego voltee sobre una superficie metálica para que se enfríe por completo.

Nutrientes destacados

Por porción: 230 calorías, 20 g de carbohidratos, 4 g de fibra,
9 g de proteínas, 15 g de grasa, 106 mg de colesterol,
42 mg de sodio, 60 mg de calcio.

Muffins de macadamia

16 muffins
Tiempo de preparación: 10 minutos
Tiempo de cocción: 15 minutos

Una taza de mantequilla natural de macadamia
Una taza de nueces crudas en tajadas (de cualquier variedad)
Una taza de leche de coco
2 tazas de coco rallado, sin azúcar
3 huevos integrales omega-3
½ cucharadita de pimienta inglesa picada
⅓ de taza de frutas orgánicas secas y picadas, como pasas, arándanos o mango (opcional)

Precaliente el horno a 400°F.

Mezcle la mantequilla de macadamia con las nueces, la leche de coco, la ralladura de coco, los huevos, la pimienta inglesa y la fruta (si la usa) en un recipiente mediano y revuelva hasta que esté bien mezclado. Vierta con una cuchara la mezcla para muffins en el molde y hornee durante 15 minutos.

Nutrientes destacados (sin frutas secas opcionales)

Por porción: 225 calorías, 5 g de carbohidratos, 3 g de fibra,
3 g de proteínas, 23 g de grasa, 35 mg de colesterol,
17 mg de sodio, 30 mg de calcio.

Nutrientes destacados (con cerca de ⅓ de taza de frutas secas)

Por porción: 235 calorías, 7 g de carbohidratos, 3 g de fibra,
4 g de proteínas, 23 g de grasa, 35 mg de colesterol,
17 mg de sodio, 30 mg de calcio.

Fase II Lista de compras

Verduras

Arúgula, ½ libra
Bok choy, 4 cabezas,
    ¼ de libra

Mezcla de verduras verdes
    frescas
Espinacas frescas, ½ libra

Brócoli, 2 manojos
Zanahorias, una bolsa de
    zanahorias pequeñas
Apio, un manojo
Cohombros, 11
Rábanos, 1
Calabacín, 1
Ajo, 2 bulbos
Jengibre, fresco un pedazo
    Hierbas (por manojos):
    perejil 2, eneldo 1, oréga-
    no 1, menta 1, romero 1,
    tomillo 1, cilantro 1,
    hierbabuena 1
Repollo kale, una cabeza

Hojas verdes de mostaza,
    un manojo
Repollo napa, 2 cabezas
Aceitunas, 8 verdes y 4 negras
Cebollas, 2 amarillas y 2 rojas
Pimentones verdes, 3
Pimentones rojos, 3
Pimentón amarillo, 1
Cebolletas, 2 manojos
Chalotas, 3
Espinacas, 1 ½ libra
Batatas, 2
Tomates, un paquete y
    3 de tomates de pera
Berros, 2 manojos

Frutas

Manzanas, 4 de cualquier
    variedad
Aguacate, 1
Bananas, 2
Bayas (de cualquier tipo),
    3 pintas
Arándanos, una pinta
Uvas, rojas sin semillas,
    un racimo

Kiwis, 3
Limones, 5
Limas, 2
Naranjas, 2
Peras, 3
Frambuesas, ½ pinta
Fresas, una pinta

Nueces y semillas

Almendras, una libra
Nueces del Brasil, una libra
Anacardos, ¼ de libra
Pistachos, ¼ de libra

Semillas de calabaza, ½ libra
Nueces (de Castilla), ½ libra
Semillas de girasol, ½ libra

Carnes, pescados y aves

Pechugas de pollo, sin piel
    y deshuesadas, una libra

Pechuga de pavo, 6 a 8 onzas

Chuletas de lomo de cordero,   Camarones grandes, 8 onzas
  chuletas de 2 a 4 onzas   Vieiras de mar, una libra
Halibut de Alaska, 2 filetes
  de 4 a 6 onzas

Huevos y lácteos

Huevos orgánicos omega-3,   Queso feta, 4 onzas
  2 docenas

Productos orgánicos de soya

Leche de soya, sin edulcoran-   Yogur de soya, sin edulcorantes, un cuarto   tes, una caja de 8 onzas
                                   Tofu, un paquete pequeño

Lácteos

Yogur griego sin grasa,   Yogur sin grasa, 2 cajas de
  2 cajas de 8 onzas   8 onzas

Alimentos congelados

Mezcla de bayas congeladas,   Fríjoles congelados, un
  un paquete de 10 onzas   paquete de 10 onzas
Maíz congelado, un paquete   Duraznos congelados, un
  de 10 onzas   paquete de 10 onzas

Granos enteros y productos integrales

Avena de grano entero, una   Pitas, de grano integral o en
  taza (una caja o una lata)   brote, 2
Pan de centeno integral o de   Tortillas de grano en brote, 4
  linaza, 3 rebanadas (del   Miga de pan integral o de
  tipo alemán, denso)   brote, ¾ de taza
Brotes de granos de cereal,   Germen de trigo, crudo,
  2 ¼ de taza (una caja)   una caja

Productos para la despensa

Corazones de alcachofa,
un tarro
Fríjoles, una lata de cada
variedad: garbanzos, fríjol
negro, fríjol común,
fríjol pinto
Coco, rallado, 2 cucharaditas
Chocolate negro, 1 ½ libra
Arándanos silvestres secos,
½ taza
Arándanos agrios, ⅓ de taza

Corazones de palmito,
un tarro
Pimentones rojos asados,
un tarro
Tomates, cortados en cubos,
2 latas de 14,5 onzas
Tomates, una lata de 16
onzas
Salmón silvestre, 2 latas de
6 onzas cada una

Alimentos básicos

Harina de almendras, un
paquete de una libra
Polvo para hornear, una lata
Melaza oscura (panela),
una lata
Trocitos de cocoa, una taza
Leche de coco, light,
una lata
Aceite de semillas de uva,
una botella pequeña
Harina de soya, un paquete
pequeño

Mayonesa de soya, un tarro
pequeño
Tamari, bajo en sodio,
una botella
Extracto de vainilla, una
botella pequeña
Caldo de verduras orgánicas
bajo en sodio, una pinta
Salsa Worcestershire
(vegetariana), una botella
pequeña

Hierbas, especias y condimentos

Pimienta de Cayena
Polvo de laminaria
Orégano, seco

Páprika
Tomillo, seco
Polvo de wasabi

Conclusión

Reflexiones de despedida: pensamientos sobre el pasado y el futuro

Los últimos veinte años han sido un viaje de descubrimiento para mí. Aprendí más de mis pacientes y sus problemas mediante preguntas y respuestas que seguí cuidadosamente, que de cualquier libro.

Muchos de ellos me contaron exactamente cuáles eran sus problemas, incluso cuando no sabían con precisión qué era lo que no funcionaba, o cómo resolverlo. Su paciencia, persistencia y fe en sí mismos, al igual que su deseo por recuperar la salud y sentirse bien, me inspiraron para buscar la respuesta a sus problemas. Yo hacía más y más preguntas hasta que encontraba respuestas.

Gracias a ellos, leí, estudié, pregunté a los expertos y evalué con detenimiento toda la investigación. Los resultados de mi indagación me permitieron establecer conexiones entre la investigación científica y sus sufrimientos, y encontrar algunas soluciones importantes. Eso también me motivó a escribir.

Este libro es para todos ellos y para los niños que verdaderamente son víctimas de un destino que no les será revelado durante algunas décadas. Es necesario emprender cambios urgentes para revertir nuestras expectativas de vida en decadencia y el espectro de una ruina económica debido a los altos costos de la obesidad, porque hasta ahora, no hemos asumido los costos que representan las difíciles transformaciones políticas de nuestras prácticas alimenticias y ambientales.

La historia de la obesidad todavía debe ser escrita y existen muchos emocionantes descubrimientos futuros sobre la salud y el metabolismo. La nutrigenómica todavía está en su infancia. No obstante, el estudio sobre cómo influye la dieta en los genes y cómo podemos usar esa información para resolver nuestra crisis de salud e incrementar el desarrollo de una vida saludable para todos, es ahora suficientemente completo como para reducir esa crisis de obesidad y salud que enfrentamos. No tenemos por qué dejar a nuestros hijos una herencia de enfermedad y vidas cortas.

Cuando pienso en las dimensiones de la crisis que enfrentamos en estos momentos, crisis que se encuentra en el corazón de nuestra salud, civilización, economía y "búsqueda de la felicidad", recuerdo algo que me dijo mi amigo Michael Shane recientemente, algo en lo que creo con firmeza respecto a nuestra crisis de obesidad y salud:

Existe suficiente información en el mundo para resolver cualquier problema.

Notas

Epígrafe

1. Bennett WI. Beyond overeating. *NEJM*. 1995; 332: 673-674.
2. Bjorntorp PA. Overweight is risking fate. *Baillieres Best Pract Res Clin Endocrinol Metab*. 1999 abr; 13 (1): 47-69. Reporte.

Introducción

1. Eckel R. The dietary approach to obesity: Is it the diet or the disorder? *JAMA*. 2005;293(1):96-97.
2. Hyman M. Paradigm shift: The end of "normal silence" in medicine. Understanding function in nutrition, health, and disease. *Altern Ther Health Med*. 2004 sep-oct; 10(5).
3. Mokdad AH. Actual causes of death in the United States, 2000. *JAMA* 2004;291:1238-1245.
4. Fontaine KR, Redden DT, Wang C, Westfall AO, Allison DB. Years of life lost due to obesity. JAMA. 2003 ene 8;289(2):187-193.
5. Sarlio-Lahteenkorva S, Rissanen A, Kaprio J. A descriptive study of weight loss maintenance: 6 and 15 year follow-up of initially overweight adults. *Int J Obes Relat Metab Dirsord*. 2000 ene;24(1):116-22.
6. Dansinger ML, Gleason JA, Griffith JL, Selker HP, Schaefer EJ. Comparison of the Atkins, Ornish, Weight Watchers, and Zone diets for weight loss and heart disease risk reduction: a randomized trial. *JAMA*. 2005 ene 5; 293(1):43-53.
7. Eckel RH. The dietary approach to obesity: Is it the diet or the disorder? *JAMA*. ene 5; 293(1):96-97.
8. Planck M. *Scientific Autobiography and Other Papers*, trad. F. Gaynor (Nueva York: Philosophical Library, 1949), pp. 33-34.
9. Satyanarayan K, Shoskes DA. A molecular injury-response model for the understanding of chronic disease. *Molecular Medicine Today*. 1997 ago; 3(8):331-34. Reseña.
10. Frist WH. Cátedra de Shattuck: Health care in the 21st century. *NEJM*. 2005 ene 20; 352(3).

Capítulo 2: El mito de las calories:
Todas las calories son iguales

1. Ludwig D. Dietary glycemic index and obesity. *J Nutr*. 2000 130:280S-283S.
2. Greene P. Pilot 12-week feeding weight loss comparison: Low fat vs. low carbohydrate diets. Abstract 95. Presentado en la reunion annual de North American Association for the Study of Obesity 2003.
3. Ludwig D. High glycemic index foods, overeating and obesity. *Pediatrics*. 1999;102(3): 26.
4. Kaput J, Rodríguez R. L. Nutrional genomics: the next frontier in the post-genomic era. *Physiol Genomics*. 2004 ene 15; 16(2): 166-177. Reseña

Capítulo 3: El mito de la grasa: Comer grasa engorda

1. Taubes G. The soft science of dietary fat. *Science*, 2001 mar 30;291: 2536-2545.
2. Willet W. Dietary fat is not a major determinant of body fat. *Am J Med*. 2002; 113(9B);47S-59S.
3. Foster GD. A randomized trial of a low carbohydrate diet for obesity. *NEJM*. 2003;348:2082-2090. Samaha FF. A low carbohydrate as compared with a low-fat diet in severe obesity. *NEJM*. 2003:348:2074-2081.
4. Olshansky SJ, Passaro DJ. A potential decline in life expectancy in the United States in the 21ˢᵗ century. *NEJM*. 2005:352(11):1138-1145.
5. De Lorgeil M. Mediterranean alpha-linolenic acid rich diet in secondary prevention of coronary heart disease. *Lancet*. 1994;343:1454-1459.
6. Knoops KT, de Groot LC, Kromhout D, Perrin AE, Moreiras-Varela O, Menottu A, van Staveren WA. Mediterranean diet, lifestyle factors, and 10-year mortality in elderly European men and women: the HALE project. *JAMA*. 2004 sep 22;292(12):1433-1439.
7. Mensink RP, Zock PL, Kester A, KAtan MB. Effects of dietary fatty acids and carbohydrates on the ratio of serum total to HDL cholesterol and on serum lipids and apolipoproteins: A meta-analysis of 60 controlled trials. *Am J Clin Nutr* 2003;77:1146-1155.
8. Evans RM, BArish GD, Wang YX. PPARs and the complex journey to obesity. *Nat Med*. 2004 abr;10(4):355-361. Reseña.
9. Bray GA, Lovejoy JC, Smith SR, DeLany JP Lefevre M, Hwang D, Ryan DH, York DA. The influence of different fats and fatty acids on obesity, insulin resistance and inflammation. *J Nutr*. 2002; 132(9): 2488-2491.
10. Chambrier C, Bastard JP, Rieusset J, Chevillotte E, Bonnefont-Rousselot D, Therond P, Hainque B, Riou JP, Laville M, Vidal H. Eicosapentaenoic acid induces mRNA expression of peroxisome proliferator-activated receptor gamma. *Obes Res*. 2002;10(6) 518-525.
11. Kang K, Liu W, Albright KJ, Park Y, Pariza MW. Trans-10, cis-12 CLA inhibits diferentiation of 3T3-L1 adipocytes and decreases PPAR gamma expression. *Biochem Biophys Res Commun*. 2003;303(3):795-799.

Capítulo 4: EL mito de los carbohidratos: Coma pocos carbohidratos o Si no come carbohidratos se adelgaza

1. Bagnulo, J. Cutting through the Carbohydrate Confusion. *Alternative Therapies in Health and Medicine*. Sept-oct 2005;11(5):18-20.
2. Boyce VL, Swinburn BA. The traditional Pima Indian diet: Composition and adaption for use in dietary intervention study. *Diabetes Care*. 1993 ene;16(1): 369-371.
3. Olshansky SJ, Passaro DJ, Hershow RC, Layden J, Carnes BA, Brody J, Hayflick L, Butler RN, Allison DB, Ludwig DS. A potential decline in life expectancy in the United States in the 21ˢᵗ century. NEJM. 2005 mar 17; 352(11):1138-1145.
4. Ludwig DS, Pereira MA, Kroenke CH, Hilner JE, Van Horn L, Slattery ML, Jacobs DR Jr. Dietary fiber, weight gain, and cardiovascular disease risk factors in young adults. *JAMA*. 1999 oct 27; 282(16):1539-1546.

Capítulo 5: El mito del luchador de sumo: Saltarse comidas ayuda a bajar de peso

1. Wyatt HR. Long-term weight loss and breakfast in subjects in the National Weight Control Registry. *Obesity Res*. 2002 feb;10(2):78-82.
2. Farshchi HR, Taylor MA, Macdonald IA. Deleterious effects of omitting breakfast on insulin sensitivity and fasting lipid profiles in healthy lean women. *Am J Clin Nutr*. 2005 feb;81(2):388-396.

Capítulo 6: El mito de la paradoja francesa: Los franceses son delgados porque toman vino y comen mantequilla

1. Nestle M. Food politics: How the food industry influences nutrition and health. University of California Press, 2002.
2. Rozin P. The ecology of eating: Smaller portion sizes in France than in the United States help explain the French paradox. *Psychol Sci.* 2003 sep;14(5): 450-457.
3. Samara JN. Patterns and trends in food portion sizes, 1977-1998. *JAMA.* 2003:289:450-453.
4. Mokdad AH, Marks JS, Stroup DF, Gerberding JL. Actual causes of death in the United States, 2000. *JAMA* 2004 mar 10;291(10): 1238-1245. Reseña.
5. Gershon M. The second brain: A groundbreaking new understanding of nervous disorders of the stomach and intestine, *Perennial.* 1999.
6. David M. The *Slow Down Diet: Eating for Pleasure, Energy and Weight Loss.* Healing Arts Press, 2005.

Capítulo 7: El mito protector: Las políticas del gobierno y las regulaciones de la industria de alimentos nos protegen la salud

1. Nestle M. The Ironic Politics of Obesity. *Science,* 2003 feb 7;299.
2. Gallo AE. Food advertising in the United States. En Frazao E, ed., *America's Eating Habits: Changes & Consequences.* Washington, D. C.: USDA, 1999, pp. 173-180.
3. Egan T. Failing farmers learn to profit from federal aid. *The New York Times,* diciembre 24, 2000:A1,A20.
4. Mokdad AH. Actual causes of death in the United States. 2000. *JAMA.* 2004; 291:1238-1245.

Capítulo 9: Controle su apetito:
prepare su química cerebral para bajar de peso

1. Studer M, Briel M, Leimenstoll B, Glass TR, Bucher HC. Effect of different antilipidemic agents and diets on mortality: A systemic review. *Arch Intern Med.* 2005 abr 11;165(7):725-730. Reseña
2. Pereira MA, Swain J, Goldfine AB, Rifai N, Ludwig DS. Effects of a low-glycemic load diet on resting energy expenditure and heart disease risk factors during weight loss. *JAMA.* 2004 nov 24;292(20):2482-2490.
3. Vuksan V, Sievenpiper JL, Owen R, Swilley JA, Spadafora P, Jenkins DJ, Vidgen E, Brighenti F, Josse RG, Leiter LA, Xu Z, Novokmet R. Beneficial effects of viscous dietary fiber from Konjac-mannan in subjects with the insulin resistance syndrome: results of a controlled metabolic trial. *Diabetes Care.* 2000 ene; 23(1): 9-14.
4. Juntunen KS, Laaksonen DE, Poutanen KS, Niskanen LK, Mykkänen HM. High-fiber rye bread and insulin secretion and sensitivity in healthy post-menopausal women. *Am J Clin Nutr.* 2003 feb;77:385-391.
5. Ludwig DS. The glycemic index: physiological mechanisms relating to obesity, diabetes, and cardiovascular disease. *JAMA.* 2002 may 8;287(18): 2414.
6. Bray GA, Nielsen SJ, Popkin BM. Consumption of high-fructose corn syrup in beverages may play a role in the epidemic of obesity. *Am J Clin Nutr.* 2004 abr; 79(4):537-543. Reseña.
7. Brownell KD, Horgen KB. Food fight: *The inside story of America's obesity crisis – and what we can do about it.* Nueva York: McGraw-Hill, 2003.
8. Smith JD, Terpening CM, Schmidt SO, Gums JG. Relief of fibromyalgia symptoms following discontinuation of dietary excitotoxins. *Ann Pahrmacother.* 2001 jun;35(6):702-706.
9. Lavin JH et al. The effect of sucrose – and aspartame-sweetened drinks on energy intake, hunger and food choice of female, moderately restrained eaters. *Int J Obes.* 1997;21:37-42.

10. Tordoff MG, Alleva AM. Oral stimulation with aspartame increases hunger. *Physiol Behav.* 1990;47:555-559.

11. Sharma RP, Coulombe Restio A Jr. Effects of repeated doses of aspartame on serotonin and its metabolite in various regions of the mouse brain. *Food Chem Toxicol.* 1987;25(8):565-568.

12. Camfield PR, et al. Aspartame exacerbates EEG spike-wave discharge in children with generalized absence epilepsy: A double-blind controlled study. *Neurology.* 1992;42:1000-1003.

13. Walton RG, et al. Adverse reactions to aspartame: Double-blind challenge in patients from a vulnerable population. *Biol Psychiatry.* 1993;34(1-2):13-17.

14. Van Den Eeden SK, et al. Aspartame ingestion and headaches: A randomized, crossover trial. *Neurology.* 1994;44:1787-1793.

15. Lipton R. B, et al. Aspartame as a dietary trigger of headache. *Headache.*1989;29(2):90-92.

16. Farshchi HR, Taylor MA, Macdonald IA. Beneficial metabolic effects of regular meal frequency on dietary thermogenesis, insulin sensitivity and fasting lipid profiles in healthy obese women. *Am J Clin Nutr.* 2005 ene;81(1):16-24.

17. Jenkins DJ, Wolever TM, Vuksan V, Brighenti F, Cunnane SC, Rao AV, Jenkins AL, Buckely G, Pattern R, Singer W, et al. Nibbling versus gorging: Metabolic advantages of increased meal frequency. *NEJM.* 1989;321(14):929-934.

18. Farshchi HR, Taylos MA, Macdonald IA. Deleterious effects of omitting breakfast on insulin sensitivity and fasting lipids profiles in healthy lean women. *Am J Clin Nutr.* 2005 feb;81(2):388-396.

19. De Castro JM. The time of day of food intake influences overall intake in humans. *J Nutr.* 2004 ene;134(1):104-111.

Capítulo 10: Domine el estrés: Cómo lo engorda el estrés y lo adelgaza la relajación

1. Chaouloff F, Laude D, Merino D, Serruier D, Elghozi JL. Peripheral and central consequences of immobilization stress in genetically obese Zucker rats. *Am J Physiol.* 1989 feb;256(2Pt2):R435-442.

2. Tull ES, Sheu YT, Butler C, Cornelius K. Relations between perceived stress, coping behaviour and cortisol secretion in women with high and low levels of internalized racism. *J Natl Med Assoc.* 2005 feb;97(2):206-212.

3. Landen M, Baghaei F, Rosmond R, Holm G, Bjorntorp P, Eriksson E. Dyslipidemia and high waist-hip ratio in women with self-reported social anxiety. *Psychoneuroendocrinology.* 2004 sep; 29(8): 1037-1046.

4. Rosmond R, Dallman MF, Bjorntorp P. Stress-related cortisol secretion in men: relationships with abdominal obesity and endocrine, metabolic and hemodynamic abnormalities. *J Clin Endocrinol Metab.* 1998 jun;83(6):1853-1859.

5. Marniemi J, Kronholm E, Aunola S, Toikka T, Mattlar CE, Koskenvuo M, Ronemaa T. Visceral fat and psychosocial stress in identical twins discordant for obesity. *J Intern Med.* 2002 ene;251(1):35-43.

6. Pawlow LA, O'Neil PM, Malcolm RJ. Night eating syndrome: Effects of brief relaxation training on stress, mood, hunger, and eating patterns. *Int J Obes Relat Metab Disord.* 2003 ago; 27(8):970-978.

7. Vicennati V, Ceroni L, Gagliardi L, Gambineri A, Pasquali R. Comment: Response of the hypothalamic-pituitary-adrenocortical axis to high-protein/fat and high-carbohydrate meals in women with different obesity phenotypes. *J Clin Endocrinol Metab.* 2002 ago;87(8):3984-3988.

8. Kristal A, Littman A, Benitex D, White E. Yoga practice is associated with attenuated weight gain in healthy, middle-aged men and women. *Alter, Ther Health Med.* 2005;11(4):28-33.

9. Nguyen Y, Naseer N, Frishman WH. Sauna as a therapeutic option for cardiovascular disease. *Cardiol Rev.* 2004 nov-dic;12(6):321-324.

Capítulo 11: Apague el fuego de la inflamación: Fuegos ocultos que lo engordan

1. Visser M. Elevated C-reactive protein levels in overweight and obese adults. *JAMA.* 1999 dic 8;282(22):2131-2135.
2. Mozaffarian D, Pischon T, Hankinson SE, Rifai N, Joshipura K, Willet WC, Rimm EB. Dietary intake of trans fatty acids and systematic inflammation in women. *Am J Clin Nutr.* 2004 abr;79 (4):606-612.
3. Pradhan AD. C-reactive protein, interleukin 6, and risk of developing type 2 diabetes mellitus. JAMA. 2001 jul 18;286(3):327-334.
4. Liu S, Manson JE, Buring JE, Stampfer MJ, Wilett WC, Ridker PM. Relation between a diet with a high glycemic load and plasma concentrations of high sensitivity C-reactive protein in middle-aged women. *Am J Clin Nutr.* 2002 mar; 75(3):492-498.
5. Evans RM, BArish GD, Wang YX. PPARs and the complex journey to obesity. *Nat Med.* 2004 abr;10(4):355-361. Reseña
6. Esposito K, Pontillo A, Di Palo C, Giuliano G, Masella M, Marfella R, Giuliano D. Effect of weight loss and lifestyle changes on vascular inflammatory markers in obese women: A randomized trial. *JAMA.* 2003 abr 9;289(14):1799-1804.
7. Ajani UA, Ford ES, Mokdad AH. Dietary fiber and C-reactive protein: findings from national health and nutrition examination survey data. *J Nutr.* 2004 may; 134(5): 1181-1185.
8. Jenkins DJ. Effects of a dietary portfolio of cholesterol-lowering foods vs. lovastatin on serum lipids and C-reactive protein. *JAMA.* 2003 jul 23;290(4): 502-510.
9. Smith JK. Long-term exercise and atherogenic activity of blood mononuclear cells in persons at risk of developing ischemic heart disease. *JAMA.* 1999 may 12;281(18):1722-1727.
10. Church TS. Reduction of C-reactive protein levels through use of a multivitamin. *Am J Med.* 2003 dic 15;115(9):702-707.
11. Chambrier C, Bastard JP, Rieusset J, Chevillote E, Bonnefont-Rousselot D, Therond P, Hainque B, Riou JP, Laville M, Vidal H. Eicosapentaenoic acid induces mRNA expression of peroxisome proliferator-activated receptor gamma. *Obes Res.* 2002 Jun; 10(6): 518-525.
12. Lo Verme J, Fu J, Astarita G, La Rana G, Russo R, Calignano A, Piomelli D. The nuclear receptor peroxisome proliferator-activated receptor-alpha mediates the anti-inflammatory actions of palmitoylethanolamide. *Mol Pharmacol.* 2005 ene;67 (1):15-19 Epub 2004 oct 1.
13. Sies H. Cocoa polyphenols and inflammatory mediators. Am J Clin Nutr. 2005 ene;81 (1 supl.):304S-312S. Reseña.
14. Busque bien los mejores lugares para comprar el chocolate "que baja de peso".
15. Isolauri E, Rautava S, Kalliomaki M. Food allergy in irritable bowel syndrome: new facts and old fallacies. *Gut.* 2004;53(10):1391-1393. Atkinson W, Sheldon TA, Shaath N, Whorwell PJ. Food elimination based on IgG antobodies in irritable bowel syndrome: A randomized controlled trial. *Gut.* 2004;53(10):1459-1464.

Capítulo 12: Prevenga el estrés que oxida: Evite que los radicales libres se apoderen del sistema

1. Evans JL, Goldfine IO, Maddux BA, Grodsky GM. Oxidative stress and stress-activated signalling pathways: A unifying hypothesis of type 2 diabetes. *Endocrine Reviews.* 23(5): 599-622.
2. Engelhart, et. Al. Dietary intake of antioxidants and risk of Alzheimer disease. *JAMA.* 2002 jun 26;287(24):3223-3229.

3. Sies H, Schewe T, Heiss C, Kelm M. Cocoa polyphenols and inflammatory mediators. *Am J Clin Nutr.* 2005 ene;81(1):304S-312S.
4. Scalbert A, Johnson IT, Saltmarsh M. Polyphenols: Antioxidants and beyond. *Am J Clin Nutr.* 2005 ene;81(1):215S-217S.

Capítulo 13: Convierta las calorías en energía: Aumente su poder metabólico

1. Heilbronn LK, Ravussin E. Calorie restriction and aging: Review of the literature and implications for studies in humans. *Am J Clin Nutr.* 2003 sep;78: 361-369.
2. Petersen KF, Dufour S, Befroy D, García R, Shulman GI. Impaired mitochondrial activity in the insulin-resistant offspring of patients with type 2 diabetes. *NEJM.* 2004;350:664-671.
3. Lowell BB, Shulman GI. Mitochondrial dysfunction and type 2 diabetes. *Science.* 2005 ene 21;307(5708):384-387.
4. Levine JA, Lanningham-Foster LM, McCrady SK, Krizan AC, Olson LR, Kane PH, Jensen MD, Clark MM. Interindividual variation in posture allocation: Possible role in human obesity. *Science.* 2005 ene 28;307(5709):584-586.
5. Tremblay A, Simoneau JA, Bouchard C. Impact of exercise intensity on body fatness and skeletal muscle metabolism. *Metabolism.* 1994 jul;43(7):814-818.
6. Hagen TM, Liu J, Lykkesfeldt J, Wehr CM, Ingersoll RT, Vinarsky V, Bartholomew JC, Ames BN. Feeding acetyl-L-carnitine and lipoic acid to old rats significantly improves metabolic function while decreasing oxidative stress. *Proc Natl Acad Sci USA.* 2002 feb 19;99(4):1870-1875. Errata en: *Proc Natl Acad Sci USA* 2002 may 14;99(10):7184.

Capítulo 14: Fortifique la tiroides: Maximizar la hormona más importante del metabolismo

1. Tuzcu A, Bahceci M, Gokalp D, Tuzun Y, Gunes K. Subclinical hypothyroidism may be associated with elevated high-sensitive C-reactive protein (low grade inflammation) ad fasting hyperinsulinemia. *Endocr J.* 2005 feb;521(1):89-94.
2. Persky VW, Turyk ME, Wang L, Freels S, Chatterton R Jr, Barnes S, Erdman J Jr, Sepkovic DW, Bradlow HL, Potter S. Effect of soy protein on endogenous hormones in postmenopausal women. *Am J Clin Nutr.* 2002 ene;75(1):145-153. Errata en: *Am J Clin Nutr.* 2002 sep;76(3):695.
3. Toscano V, Conti FG, Anastasi E, Mariani P, Tiberti C, Poggi M, Montuori M, Monti S, Laureti S, Cipolletta E, Gemme G, Caiola S, Di mArio U, Bonamico M. Importante of gluten in the induction of endocrine autoantibodies and organ dysfunction in adolescent celiac patients. *Am J Gastroenterol.* 2000 jul;95(7): 1742-1748.
4. Ellingsen DG, Efskind J. Effects of low mercury vapour exposure on the thyroid function in chloralkali workers. *J Appl Toxicol.* 2000 nov-dic; 20(6): 483-489.
5. Galletti PM, Joyet G. Effect of fluorine on thyroidal iodine metabolism in hyperthyroidism. *J Clin Endocrinol Metab.* 1958 oct;18(10):1102-1110.
6. WJ, Pan Y; Johnson AR, et al. Reduction of chemical sensitivity by means of heat depuration, physical therapy and nutricional supplementation in a controlled environment. *J Nutr Env Med.* 1996; 6:141-148.
7. Pelletier C, Imbeault P, Tremblay A. Energy balance and pollution by organochlorines and polychlorinated byphenyls. *Obes Rev.* 2003 feb;4(1):17-24. Reseña.
8. Bland J. Nutritional Endocrinology, Normalizing Hypothalamus-Pituitary-Thyroid Axis Function, 2002 Serie Syllabus de Seminarios.
9. Cooper DS. Subclinical hypothyroidism. *NEJM,* 2001 Jul 26;345:260-265.
10. Gaby AR. Sub-laboratory hypothyroidism and the empirical use of Armour thyroid. *Altern Med Rev.* 2004 jun;9(2):157-179.

11. Goglia F. Biological effects of 3,5-diidothyronine (T(2)). *Biochemistry* (Moscú). 2005 feb; 70(2): 164-172.

Capítulo 15: Ame su hígado: límpiese del peso tóxico

1. Baillie-Hamilton PF. Chemical toxins: A hypothesis to explain the global obesity epidemic. *J Altern Complement Med.* 2002 abr;8(2):185-192. Reseña.
2. U.S. Centers for Disease Control and Prevention. Segundo reporte nacional sobre la exposición de humanos a los químicos ambientales. www.cdc.gov/exposurereport/2nd.
3. Pelletier C, Imbeault P, Tremblay A. Energy balance and pollution by organochlorines and polychlorinated biphenyls. *Obes. Rev.* 2003 feb;4(1):17-24. Reseña.
4. Tremblay A, Pelletier C, Doucet E, Imbeault P. Thermogenesis and weight loss in obese individuals: A primary association with organochlorine pollution. *Int Obes Reat Metab Disord.* 2004 jul;28(7):936-939.
5. Imbeault P, Tremblay A, Simoneau JA, Joanisse DR. Weight loss-induced rise in plasma pollutant is associated with reduced skeletal muscle oxidative capacity. *Am J Physiol Endocrinol Metab.* 2002 Mar;282(3):E574-E579.
6. Duke University, Programa Integrado de Toxicología, Instituto Nacional de Ciencias de la Salud y del Ambiente/NIH/DHHS. Obesity: Developmental Origins and Environmental Influences; www.niehs.nih.gov/mutimedia/qt/de/obesity/agenda.htm
7. Beattie JH, Wood AM, Newman AM, Bremmer I, Choo KH, Michalska A, Duncan JS, TrayhurnP. Obesity and hyperleptinemia in metallothionein (-I and-II) null mice. *Proc Natl Acad Sci USA.* 1998 ene 6;95(1):358-363.
8. Masuda A, Miyata M, Kihara T, Minagoe S, Tei C. Repeated sauna therapy reduces urinary 8-epi-prostaglandin F(2alpha). *Jpn Heart J.* 2004 mar;45(2): 290-303.
9. Biro S, Masuda A, Kihara T, Tei C. Clinical implications of thermal therapy lifestyle-related diseases. *Exp Biol Med* (Maywood). 2003 nov; 228(10):1240-1249. Reseña.